国家出版基金资助项目

国家出版基金项目
NATIONAL PUBLICATION FOUNDATION

大成

Zhongguo
Zhenjiu
Dacheng

中国针灸

经典卷

Jingdianjuan

Compendium of
Chinese
Acupuncture
and Moxibustion

铜人针灸经
四库全书本

子午流注针经
明刊本

子午经
四库全书本

新刊补注铜人腧穴针灸图经
金大定二十六年刻本

总主编／石学敏 执行主编／王旭东 陈丽云 尚 力

湖南科学技术出版社
·长沙·

《中国针灸大成》（第二辑）编委会名单

序

　　是书初成，岁在庚子；壬寅将尽，又创续编。华夏天清，神州日朗，国既昌泰，民亦心安。抚胸额首，朋辈相聚酒酣；笑逐颜开，握手道故纵谈。谈古论今，喜看中医盛况；数典读书，深爱针灸文献。针矣砭矣，历史班班可考；炳焉蔚焉，成就历历在目。针灸之术，盖吾一生足迹之所跬步蹒跚；集成先贤，乃吾多年夙愿之所魂牵梦绕。湖南科学技术出版社，欲集历代针灸文献于一编，甚合我意，大快我心。吾素好书，老而弥笃，幸喜年将老而体未衰，又得旭东教授鼎力相助，丽云、尚力诸君共同协力，《大成》之作，蒐材博远，体例创新，备而不烦，详而有体。历代针灸著述，美不胜收；各种理论技法，宛在心目。吾深知翰墨之苦，寻书之难；珍本善本，岂能易得？尤其影校对峙，瑕疵不容，若无奉献精神，哪能至此？吾忝列榜首，只是出谋划策；出版社与诸同道，方为编书栋梁。夫万种医书，内外妇儿皆有；针灸虽小，亦医学宝库一脉。《针经》之《问难》，《甲乙》之《明堂》，皇甫谧、王惟一，《标幽赋》《玉龙经》，书集一百一十四种。论、图、歌、文，连类而相继。文献详备，版亦珍奇，法国朝鲜，日本越南，宋版元刻，明清官坊，见善必求，虽远必访。虽专志我针灸，亦合之国策，活我古籍，壮我中华；弘扬国粹，继承发展。故见是书，已无憾。书适成，可以献国家而备采择，供专家而作查考，遗学子而为深耘。吾固知才疏学浅，难为针灸之不刊之梓，尚需方家润色斧削。盼师长悯我诚恳，实乃真心忧，非何求，赐我良教，点我迷津，开我愚钝，正我讹误，使是书趋善近美，助中医药学飞腾世界医学之巅，则善莫大矣！

中国工程院院士
国医大师 石学敏
《中国针灸大成》总主编

重新认识针灸学

20 世纪初，笔者于欧洲巡医，某国际体育大赛前一日，一体育明星腰伤，四壮汉抬一担架，逶迤辗转，访遍当地名医，毫无起色。万般无奈之下，求针灸一试，作死马活马之想。笔者银针一枚，刺入人中，原本动则锥心、嗷嗷呼痛之世界冠军，当即挺立行走，喜极而泣。随行记者瞠目结舌，医疗团队大惊失色——在西方医生的知识储备里，穷尽所有聪明才智，也想不出鼻唇沟和腰部有什么关系，"结构决定功能"的"真理"被人中沟上的一根银针击碎了！

这在中医行业内最平常的针灸技术，却被欧洲人看成"神操作"，恰恰展示了中国传统医学引以为豪的价值观："立象尽意"。以人类的智慧发现外象与内象的联系，以功能（疗效）作为理论的本源。笔者以为，这是针灸学在诊治疾病之外，对于人类认知世界的重大贡献。亦即：针灸学远远不只是诊疗疾病，更是人类发现世界真理的另一个重要途径。

2018 年 3 月 28 日，*Science Reports* 杂志发表一篇科学报告，证明了笔者上述观点。国内外媒体宣称美国科学家发现了人体内一个未知的器官，而且是人体中面积最大的一个器官。这一发现能够显著地提高现有医学对癌症以及其他诸多疾病的认知。而这一器官体内的密集结缔组织，实际上是充满流体的间质（interstitium）网络，并发挥着"减震器"的作用。科学家首次建议将该间质组织归为一个完整的器官。也就是说它拥有独立的生理作用和构成部分，并执行着特殊任务，如人体中的心脏、肝脏一样。

基于上述发现是对人体普遍联系方式的一种描述，所以研究中医的学者认为经络就是这样一种结构。人体的十四经脉主要是由组织间隙组成，上连神经和血管，下接局部细胞，直接关系着细胞的生死存亡。经络与间质组织一样无处不在，所有细胞都浸润在组织液中，整体的普遍联系就是通过全身运行的"水"来实现的。事实上，中药就是疏通经络来治病的，这与西药直接杀死病变细胞的药理有着根本的不同。可以这样说，证明了经络的存在，也就间接证明了中药药理的科学性，可以理解为什么癌症在侵袭某些人体部位后更容易蔓延。

穷神极变出针砭　万壑春云一冰台
——代前言

笔者认为，中医学者对美国科学家的发现进行相似性印证，或许不那么贴切和完全对应，但是，从整体观念而言，这种发现无疑是西方医学的进步。这也佐证了针灸学知识领域内，古老而晦涩的语言文字里，隐含着朦胧而内涵深远的知识，有待我们深入挖掘研究。

　　应用现有的科学认知来评价针灸的科学性，我们已经吃尽苦头。"经络研究"进行了几十年，花费无数人力、物力、财力，最终却是一无所获。因为这些研究一直是以西方科学的知识结构、价值观和思维方式来检验古代的成果，犯了本质的错误。"人中"和腰椎、腰肌的关系，任何现代医学知识都是无法证实的，但是我们却硬要在实验室寻找物质基础和有形的联系，终究是没有结果的。古代针刺合谷催产，谁能找到合谷和子宫的关联？若是我们以针灸学的认知为线索，将会获得全新启示，能找到人中与腰部联系通道的人，获得诺贝尔生理学或医学奖将是一件很容易的事。因此，包括中医药学界的学者专家，并未能完全认识到针灸学术的深邃和伟大。我们欠针灸学术一个客观的评价。

　　不过，尽管科学在不断证实着针灸学的伟大和深奥，但是，在中国传统医学的版图上，无论是古代还是现代，针灸学术的地位，一直处于从属、次要的地位。笔者只有在外国才从事针灸工作，回到中国境内，便重归诊脉开方之途。其中种种隐曲不便展开，但业内视针灸为带有劳作性质的小科的潜意识，却是真实的存在。

　　再以现存古籍为例，现代中医古籍目录学著作如《中国中医古籍总目》《中医图书联合目录》，收录古籍都在万种以上，但 1911 年以前的针灸类著作数量却不到 200 种。郭霭春先生、黄龙祥先生等针灸文献学家都做过类似的统计，如郭先生《现存针灸医籍》129 种，黄先生《针灸名著集成》180 种（含日本所藏）。且大多是转抄、辑录、类编、汇编、节抄之类，学术含量较高的也就 30 多种。

　　如今，"中医走向世界"已成为业内共识，但是，准确的说法应该是"针灸走向世界"，遍布欧美、东南亚，乃至非洲、大洋洲的"TCM"，其实都是针灸诊所。由于用药受到种种限制，中药方剂至今未被世界各国广泛接受。中医对世界人民的贡献，针灸至少占 90% 以上。因此，全方位审视针灸学的历史地位和医学价值，是中医界必须要做的工作。

　　此次湖南科学技术出版社策划，针灸学大师石学敏院士领衔，收集现存针灸古籍，编纂一套集成性的针灸文献丛书，为医学界提供相对系统的原生态古典针灸文献，虽然达不到集大成的要求，但至少能满足针灸学者们从事文献研究时看到古籍原貌的愿望，以历史真实的遗存来实现针灸文献的权威性。

历尽坎坷的针灸发展史

　　从针灸文献的数量和质量上，可以看出针灸学术的地位。其实轻慢针灸技术，这不是现代才有的问题，历史上也曾多次发生类似问题。有高潮也有低谷。

　　针灸学术最辉煌的时期，莫过于历史的两头：即中医学知识体系的形成阶段和 20 世纪美国总统尼克松访华至今。

一、高光时刻：春秋战国至两汉

春秋战国到西汉时期，是中医学初步成形的时期，药物和药剂的应用还没有成熟，对药物不良反应的认识也不充分，因此，药物的使用受到极大的限制，即便是医学经典著作，《黄帝内经》中也只有13首方剂。而此时的针灸技术相对成熟得多，《灵枢》中针灸理论和技术的内容占比高达80%，文献记载当时针灸主治的疾病几乎涉及人类的所有病种。从现有文献来看，这一时期应该是针灸技术最为辉煌的时期。

汉代，药物学知识日渐丰富，在《黄帝内经》理论指导下，药物配伍理论也得到长足的发展。东汉末年，医圣张仲景著《伤寒杂病论》，完善了《黄帝内经》六经辨治理论，形成了外感热病诊疗体系。该书也是方剂药物运用比较纯熟的标志。仲景治疗疾病的主要方法是方药、针灸，呈针、药并重的态势。至于魏晋皇甫谧之《针灸甲乙经》，则是对先秦两汉针灸学辉煌盛世的全面总结。

此后，方药的发展突飞猛进，势不可挡。诚如笔者在《中医方剂大辞典》第2版"感言"中所述："《录验方》《范汪方》《删繁方》《小品方》，追随道家气质；《僧深方》《波罗门》《耆婆药》《经心录》，兼修佛学思想……《抱朴子》《肘后方》，为长寿学先导，传急救学仙方。《肘后备急》，成就诺奖；《巢氏病源》，医道大全。《食经》《产经》《素女经》，《崔公》《徐公》《虞丘公》，录诸医经验，载民间验方，百花齐放，蔚为大观……"方药学术，一片繁荣，逐渐成为治疗疾病的主流技术。到了唐代，孙思邈、王焘等人在强盛国力和社会文明的催促下，对方药治疗的盛况进行了总结，《千金要方》《外台秘要》等大型方书是方药技术成为医学主流的写照。

二、初受重创：中唐以降

方药兴起，一段时间内与针灸并驾齐驱，针灸技术在初唐时期在学术界还具有较高地位。杨上善整理《黄帝明堂经》，著《黄帝内经太素》，孙思邈推崇针灸，《千金要方》《外台秘要》中也载录了不少针灸学著作，但都是沿袭前人，未见新作。不仅没有创新，而且出现了对针灸非常不利的信号：王焘在《外台秘要》卷三十九中对针刺治病提出了质疑，贬低针刺的疗效，"汤药攻其内，以灸攻其外，则病无所逃。知火艾之功，过半于汤药矣。其针法，古来以为深奥，今人卒不可解。经云：针能杀生人，不能起死人。若欲录之，恐伤性命。今并不录《针经》，唯取灸法"。这里，王焘大肆鼓吹艾灸，严重质疑针刺，明确提出：我的《外台秘要》只收灸学著作《黄帝明堂经》，不收《针经》，因为针刺会死人！《外台秘要》这样一部权威著作，竟然提出这样的观点，对社会的负面影响可想而知！以至于中唐之后很长一段时间内，社会上只见艾灸，少见针刺，针灸学文献只有灸学著作而无针学之书。这种现象甚至波及日本，当时的唐朝，在日本人心目中可是神圣般的国度，唐风所及，日本的灸疗蔚然成风。

三、再度辉煌：两宋金元

宋代确是中国历史上文化最为繁荣的时代，人文科技在政府的高度重视下得到全面发展。笔者认为，北宋医学最醒目的成就，除了世人熟知的校正医书局对中医古籍的保存和整理之外，王惟一铸针灸铜人，宋徽宗撰《圣济经》，成为三项标志性的成果。

其一，宋代官方设立校正医书局，宋以前所有医学著作得到收集整理，其中包括《针灸甲乙经》等珍贵针灸著作。同时，政府组织纂修的大型综合性医学著作《太平圣惠方》《圣济总录》等，也保留了大量珍贵针灸典籍。

其二，北宋太医院医官王惟一在官方支持下，设计并主持铸造针灸铜人孔穴模型两具，撰《铜人腧穴针灸图经》与之呼应。该书与铜人模型完成了宋以前针灸理论及临床技术的全面总结，对我国针灸学的发展具有深远而重大的影响。

其三，宋徽宗亲自撰述《圣济经》，将儒家思想、伦理秩序全面注入医学知识体系，促进整体思想和辨证论治法则在中医学理论和临床运用等全方位的贯彻运用。在中国五千年历史中，除了《黄帝内经》托黄帝之名外，这是唯一由帝王亲自撰稿的医学书籍。

宋代是中国历史上商品经济、文化教育、科学创新高度繁荣的时代。陈寅恪言："华夏民族之文化，历数千载之演进，造极于赵宋之世。"民间的富庶与社会经济的繁荣实远超盛唐。虽然重文轻武的治国方略导致外族侵略而亡国，但是这个历史时期为人类文明创造了无数辉煌而不朽的文化遗产，其中就包括针灸技术的中兴。

两宋时期，针灸学术的传承和发展是多方位的，不仅有针灸铜人之创新，具有《太平圣惠方》《圣济总录》之存古，更有《针灸资生经》之集大成。

时至金元，窦默（汉卿）在针灸领域独树一帜，成为针灸史上一位标志性人物。其所著《标幽赋》《通玄指要赋》等，完成了对针刺手法的系统总结，印证了《黄帝内经》对手法论述的正确性。并且采用歌赋的形式把幽冥隐晦、深奥难懂的针灸理论表达出来，文字精练，叙述准确，对后世医家影响很大。

由于金元时期针灸书散佚较多，虽然大多内容被明清针灸著作所引录，但终究不利于后世对这一历史时期针灸学成就的认知。就现有文献的学术水平来看，当时对针灸腧穴、刺灸法的研究程度，已经达到了历史最高水平，腧穴主治的内容都已定型，可以作为针灸临床的规范和标准，且高度成熟，一直影响到现在。

因此，可以毫不夸张地说，两宋金元时期是中国针灸从中兴走向成熟的时代，创造了针灸学术的又一个盛世景象。

四、惯性沿袭：明代

明代，开国皇帝朱元璋出身草莽，颇为亲民，对前朝文化兼收并蓄，故针灸术在窦汉卿的总结和普及下，成为解除战火之余灾病之得力手段，而在民间盛行。在临床技艺、操作手法等方面则越来越纯熟。

例如，明初泉石心在《金针赋》中提出了烧山火、透天凉等复式补泻手法，以及青龙摆尾、白虎摇头、苍龟探穴、赤凤迎源等飞经走气法。此后又有徐凤、高武等针灸名家闻名于世，并有著作传世。尤其是杨继洲、靳贤所撰《针灸大成》，是继《针灸甲乙经》《针灸资生经》以后又一集大成者，内容最为详尽，具有较高的学术价值和实用价值。该书被翻译成德文、日文等文字，在世界范围内受到推崇。

明代的针灸学术具有鲜明的特色，即临床较多，理论较少；文献辑录较多，理论创新较少。明代雕版印刷技术发达，书坊林立，针灸书得以广泛传播，但也因此造成了大量抄袭，或抄中有改，抄后改编，单项辑录，多项类编等以取巧、取利、窃名为目的的书籍。大部分存世针灸书都是抄来抄去。从文献的意义上来说，确实起到了存续及传播的作用，但是，就学术发展而言，却缺乏发皇古义之推演、融会新知之发挥。

五、惨遭废止：清代

时至清代，统治在政权稳固后，对中华传统文化的传承和践行，较之前朝有过之而无不及。针灸学术在清代前期尚可延续，乾隆年间的《医宗金鉴》集中医药学之大成，其中《刺灸心法要诀》等，系统记录了古代针灸医学的主要内容，是对针灸学术的最后一次官方总结。道光二年（1882），皇帝发布禁令：废止针灸科。任锡庚《太医院志职掌》："针刺火灸，终非奉君之所宜，太医院针灸一科，着永远停止。"这一禁令，将针灸科、祝由科逐出医学门墙。此后，针灸的学术传承被拦腰斩断，伴随着"嘉道中衰"，针灸医生完全没有了社会地位，只是因为疗效和廉价，悄悄地转入民间。

从本书收录的文献来看，情况也确实如此，《医宗金鉴》之后，几乎没有像样的针灸类刻本传世，大多是手录之抄本、辑本、节本，再就是日本的各种传本。清晚期，针灸有再起之象，业界出现了公开出版物，但是，比起明代的普及，清代针灸学术几乎没有发展。针灸医生的社会地位彻底沦为下九流，难登大雅之堂，而正是这些民间针灸医生的存在，才使得传统针灸并没有完全失传。

六、现代复兴：近代以来

晚清至民国时期，针灸学开始复兴，民间的针灸医生崭露头角，医界的名家大力提倡，出版书籍，成立学校，开设专科，编写教材……各种针灸文献如雨后春笋，层出不穷。晚清以前数千年流传下来的针灸古籍只有100多种，而同治以后铅字排版、机器印刷迅速普及，仅几十年时间，到1949年新中国成立前的文献综述已达到400多种。

个人以为，晚清以后的针灸复兴，与西学东渐的时代潮流密切相关，当西方的解剖学、生理学理论，临床诊断、外科手术之类的技术成为社会常态时，针灸操作暴露身体之"不雅"就完全不值一提。加之针灸学术的历史积淀和现实疗效，更因为其简便实用和价格优势，自然成为中西医学家青睐的治疗技术。

综上所述，针灸学术发展并非一帆风顺，而是多灾多难。这与使用药物的中医其他分支有很大区别。金代阎明广注何若愚《流注指微赋》言："古之治疾，特论针石，《素问》先论刺，后论脉；《难经》先论脉，后论刺。刺之与脉，不可偏废。昔之越人起死，华佗愈躄，非有神哉，皆此法也。离圣久远，后学难精，所以针之玄妙，罕闻于世。今时有疾，多求医命药，用针者寡矣。"反复强调前代的针药并用，夸耀名医针技之神奇，而后世的针灸越来越不景气，以至于患者只能"求医命药"，以药为主。其实，金代的针灸学术氛围并不消沉，还是个不错的历

穷神极变出针砭　万壑春云一冰台
穷神极变出针砭　万壑春云一冰台
—— 代前言

史时期，阎明广尚且如此慨叹，可见其他朝代更加严重。究其原因，不外乎以下三个方面。

医生：针灸的操作性很强，需要工匠精神和手工劳作。在中国古代文化传统的"重文轻技"的观念下，凡是能开方治病的，当然不愿动手操作。俗语"君子动口不动手"就是这种观念的世俗化表述。除了出自民间，且为了提高疗效的大医之外，大多数医生多少是有这样的想法。南宋王执中在《针灸资生经》卷二中言："世所谓医者，则但知有药而已，针灸则未尝过而问焉。人或诘之，则曰是外科也，业贵精不贵杂也。否则曰富贵之家，未必肯针灸也。皆自文其过尔。""自文其过"，正是这种心态的真实写照。

患者：畏惧针灸是老百姓的普遍心理。《扁鹊心书·进医书表》："无如叔世衰离，只知耳食，性喜寒凉，畏恶针灸，稍一谈及，俱摇头咋舌，甘死不受。"说是社会上的人只知道道听途说，只要听说施用针灸，死都不肯。除了怕疼怕苦以外，不愿暴露身体，也是畏惧针灸的原因之一。

官府：道光皇帝废止针灸科，理由只有一个，"非奉君之所宜"。也就是中国传统文化中的"忠君""奉亲"，儒家理学强调"身体发肤，受之父母，不敢毁伤"，针要穿肤，灸要烂肉，这都有违圣人之道，对自己尚且如此，更不用说用这种技术来治疗"君""亲"之病。除了"不敢毁伤"外，"男不露脐，女不露皮"，暴露身体也是有违圣训的。所以，不惜用强制手段加以禁绝。

其实，无论是平民百姓，还是士者医官，乃至皇帝朝廷，轻视针灸的根本原因，都是根源于儒家伦理纲常。在"独尊儒术"之前，或者儒术不振之时，针灸术就会昌盛。春秋战国百花齐放，所以是针灸的高光时刻；北宋文化昌盛，包罗万象，儒学并未成为主宰，所以平等对待针灸学术；金元外族主政，儒学偃伏，刀兵之下，医学不继，自然推崇针灸。唯有南宋理学兴起，明代理学当道，孔孟之道统治社会，针灸学就会受到制约。这种情况在清代中期到了无以复加的地步，非禁绝不能平其意。

旧时代的伦理确实对针灸术的发展造成了一定的阻碍，但是正如本文标题所说，这是一门学问，是人类认识世界的丰硕成果，正如魏晋时期皇甫谧在《针灸甲乙经·序》中所总结的，"穷神极变，而针道生焉"。穷神极变并不是绞尽脑汁，而是在"内考五脏六腑，外综经络血气色候，参之天地，验之人物……"种种努力之后，方可达成。此类基于天地本质的生命活动，却不是人力所能阻挡。中国针灸，以其原生态的顽强，一直在延续中为人民服务。

200多年前，日本人平井庸信在《名家灸选大成》序言中，已经把药物、针刺、艾灸的适应范围说得很清楚了，对针灸在医学领域中的地位，也有中肯的评价："夫医斡旋造化，燮理阴阳，以赞天地之化育也。盖人之有生，惟天是命，而所以不得尽其命者，疾病职之由。圣人体天地好生之心，阐明斯道，设立斯职，使人得保终乎天年也，岂其医小道乎哉！其治病之法，则有导引、行气、膏摩、灸熨、刺炳、饮药之数者，而毒药攻其中，针、艾治其外，此三者乃其大者已。《内经》之所载，服饵仅一二，而灸者三四，针刺十居其七。盖上古之人，起居有常，寒暑知避，精神内守，虽有贼风虚邪，无能深入，是以惟治其外，病随已。自兹而降，风化愈薄，适情任欲，病多生于内，六淫亦易中也。故方剂盛行，而针灸若存若亡。然三者各有其用，针之所不宜，灸之所宜；灸之所不宜，药之所宜，岂可偏废乎？非针、艾宜于古，而不宜于今，抑不善用而不用也。在昔本邦针灸之传达备，然贵权豪富，或恶热，或恐疼，惟安甘药补汤，是以针灸之法，寖以陵迟。"而文末所述，是针灸之术在当时日本的态势。鉴于日本社会受伦理纲常的约束较少，所以针灸发展中除了患者畏痛外，实在要比中国简单得多，正因为如此，所以如今我们要跑到日本去寻访针灸古籍。

针灸文献概览

回望历史，中医药古籍琳琅满目，人们常以"汗牛充栋"来形容中医宝库之丰富，但是，针灸文献之数量，只能以凋零、寒酸来形容。如前所述，在现存一万多种中医古籍中，针灸学文献占比还不到百分之二。就本书收载的 114 种古籍而论，大致有以下几种类型。

一、最有价值的针灸文献

最有价值的针灸文献，指原创，或原创性较高，对推进针灸学术发展作用巨大的著作，如《十一脉灸经》《灵枢》《针灸甲乙经》《针灸资生经》《黄帝明堂经》《铜人腧穴针灸图经》《十四经发挥》《针灸大成》等。

（一）《十一脉灸经》

《十一脉灸经》由马王堆出土帛书《足臂十一脉灸经》《阴阳十一脉灸经》组成，是我国现存最早的经络学和灸学专著，反映了汉代以前医学家对人体生理和疾病的认知状态，与后来发达的中医理论比较，《十一脉灸经》呈现的经脉形态非常原始，还没有形成上下纵横联络成网的经络系统，但是却可以明确看出其与后代经络学说之间的渊源关系，是针灸经络学的祖本，为了解《黄帝内经》成书前的经络形态提供了宝贵的资料。

（二）《黄帝明堂经》

《黄帝明堂经》又名《明堂》《明堂经》，约成书于西汉末至东汉初（公元前 138 年至公元106 年），约在唐以后至宋之初即已亡佚。书虽不存，但却在中国针灸学历史上开创了一个完整的学术体系——腧穴学，是腧穴学乃至针灸学的开山鼻祖。

"明堂"，是上古黄帝居所，也是黄帝观测天象地形和举行重要政治经济文化活动的场所，具有中国文化源头的象征性意义，在远古先民心目中的地位极其崇高。随着文明的发展进步，学术日渐繁荣，人们发现了经络、腧穴，形成对人体生理功能的理性认知，建立了针灸学的基础理论：经络和腧穴。黄帝居于明堂，明堂建有十二宫，黄帝每月轮流居住，与十二经循环相类。黄帝于明堂观察天地时令，又与腧穴流注的时令节律类似。基于明堂功用与经络、腧穴的基本特性的相似性，将记载经络、腧穴特性的书籍命名为《明堂经》。沿袭日久，不断演变，但"明堂"作为腧穴学代名词和腧穴学文献的象征符号，却被历史固定了下来。

《黄帝明堂经》的内容，是将汉以前医学著作中有关腧穴的所有知识，如穴位名称、部位、取穴方法、主治病症、刺法灸法等，加以归纳、梳理、分类、总结，形成了独立的、完整的知识体系。因此，该书是针灸学术发展的标志性成果，也是宋以前最权威的针灸学教科书和腧穴学行业标准。晋皇甫谧编撰综合性针灸著作《针灸甲乙经》，其中腧穴部分多来源于该书。

盛唐时期，政府两次重修该书，形成了两个新的版本，一是甄权的《明堂图》，一是杨上善的《黄帝内经明堂》，又名《黄帝内经明堂类成》。后者较好地保留了《黄帝明堂经》三卷的内容。唐末以后，明堂类著作迅速凋零，几乎荡然无存，所幸本书随鉴真东渡时带至日本，然至唐景福年间（893年前后）亦仅残存一卷，内容为《明堂序》和第一卷全文。目前日本保存多个该残本的抄本，其中永仁抄本、永德抄本为较早期之抄本，藏于日本京都仁和寺，被日本政府定为"国宝"。清末国人黄以周到日本访书时，得永仁抄本，此书得以回归。本书影印校录了仁和寺的两个版本，这两个版本的书影在国内流传不广，故弥足珍贵。

（三）《针经》和《灵枢》

先秦至汉，我国先后流传过多种名为《针经》的著作，如《黄帝针经》九卷、《黄帝针灸经》十二卷、《针经并孔穴虾蟆图》三卷、《杂针经》四卷、《针经》六卷、《偃侧杂针灸经》三卷、《涪翁针经》、《赤乌神针经》……这些著作现在都已经失传了，在现代中医人心目中，凡是说到《针经》，那一定是指《灵枢》。几乎所有的工具书都称《灵枢》为《针经》。如，今人读张仲景《伤寒论·序》"撰用《素问》《九卷》"，注《九卷》为《灵枢》；读孙思邈《千金要方·大医习业》"凡欲为大医，必须谙《甲乙》《素问》《黄帝针经》、明堂流注……"，注《黄帝针经》为《灵枢》……现今已是定规，固化为中医学的思维定式。

回望历史，这里存在一个难解的历史之谜：在现存历史文献中，《灵枢》作为书名，最早出现在王冰注《素问·三部九候论篇第二十》，此时已是中唐，此前再无痕迹。王冰在《素问》两处不同地方引用了同一段文字，一处称"《针经》曰"，另一处却称"《灵枢经》曰"，全元起《新校正》认为这是王冰的意思：《针经》即《灵枢》。北宋校正医书局则据此将《针经》《灵枢》认定为同一本书而名称不同，并大力推崇，到了南宋史崧编订，《灵枢》已与《素问》等同，登上中医经典的顶峰地位。

更加诡异的是，直到宋哲宗元祐八年（1093）高丽献《黄帝针经》，此前中国从未见到《灵枢》或者相同内容书名不同者。1027年王惟一奉敕修成《铜人腧穴针灸图经》，国家级的纂修而未见到此书，道理上说不过去。而高丽献书之后的《圣济总录》，也不认这部伟大的巅峰之作，"凡针灸腧穴，并根据《铜人经》及《黄帝三部针灸经》参定"。高丽献书后，《宋志》著录既有《黄帝灵枢经》九卷，也有《黄帝针经》九卷，恰好证明此前将《灵枢》《针经》视作同一著作是有疑问的。

后世史论著述和史家评述，均对《灵枢》存疑多多。如晁公武《读书志》、李濂《医史》以及周学海等，或认为是冒名之作，或认为是后人补缀，或认为即使存在其价值也不如《甲乙经》甚至《铜人针灸经》，而更多人则认为王冰以前即便有《灵枢》，也不能将其认作《黄帝针经》。亦有人认为是南宋史崧对《灵枢》进行了大量增改然后冒名顶替《针经》……

最典型的例证，莫过于历代文献学家均不重视《灵枢》。明代《针灸大成》卷一的《针道源流》可谓是针灸历史考源之作，其中对28种重要针灸著作进行了评述，唯独没有《灵枢》。只是在论述《铜人针灸图》三卷时，称该书穴位："比之《灵枢》本输、骨空等篇，颇亦繁杂也。"说明至少在明代针灸学家心目中，《灵枢》地位并不崇高。

以上存疑，尚需我中医学界深入研究。

（四）《针灸甲乙经》

《针灸甲乙经》成书于三国魏甘露元年（256）至晋太康三年（282）之间，是我国现存最早的针灸学经典著作。作者将前代《素问》《针经》《黄帝明堂经》等针灸经典中的文字加以汇辑类编，首次系统记载人体生理、经络、穴位、针灸法，以及临床应用，成为后世历代针灸著作的祖本。

（五）《铜人腧穴针灸图经》

《铜人腧穴针灸图经》可视为官修腧穴学，属针灸名著之一。

（六）《针灸资生经》

《针灸资生经》系综述性针灸临床著述，内容丰富，资料广博，且有腧穴考证和修正。

（七）《十四经发挥》

《十四经发挥》是经络学重要著作。

（八）《针灸大成》

《针灸大成》是明以前针灸著述之集大成者，也是我国针灸学术史上规模较大较全的重要著作。

二、保留已佚原创书的著作

唐《千金要方》《千金翼方》，保留了大量唐代以前已佚针灸书，如已佚之《甄权针经》，又如《小品方》所引《曹氏灸方》，原书、引书均亡（《小品方》仅剩抄本残卷），但书中内容被《千金要方》载录。尤其是《甄权针经》，作者为初唐针灸的大师级人物，临证实验非常丰富，该书即出自甄氏经验，强调刺法且描述明晰，穴位、刺法与主治精准对应，临床价值和学术价值都非常高。可惜早已亡佚，幸得孙思邈《千金翼方》记述了该书主要内容，这对宋以后针灸学术发展意义非常重大。

《外台秘要》保留了已佚崔知悌《骨蒸病灸方》。

《太平圣惠方》卷九十九保留了早已失传的《甄权针经》和已佚的隋唐间重要腧穴书内容，是宋王惟一《铜人腧穴针灸图经》乃至后世所有《针经》之祖本；卷一百则收录唐代失传之《明堂》，其中包括《岐伯明堂经》《扁鹊明堂经》《华佗明堂》《孙思邈明堂经》《秦承祖明堂》和已失传之北宋医官吴复珪《小儿明堂》，后世所有冠以《黄帝明堂灸经》的各种版本，均是从本书录出后冠名印行，故乃存世《明堂》之祖本。可知该两卷实际上是现存针灸典籍之源头。

《圣济总录》引述了已佚之《崔丞相灸劳法》《普济针灸经》。

《医学纲目》转录了大量金元亡佚的针灸书内容。如，完整保存了元代忽泰《金兰循经取穴图解》一书所附的全部四幅"明堂图"。

以上著作多是综合性医著，亦有针灸专门著作中存有失传古籍的，如《针灸集书》中的《小易赋》，可知前代在蒐集资料、保留遗作方面，建有卓越之功。

三、实用性著作

如前所述，针灸学在其发展过程中遭受颇多摧残，学术发展之路并不顺利，多处于民间实用层面，如《针经摘英》内容简要，言简意赅，是一本简易读本；《扁鹊神应针灸玉龙经》为针灸歌诀；《神应经》临床实用价值较大，颇似临床针灸手册。自明代以后直至晚清，针灸学文献多为循经取穴、临床应用、歌赋韵文等内容，基本上与《针灸大成》大同小异。如《针灸逢源》《针方六集》。另外，辑录、类编、抄录前代文献的著作较多，如《针灸聚英》《针灸素难要旨》等。

再如《徐氏针灸大全》《杨敬斋针灸全书》《勉学堂针灸集成》等，虽然内容都是互相转抄，但是却起到了传播和普及针灸学术的作用。

四、值得研究的针灸文献

上述重要针灸文献都是需要后世深入研究的宝库，如前述《灵枢》的形成发展源流和真相。除此之外，还有一些貌似不重要，其实深藏内涵的文献。

《黄帝虾蟆经》，分9章，借"月中有兔与虾蟆"之古训，记述逐日、逐月、逐年、四时等不同阶段虾蟆和兔在月球上所处位置，与之相应，人体不同穴位、不同经络的血气分布亦不同，由此指出针灸禁刺、禁忌图解、补泻方式等与针灸推拿相关的基础知识。其中有较多费解之处，文字难读，术语生涩。虽列入针灸门类，但是与针灸临床的关系，尚需深入考证和研究。

《子午流注针经》，现代人认为子午流注属古代的时间医学、时间针灸学，但该书内容如何应用到临床，以及其客观评价，亦须深入研究。

《存真环中图》《尊生图要》《人体经穴脏腑图》等彩绘针灸图，可以从古代画师的角度，研究历史氛围下的古代身体观及相关文化。

关于灸学文献

本文标题有"万壑春云一冰台"之句，"冰台"，即艾草。《博物志》："削冰令圆，举而向日，以艾承其影则得火，故艾名冰台。"在相当长的一个历史阶段内，灸学在针灸领域内占据着统治地位。

现存最早的针灸文献《十一脉灸经》，便是以"灸"命名。有学者据此认为灸法早于针法。但这仅仅是灸法、针法两种医疗技术形成过程中的先后次序问题。待到针法成熟，与灸法并行，广泛运用于临床之后，针灸学术史上有过"崇灸、抑针"的历史现象，而此风至晋唐始盛：晋代《小品》，唐代《外台》，均大肆宣传"针能杀人"，贬针经，崇明堂，甚至以"明堂"作为艾灸疗法的专用定语。这一现象存续多年，历史上也留存有相当数量的灸学专著，或仅以"灸"

字命名的著作。最典型的就是《黄帝明堂灸经》，沿袭者如《西方子明堂灸经》，也有临床灸学如《备急灸法》，甚至单穴灸书，如《灸膏肓腧穴法》。此风东传，唐以后日本有专门的灸家和流派，灸学著作众多，如《名家灸选》《灸草考》《灸焫要览》等灸学专著。明清时期，也曾出现过艾灸流行的小高潮，出现了《采艾编》《采艾编翼》《神灸经纶》等著作。

其实，有识之士一直提倡多法并举，根据病人需要而采用不同疗法。约在公元前581年（鲁成公十年），《左传》记载医缓治晋侯疾，称"疾不可为也，在膏之上，肓之下，攻之不可，达之不及"，据杜预注，此处的"攻"即灸，"达"即针。《灵枢·官能》："针所不为，灸之所宜"。可见，一个全面的医生，应该针灸并重，各取所长。如果合理使用，效果很好，如《孟子·离娄·桀纣章》："今之欲王者，尤七年之病，求三年之艾。"

不过，文献记载中的艾灸，尽管有种种神奇疗效的宣传，但却和现代艾灸是完全不同的治疗方法。尽管现代针灸学著作上介绍艾灸有"直接灸""间接灸"两大类，但如今直接灸几乎绝迹，临床全都是温和舒适的间接灸。

古代多用直接灸、化脓灸，用大艾炷直接烧灼皮肤，结果是皮焦肉烂，感染化脓，然后等待灸疮结痂。灸学著作中还要告诫医患双方："灸不三分，是谓徒冤。"——烧得不到位，等于白白受罪。因此，此法无异于酷刑加身。为了减轻患者痛苦，古人只得麻醉患者，让他们服用曼陀罗花和火麻花制成的"睡圣散"，麻翻后再灸。

"睡圣散"之类的麻醉药只能减轻当时疼痛，灸后化脓成疮，依旧难熬，因此，到了清代，终于有人加以变革，产生了"太乙神针"之法，此法类似于后世"间接灸"。这种创新，在崇古尊经的时代，容易遭受攻击，被指离经叛道，于是编造出种种神话故事，或称紫霞洞天之异人秘授，或称得之汉阴丛山之壁神授古方……都是时人假托古圣之名，标榜源远流长，以示正宗之惯用套路。尽管此法经过不断渲染，裹上神秘的面纱，但其本质却很简单：药艾条、间接灸而已。此类书籍有《太乙神针心法》《太乙神针》《太乙离火感应神针》等。

古代的直接灸（化脓灸）过于痛苦，现今已不再用，而是采用艾条、温针，更有为方便而设计出温灸器。即便用直接灸的方法，也不会让艾炷烧到皮肉，而是患者感觉热烫，即撤除正在燃烧的艾炷，另换一炷，生怕烫伤，有医院将烫伤起泡都要算作医疗事故。其实，古代的烧灼皮肉虽然痛苦，但真的能够治疗顽疾，诸如寒痹（风湿性关节炎、类风湿关节炎）、顽固性哮喘等，忍受一两次痛苦，可换取顽疾消除。如何取舍？我以为更应以患者意愿为主。

总之，古今艾灸文献中同样蕴含着无数值得探索的秘密，即便是温和的间接灸，也有无穷无尽的待解之谜。笔者常用艾灸治疗子宫内膜异位症所致顽固痛经，仅用足三里、三阴交两个穴位，较之西医的激素、止痛药更为有效，而现今流行的"冬病夏治"三伏药灸，防治"老寒腿""老寒喘""老寒泻"，更是另有玄机。

本书编纂概述

2016年，石学敏院士领衔，湖南科学技术出版社组织申报，《中国针灸大成》入选"十三五"国家重点图书出版规划项目，2022年又获国家出版基金资助，自立项始，距今已有7年。笔者在石院士领导下，在三所院校数十位师生的大力协助下，为此书工作了整整6年。至此雏形初现之时，概述梗概，以志备考。

一、本书的体例和版式

石院士、出版社决定采用影印加校录的体例，颇有远见卓识。但凡古籍整理者，最忌讳的就是这种整理方式，因为读者不仅能看到现代简体汉字标点校录的现代文本和相关校注，更能看到古代珍贵版本的书影，只要整理者功力不足，出现任何错漏，读者立马可以通过对照原书书影而发现。上半部分的书影如同照妖镜，要求录写、断句、标点、校勘不能出一点错误。因此，这种出版形式，对校订者要求极高。出版物面世后，一定会招致方家吹毛求疵，因此具有一定的风险。然而，总主编和出版社明知如此，仍然采用影校对照形式，一是要以此体现本书整理者和出版社编校水平，二是从长远计，错误难免，但是可以通过未来的修订增减，终将成为各种针灸古籍的最佳版本。

本书收录历代针灸古籍共114种，上至秦汉，下至清末，基本涵盖中医史上各个朝代的代表性针灸文献，为全面反映古代针灸学的国际传播，还选收了部分日本、朝鲜、越南等国家的针灸古籍。全书兼收并蓄，溯源求本，是历史上最全面的针灸文献大成。

每种古籍由三部分组成：原书书影、简体汉字录写及标点、校勘与注释。在古籍整理领域，这些内容本应分属影印、点校等不同形式的出版方式，本书将其合为一体，于一页之中得窥原貌和整理状况，信息量是普通古籍整理的数倍。

中医古籍中的文字极不规范，通假、古今、繁简、避讳、俗字等异位字比比皆是，较之正统古籍，中医的世俗化、平民化特点则使得刻书、抄书者求简、求便、求速，更是导致文字混杂，诸如：

"文、纹""掖、腋""齐、脐""王、旺""鬲、膈""支、肢""已、以""指、趾""旁、傍""写、泻""大、太""宛、脘""宛、腕""窌、髎""腧、俞、输""虐、疟""契、瘈""累历、瘰疬"……

本书所收古籍中，上述文字互用、代用、混用现象十分严重，如果原字照录，则录写出来的文字必定混乱不堪，影响现代读者阅读；若按照一般古籍校注规范，分别予以注释，则因版面所限，注不胜注。因此，本书录写部分遵循通行原则，在不产生歧义的原则上，予以规范化处理，或在首见处标注，以方便现代学者阅读。

二、本书的版本访求和呈现

为体现本书作者发皇针灸古籍的初心，对版本选择精益求精，千方百计获取珍本善本图书。这在当前一些藏书单位自矜珍秘、秘不示人，或者高价待沽、谋求私利的现状下，珍贵版本的访求难上加难。本书收录的114种古籍书影，虽不能尽善尽美，但已经殚精竭虑，尽呈所能，半数以上都是行业内难以见到的古籍。将如此众多珍贵底本展示给读者，凸显了本书的特色。

学术研究到了一定水平，学者最大的心愿便是阅读原书，求索珍本。石院士、出版社倾尽心力，决心以版本取胜，凸显特色。特别是为了方便学者研究，对一些版本的选择独具匠心，如《针灸甲乙经》，校订者在拥有近10种版本的基础上，大胆选用明代蓝格抄本，就是为学界提供珍稀而不普及的资料。

此外，本书首次刊行面世的，有不少是最新发现的孤本或海外珍藏本，有些版本连《中国中医古籍总目》等目录学著作中都未曾收录。现举例如下。

《铜人腧穴针灸图经》三卷：明正统八年（1443）刻本，该版本为明代早期刻本，仅存孤本，藏于法国国家图书馆。而国内现存最早版本为明代天启年间（1621年后）三多斋刻本。

《神农皇帝真传针灸经》与《神农皇帝真传针灸图》合编：著者不详，成书于明代。此二书国内无传本，无著录，仅日本国立公文书馆内阁文库及京都大学图书馆各有一抄本，亦为本书访得。

《十四经穴歌》：未见著录，《中国中医古籍总目》等中医目录学著作亦无著录。本书收载底本为清代精抄本。

《针灸集书》：成书于明正德十年（1515）。书中"小易赋"则是已经失传的珍贵资料。卷下"经络起止腧穴交会图解"，以十四经为单位，介绍循行部位和所属腧穴。此与《针灸资生经》等前代针灸书以身体部位排列腧穴的方式有明显不同。本书国内仅存残本（明刻朝鲜刊本卷下）一册，足本仅有日本国立公文书馆藏江户时期抄本一部，故本书所收实际上就是孤本，弥足珍贵，亦为首发。

《十四经合参》：国内失传，《中医联合目录》《中国中医古籍总目》等目录学著作均未著录，现仅存抄本为当今孤本，藏于日本宫内厅书陵部。此次依照该本影印刊出。

《经络考略》：清抄孤本，《中医联合目录》《中国中医古籍总目》等目录学著作均无著录。原书有多处缺文、缺页、装订错误导致的错简，现均已据相关资料补出或乙正。

《节穴身镜》二卷：张星余撰。张氏生平里籍无考，书成何时亦无考。但该书第一篇序言作者为"娄东李继贞"，李氏乃明万历年间兵部侍郎兼右都御史，其余两篇序言亦多次提及"大中丞李公"，则此书必成于万历崇祯年间无疑。惜世无传承，现仅有孤抄本存世，抄年不详。本书首次整理出版。

《经穴指掌图》：湖南中医药大学图书馆藏有明崇祯十二年（1639）抄本残卷18页。现访得日本国立公文书馆内阁文库藏有明崇祯年华亭施衙啬斋藏板，属全帙。本书即以该版录出并点校刊印。

《凌门传授铜人指穴》：未见文献著录，仅存抄本。本书首次点校。

《治病针法》：是《医学统宗》之一种。《医学统宗》目前国内仅存残本一部。现访得日本京都大学图书馆藏明隆庆三年（1569）刊本，属全帙，今以此本出版。

《针灸法总要》：抄本，越南阮朝明命八年（1827）作品。藏越南国家图书馆。国内无著录，本书首次刊出。

《选针三要集》一卷：日本杉山和一著，约成书于日本明治二十年（1887）。国内仅有1937年东方针灸书局铅印本及《皇汉医学丛书》等排印本。今据富士川家藏本抄本影印。

《针灸捷径》两卷：约成书于明代正统至成化年间（1439—1487）。本书未见于我国古籍著录，亦未见藏本记载。书中有现存最早以病证为纲的针灸图谱，颇具临床价值，亦合乎书名"捷径"之称。此次刊印，以日本宫内厅藏明正德嘉靖间建阳刊本为底本，该藏本为海外孤本，有较高的针灸文献学价值。

《太平圣惠方·针灸》：本书采用宋代刻（配抄）本为底本，该版本极其珍贵，此次是该版本首次以印刷品形式面世。

以上所列书目，或首次面世，或版本宝贵，仅此一项，已无愧于学界，造福读者。

三、针灸文献的学术传承和素质养成

目前中医药领域西化严重，一切上升渠道都要凭借实验研究、临床研究，而文献整理挖掘研究的现状，只能用"惨不忍睹"来形容。俗语有"心不在马"之譬，原本形容不学无术之人，本书编纂之初，文献专业的研究生居然实证了这个俗语：交来的稿子中，所有的"焉"字全都录作"马"字！而且不是个别人！此情此景，看似搞笑，实则心酸。

通过6年多的工作，老师们不断审核，学生们不断修改，目前的书稿，至少在繁体字识读上，参与者的水平与6年前判若两人。实践出真知，实战锻炼人，本书编委会所有成员有共同体会：在当前的学术大环境下，此书并不能带来业绩，然而增长学问，养成素质，却是实验研究和SCI论文中得不到的。

文献、文化研究的学术氛围，目前依然不是很景气。本书编纂一半之时，本人年届退休，因有重大项目在身，必须完成后方可离任，书记因此热情挽留，约谈返聘，然最终还是不了了之，其中因果未明。本书编纂也因此陷入困境。所幸上海中医药大学青睐，礼聘于我，在人力、物力上大力支持，陈丽云、尚力教授亲力亲为，彰显了一流大学重视人才的气度和心胸，也使得本书得以顺利完成。谨此向上海中医药大学致敬、致谢！

成稿之余，颇有感慨，现代人多称"医者仁心"，其实，仅仅靠"仁心"是当不好医生的。明代裴一中在《言医·序》中言："学不贯古今，识不通天人，才不近仙，心不近佛者，宁耕田织布取衣食耳，断不可作医以误世。"本书所收所有古籍，都可以让我们学贯古今，识通天人，有神仙之能，有慈悲之心，成为一名真正的医者。

上海中医药大学科技人文研究院教授

《 中 国 针 灸 大 成 》 执 行 主 编　　　王旭东

目录

不著撰人　王旭东　校订

四库全书本

铜人针灸经

　　《铜人针灸经》七卷，不著撰人。此书源自唐代无名氏《黄帝明堂上经》，元代书商将其析为六卷，加入无名氏《人神禁忌》一卷，成为此书，故又名《亡名氏针经》。本书最早刊行于元代，当时多被误认为与宋代王惟一《铜人腧穴针灸图经》为同一本书（《四库全书》本纪晓岚所撰"提要"即是，见下文），但《铜人腧穴》是与针灸铜人配套之作，而本书源自唐人，与宋代"铜人"无涉，故书名之"铜人"，乃傍名牌之伪托。书载腧穴 165 个，其中眉冲、神聪、明堂、当阳、前关、督俞、气海俞、关元俞、上昆仑、下昆仑、阴跷、阳跷、膝眼，均为《铜人腧穴针灸图经》之所无，且宋以前针灸书如《针灸甲乙经》《千金要方》《外台秘要》等中亦未见。此外，本书部分穴位之主治、针术、灸法亦为他书所未见。故此书并非学界所谓无甚价值，于针灸文献而言，"此书不可或废也明矣"。今以《文渊阁四库全书》本影印校订刊行。

欽定四庫全書　　子部五

銅人鍼灸經　　　　醫家類

提要

　臣等謹案銅人鍼灸經七卷不著撰人名氏按晁公武讀書後志曰銅人腧穴鍼灸圖三卷皇朝王惟德撰仁宗嘗詔惟德攷次鍼灸之法鑄銅人為式分臟腑十二經旁注腧穴所會刻題其名併為圖法及主療之術刻板傳於世王應麟玉海曰天聖五年十月壬辰醫官院上所鑄腧穴銅人式二詔一置醫官院一置大相國寺仁濟殿先是上以鍼砭之法傳述不同命尚藥奉御王惟一攷明堂氣穴經絡之會鑄銅人式又纂集舊聞訂正訛謬為銅人腧穴鍼灸圖經三卷至是上之摹印頒行翰林學士夏竦序所言與晁氏畧同惟王惟德作惟一人名小異耳此本卷數不

欽定四庫全書　子部五　医家类

铜人针灸经

提要

　　臣等谨案《铜人针灸经》七卷，不著撰人名氏。按晁公武《读书后志》曰：《铜人腧穴针灸图》三卷，皇朝王惟德撰。仁宗尝诏惟德考次针灸之法，铸铜人为式，分脏腑十二经，旁注腧穴所会，刻题其名，并为图法及主疗之术，刻版传于世。王应麟《玉海》曰：天圣五年十月壬辰，医官院上所铸腧穴铜人式二，诏：一置医官院，一置大相国寺仁济殿。先是，上以针砭之法，传述不同，命尚药奉御王惟一考明堂气穴经络之会，铸铜人式。又纂集旧闻，订正讹谬，为《铜人腧穴针灸图经》三卷，至是上之，摹印颁行。翰林学士夏竦序所言与晁氏略同，惟王惟德作惟一，人名小异耳。此本卷数不

銅人鍼灸經　提要　三

符而大致與二家所言合疑或天聖之舊本
而後人析為七卷歟周密齊東野語曰嘗聞
舅氏章叔恭云昔倅襄州日嘗獲試鍼銅人
全像以精銅為之腑臟無一不具其外腧穴
則錯金書穴名於旁凡背面二器相合則渾
然全身蓋舊都用此以試醫士者其法外塗
黃蠟中實以水俾醫工以分析寸按穴試鍼
中穴則鍼入而水出稍差則鍼不可入矣亦
奇巧之器也後趙南仲歸之内府叔恭嘗寫
二圖刻梓以傳焉今宋銅人及章氏圖皆不
傳惟此書存其梗概爾乾隆四十六年正月
恭校上

　　　總纂官臣紀昀臣陸錫熊臣孫士毅
　　　　　　總校官臣陸費墀

符，而大致与二家所言合。疑或天圣之旧本而后人析为七卷欤？周密《齐东野语》曰：尝闻舅氏章叔恭云，昔倅襄州日，尝获试针铜人全像，以精铜为之，腑脏无一不具。其外腧穴则错金书穴名于旁，凡背面二器相合，则浑然全身。盖旧都用此以试医士者，其法外涂黄蜡，中实以水，俾医工以分析寸，按穴试针。中穴则针入而水出，稍差则针不可入矣。亦奇巧之器也。后赵南仲归之内府，叔恭尝写二图，刻梓以传焉。今宋铜人及章氏图皆不传，惟此书存其梗概尔。

乾隆四十六年正月恭校上
总纂官　臣　纪昀　臣　陆锡熊　臣　孙士毅
总校官　臣　陆费墀

欽定四庫全書　銅人鍼灸經
卷一

钦定四库全书　铜人针灸经卷一

夫《黄帝正经》者，是先圣之遗教，乃后人之令范。是以先明流注、孔穴，靡不指的其源，若或苟从异说，恐乖正理之言。其十三经脉者，皆有俞原，手足阴阳之交会，血气之流通，外营指节，内连脏腑。故经云：手三阳之脉从手至头，手三阴之脉从手至胸[1]，足三阳之脉从足至头[2]，足三阴之脉从足至胸[3]，是谓日夜循环、阴阳会合。又曰：春夏刺浅，秋冬刺深。缘春夏阳气在上，人气亦在上，故当浅取之；秋冬阳气在下，人气亦在下，故当深取之。是以春夏各致一阴，秋冬各致一阳者也。然春夏温必致一阴者，初下针沉之，至肾肝之部，得气乃引持之阴也；秋冬寒必致一阳者，乃初内针浅而浮之，至心肺之部，得气而推[4]内之阳也。是谓春夏必致一阴，秋冬必致一阳者也。凡孔穴流注，所出为井，所流为营，所注为俞，所过为原，所行为经，所入为合，此针之大法也。春刺井，夏刺营，

---

① 从手至胸：《灵枢·逆顺肥瘦》作"从脏走手"。
② 从足至头：《灵枢·逆顺肥瘦》作"从头走足"。
③ 胸：《灵枢·逆顺肥瘦》作"腹"。
④ 推：原无，据《难经·七十难》补。

仲夏刺俞秋冬刺合也

營出少商為井手太陰脈也流於魚際為營注於太泉為俞過於列缺為原行於經渠為經入於尺澤為合

心出中衝為井手少陰脈也流於勞宮為營注於大陵為俞過於內關為原行於間使為經入於曲澤為合

心包絡脈手厥陰之脈也出於少衝為井流於少府為營注於神門為俞過於通理為原行於靈道為經入於少海為合

大腸出於商陽為井手陽明脈也流於二間為營注於三間為俞過於合谷為原行於陽溪為經入於曲池為合

三焦出於關衝為井手少陽脈也流於液門為營注於中渚為俞過於陽池為原行於支渠為經入於天井為

小腸出於少澤為井手太陽脈也流於前谷為營注於後溪為俞過於腕谷為原行於陽谷為經入於少海為

合手三陰三陽流注者

胃出於厲兌為井足陽明脈也流於內庭為營注於陷

仲夏刺俞，秋刺经[①]，冬刺合也。

肺[②]出少商为井，手太阴脉也；流于鱼际，为营；注于太泉，为俞；过于列缺，为原；行于经渠，为经；入于尺泽，为合。

心出中冲为井，手少阴脉也；流于劳宫，为营；注于大陵，为俞；过于内关，为原；行于间使，为经；入于曲泽，为合。

心包络脉，手厥阴之脉也。出于少冲，为井；流于少府，为营；注于神门，为俞；过于通理，为原；行于灵道，为经；入于少海，为合。

大肠，出于商阳为井，手阳明脉也。流于二间，为营；注于三间，为俞；过于合谷，为原；行于阳溪，为经；入于曲池，为合。

三焦，出于关冲，为井，手少阳脉也。流于液门，为营；注于中渚，为俞；过于阳池，为原；行于支渠，为经；入于天井，为合。

小肠，出于少泽，为井，手太阳脉也。流于前谷，为营；注于后溪，为俞；过于腕谷，为原；行于阳谷，为经；入于少海，为合。手三阴三阳流注者。

胃，出于厉兑，为井，足阳明脉也。流于内庭，为营；注于陷

---

①刺经：此二字原无，据《难经·七十四难》补。

②肺：原作"营"，据《针灸甲乙经》卷三第二十四改。

钦定四库全书

铜人针灸经

卷一

三

谷，为俞；过于冲阳，为原；行于解溪，为经；入于三里，为合。

胆，出于窍阴，为井，足少阳脉也。流于侠溪，为营；注于临泣，为俞；过于丘墟，为原；行于阳辅，为经；入于阳陵泉，为合。

膀胱，出于至阴，为井，足太阳脉也。流于通谷，为营；注于束骨，为俞；过于京骨，为原；行于昆仑，为经；入于委中，为合。

脾，出于隐白，为井，足太阴脉也。流于大都，为营；注于太白，为俞；过于公孙，为原；行于商丘，为经；入于阴陵泉，为合。

肝出大敦为井，足厥阴脉也。流于行间，为营；注于太冲，为俞；过于中封，为原；行于中都，为经；入于曲泉，为合。

肾出涌泉为井，足少阴脉也。流于然谷，为营；注于太溪，为俞；过于水泉，为原；行于复溜，为经；入于阴谷，为合。足三阴三阳所流注者。

又云：能知迎随之气，可令调气，调气之方者，必在阴阳。然所谓迎随者，知荣卫之流行，经络之往来也，随其顺逆而取之，故曰迎随。调气之方，必在阴阳者，知其表里，随其阴阳而调之，故曰调气之方，必在阴阳者也。

夫用针刺，刺者，须明其孔穴，补虚泻实，送坚付软，以急随缓，荣卫常行，勿失其理。故经云：虚者补之，实者泻之。不虚不实，以经取之。然虚者补其母，实者泻其子，当先补而后泻。不实不虚，以经取穴者，然是正经，目中他邪，当自取其经，故言以经取之。

又云：刺营无伤于卫，刺卫无伤于营。然针阳者，卧针而刺之；刺阴者，先以左手捻按所针营俞之处，候气散乃内针，是谓刺营无伤于卫，刺卫无伤于营也。

又云：东方实，西方虚，泻南方，补北方者，然是金、水、木、火、土，当于相平也。缘东方木，西方金，木欲实，金当平之；火欲实，水当平之；东方者，肝也，则知肝实；西方者，肺也，则知肺虚。泻南方，补北方者，南方火，火者，木之子；北方水，水者，木之母，水胜火，子能令母实，母令子虚，故泻火补水，欲令金不得平木也。经言：不能治其虚，何问其余，此之谓也。

又曰：夫言气实者，热也；气虚者，寒也。针实者，以右手持针，左手捻按，开针穴以泻之；虚者，以左手闭针穴以补之。补泻之时，与气开阖相应。是谓针容一豆，补瀉之理也。

又云：虚者，徐而疾；实者，疾而徐。徐即是泻，疾即是补。补泻之法一依此也。下针之时，掐取穴，置针于营上三十六息。以左手[1]掐穴令定，法其地不动；右手持针，象其天而运转也。于此三十六息然定得针，右手存意捻针，左手掐穴可重五两已以来计。其针如转如不转，徐徐下之。若觉痛，即可重二两；若不觉，以经下之。入人营至卫至病，得气，如鮋鱼食钓，即得其病气也，量其轻重，以经取之。名曰疾徐者，至病即得气，欲出针时，子午缓缓出，而引病气不绝，名曰徐也。既引气多[2]，一向无补，名之曰泻。

问曰：凡下针时，若为是好？答曰：徐徐下之，坚持为实。凡下针，先须持针坚得安稳[3]，不用饱食，亦不用空肚。如患人欲针，针者有乘车来者，有步行来者。如人行十里许，须令坐息，安神定气；乘车者，如人行三里许。患人嘿嘿而不言，安心大坐，候气脉安定，乃可下针。

又云：夫针之者，不离[4]身心，口如衔索，目[5]欲内视，消息气而不得妄行针。针入一分，知天地之气；针入二分，知呼吸之

---

① 手：原无，据《太平圣惠方》卷九十九引《针经》补。
② 多：原作"名"，据《太平圣惠方》卷九十九引《针经》改。
③ 稳：原作"稔"，据《太平圣惠方》卷九十九引《针经》改。
④ 离：原作"胸"，据《太平圣惠方》卷九十九引《针经》改。
⑤ 目：原作"曰"，据《太平圣惠方》卷九十九引《针经》改。

气；针入三分，知逆顺之气。针皮毛者无伤肌肉，针肌肉者无伤筋脉，针筋脉者无伤骨髓，针骨髓者无伤诸络。东方甲乙木，主人筋膜；南方丙丁火，主人血脉；西方庚辛金，主人皮毛；北方壬癸水，主人骨髓；中央戊己土，主人肌肉。针伤筋膜者，令人愕视、失魂；针伤血脉者，令人烦乱、失神；针伤皮毛者，令人上气、失魄；针伤骨髓者，令人呻吟、失志；针伤肌肉者，令人四肢不收、失智也。刺若中心，一日死；刺若中肝，五日死；刺若中肾，六日死；刺若中肺，三日死；刺若中脾，十日死；刺若中胆，一日半死。

又云：无刺大醉，无刺大怒，无刺大劳，无刺大饱，无刺大饥，无刺大渴，无刺大惊，以上，古之深戒也。

又，黄帝问岐伯曰：余闻九针之名，上应天地四时阴阳，愿闻其方，传于后代。岐伯对曰：九针者，一曰镵针，二曰圆针，三曰鍉针，四曰锋针，五曰铍[1]针，六曰圆利针，七曰毫针，八曰长针，九曰大针，此乃九针之名。九针所应，一天，二地，三人，四时，五音，六律，七星，八风，九野。人之身形，

---

[1] 铍：《灵枢·九针十二原》作"铍"。

欽定四庫全書

銅人鍼灸經 卷一 七

示應之也各有所宜人皮應天人肉應地人脉應人人
筋應四時人聲應音人陰陽合氣應律人齒面目應星
人出入氣應風人九竅三百六十五絡應九野故一針
皮二針肉三針脉四針筋五針骨六針調陰陽七針益
精八針除風九針通九竅除三百六十五節氣此之謂
各有所立也黃帝問曰人生有形不離陰陽天地合氣
別為九野分為四時月有小大日有長短萬物並至
不可勝量虛實呿吟敢問其方岐伯曰木得金而伐火
得水而滅土得木而達金得火而缺水得土而絕萬物
盡然不可勝竭故針有懸布天下者五黔首其餘食莫
知之也一曰治神二曰知養身三曰知毒藥為真四曰
制砭石小大五曰知府藏血氣之診五法俱立各有所
先今末世之刺也虛者實之滿者泄之此皆眾工所共
知也若夫法天則地隨應而動和之者若響隨之者若
影道無鬼神獨徃黃帝曰願聞其道岐伯曰凡刺之真
必先治神五臟已定九候已備乃後存針眾脉不見眾

亦①应之也，各有所宜。人皮应天，人肉应地，人脉应人，人筋应四时，人声应音，人阴阳合气应律，人齿面目应星，人出入气应风，人九窍三百六十五络应九野。故一针皮，二针肉，三针脉，四针筋，五针骨，六针调阴阳，七针益精，八针除风，九针通九窍，除三百六十五节气，此之谓各有所立也。

黄帝问曰：人生有形，不离阴阳；天地合气，别为九野，分为四时，月有小大，日有短长②，万物并至，不可胜量，虚实吷吟，敢问其方。岐伯曰：木得金而伐，火得水而灭，土得木而达，金得火而缺，水得土而绝，万物尽然，不可胜竭。故针有悬布天下者五，黔首共③余食，莫知之也。一曰治神，二曰知养身，三曰知毒药为真，四曰制砭石小大，五曰知腑脏血气之诊。五法俱立，各有所先。今末世之刺也，虚者实之，满者泄之，此皆众工所共知也。若夫法天则地，随应而动，和之者若响，随之者若影，道无鬼神，独来④独往。黄帝曰：愿闻其道。岐伯曰：凡刺之真，必先治神。五脏已定，九候已备，乃后存针。众脉不见，众

①亦：原作"示"，据《素问·针解》改。
②短长：此上原衍"长"字，据《素问·宝命全形论》删。
③共：原作"其"，据《素问·宝命全形论》改。
④独来：原脱，据《素问·宝命全形论》补。

銅人鍼灸經卷一

凶弗聞外內相得無以形先可玩往來乃施於人人有虛實五虛勿近五實勿遠至其當發間不容瞚手動若務針耀而勻靜意視義觀適之變是謂冥冥莫知其形見其烏烏見其稷稷從見其飛不知其誰伏如橫弩起如發機黃帝曰何如而虛何如而實岐伯曰刺虛者須其實刺實者須其虛也留氣已至慎守勿失深淺在志遠近如一如臨深淵手如握虎神無營於眾物今列孔穴圖於後者

凶弗闻，外内相得，无以形先，可玩往来，乃施于人。人有虚实，五虚勿近，五实勿远，至其当发，间不容瞚。手动若务，针耀而匀，静意视义，观适之变，是谓冥冥，莫知其形。见其乌乌，见其稷稷，从见其飞，不知其谁，伏如横弩，起如发机。黄帝曰：何如而虚？何如而实？岐伯曰：刺虚者，须其实；刺实者，须其虚也。留气已至，慎守勿失；深浅在志，远近如一；如临深渊，手如握虎，神无营于众物。

今列孔穴图于后者。

铜人针灸经卷一

欽定四庫全書

銅人鍼灸經卷二

今具列一十二人形共計二百九十穴

上星一穴在額顱上直鼻中央入髪際一寸陷容豆是穴督脉氣所發主療頭風頭腫皮腫而虚鼻塞頭痛針入二分留十呼瀉五吸針下氣盡更停針引之得氣即瀉灸亦得然不及針日灸三壯至百五壯罷不宜多灸須停十餘日然後更灸若頻灸恐拔氣大上令人眼暗故不用相續加灸滿五十壯即以細三稜針刺頭上令宣通熱氣者熱不止熱氣上沖頭痛也戒酒麪蕎麥

钦定四库全书　铜人针灸经卷二

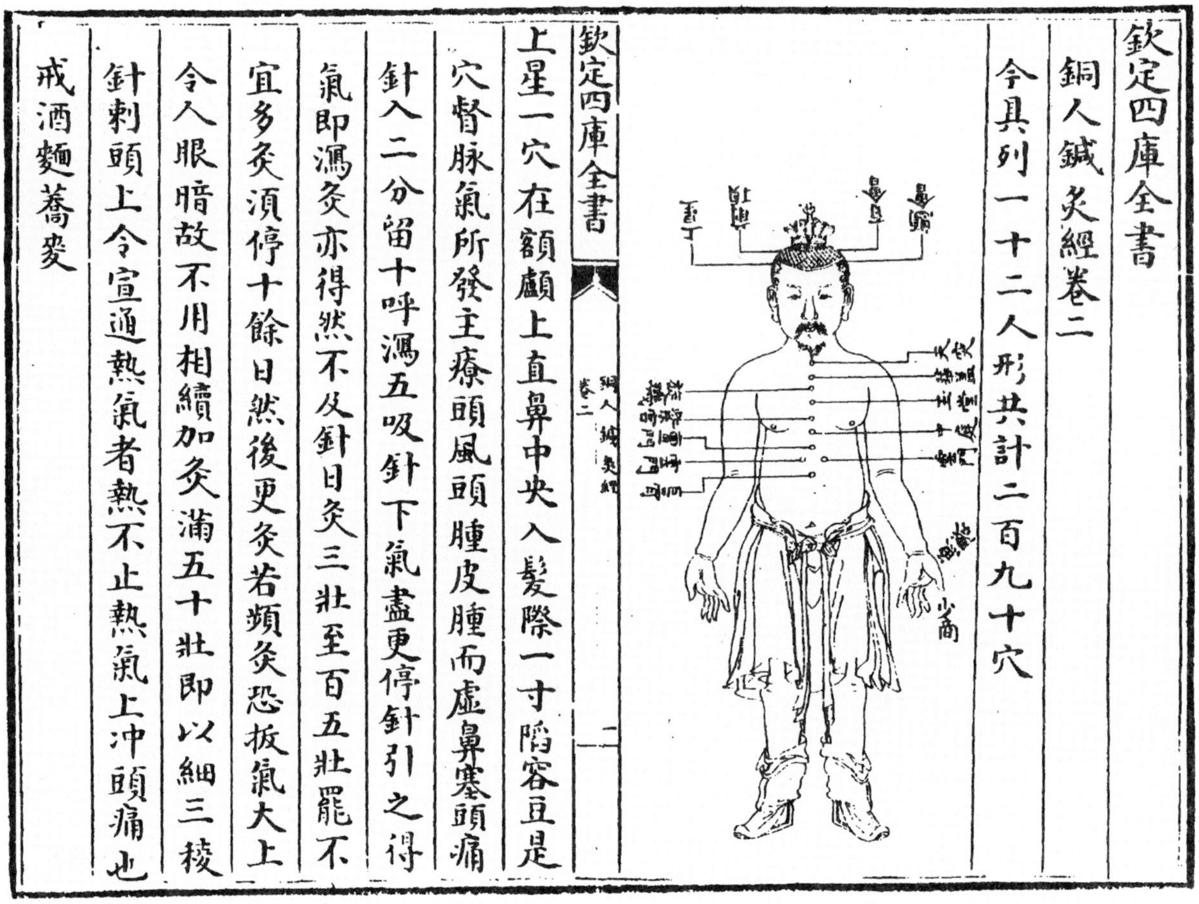

今具列一十二人形，共计二百九十穴。

(穴图见上)

上星一穴，在额颅上直鼻中央，入发际一寸，陷容豆是穴。督脉气所发。主疗头风，头肿[1]皮肿，面[2]虚，鼻塞，头痛。针入二分，留十呼，泻五吸。针下气尽，更停针引之，得气即泻。灸亦得，然不及针。日灸三壮，至百五壮罢，不宜多灸。须停十余日，然后更灸。若频灸，恐拔气大上，令人眼暗，故不用相续加。灸满五十壮，即以细三棱针刺头上，令宣通热气者，热不止，热气上冲头痛也。戒酒、面、荞麦。

①肿：《针灸大成·督脉考正穴法》引《铜人》无此字。

②面：原作“而”，据《针灸大成·督脉考正穴法》引《铜人》改。

顖會一穴在上星上一寸陷者中是穴督脈氣所發主

療鼻塞日灸二七壯至七日停初灸之時痛五十壯

即不痛至七十壯或痛即停灸其鼻塞若灸至四日

便當漸可至七日即差針入二分留三呼得氣即瀉

主療頭風痛白屑起多睡針之彌佳針訖可用末鹽

生麻油相和以指揩髮根下緝頭悉塗數數用此即末

無頭風八歲以上方可針顖門未合若針不幸令人

死忌蕎麥熱食豬肉

前頂一穴在顖會上一寸五分骨陷中是甄權鍼經云

一寸是穴今依素問一寸五分為定督脈氣所發主

療頭風熱痛頭腫風癇針入三分留七呼瀉五吸大

腫極即以三稜針刺之遶四方一寸以下其頭痛腫

立差復以鹽末生麻油揩髮際下灸亦得

百會一穴在前頂後一寸半頂中心督脈足大陽之會

主療脫肛風癇青風心風弓角反張羊鳴多哭言語

不擇發時即死吐沫心中熱悶頭風多睡心煩驚悸

囟会一穴，在上星上一寸陷者中是穴。督脉气所发。主疗鼻塞。日灸二七壮，至七日停。初灸之时痛，五十壮即不痛，至七十壮或痛，即停灸。其鼻塞，若灸至四日，便当渐可，至七日即差。针入二分，留三呼，得气即泻。主疗头风痛，白屑起，多睡。针之弥佳。针讫，可用末盐、生麻油相和，以指揩发根下，遍头悉涂。数数用此二物涂发根下，即永无头风[1]。八岁以上，方可针。囟门未合若针，不幸令人死。忌荞麦、热食、猪肉。

前顶一穴，在囟会上一寸五分，骨陷中是。甄权《针经》云：一寸是穴，今依《素问》一寸五分为定。督脉气所发。主疗头风热痛，头肿，风痫。针入三分，留七呼，泻五吸。大肿极，即以三棱针刺之，绕四方一寸以下，其头痛、肿立差，复以盐末、生麻油揩发际下。灸亦得[2]。

百会一穴，在前顶后一寸半，顶中心。督脉、足太阳之会。主疗脱肛，风痫，青风，心风，弓角反张，羊鸣多哭，言语不择，发时即死，吐沫，心中热闷，头风，多睡，心烦，惊悸，

---

[1] 以指揩发根下，遍头悉涂。数数用此二物涂发根下，即永无头风：原作"以揩发根下。缉头悉涂，数数用此，即末无头风"，据《太平圣惠方》卷九十九引《针经》改、补。

[2] 得：此下《太平圣惠方》卷九十九引《针经》有"日灸二壮，以渐增至七。从三揔至八十一壮罢，其风即瘥。忌如前法"诸语。

無心力志前失後喫食無味頭重飲酒面赤鼻塞針
入二分得氣即瀉如灸數至百五即停三五日訖繞
四畔以三稜針刺令出血以井花水淋之令氣宣通
不得一向火灸恐拔氣上令人眼暗忌酒麵豬魚蕎
麥蒜虀等

天突一穴在結喉下陷者中宛宛是陰維任脈之會針
入五分留三呼得氣即瀉主欬嗽上氣噎胷中氣喉
內狀如水難聲肺癰唾膿血氣壅不通喉中熱瘡不
得下食灸亦得然不及針其下針直橫下不得低手
即五臟之氣傷令人短壽慎加藥法及辛酸滑等

璇璣一穴在天突下一寸陷者中仰頭取之是穴任脈
氣所發主胷支滿痛喉痺咽癰水漿不下灸五壯針
入三分

華蓋一穴在璇璣下一寸陷中仰而取之任脈氣所發
主胷脇支滿痛引胸中欬逆上氣喘不能言灸五壯
針入三分

欽定四庫全書

銅人鍼灸經
卷二

三

无心力，忘①前失后，吃食无味，头重，饮酒面赤，鼻塞。针入二分，得气即泻。如灸，数至百五，即停三五日。讫，绕四畔以三棱针刺令出血，以井花水淋之，令气宣通。不得一向火灸，恐②拔气上，令人眼暗。忌酒、面、猪、鱼、荞麦、蒜虀等。

天突一穴，在结喉下陷者中宛宛。是阴维、任脉之会。针入五分，留三呼，得气即泻。主咳嗽上气，噎，胸中气，喉内状如水鸡声，肺壅唾脓血，气壅不通，喉中热疮、不得下食。灸亦得，然不及针。其下针，直横下，不得低手，即五脏之气伤，令人短寿。慎如③药法及辛、酸、滑等。

璇玑一穴，在天突下一寸陷者中，仰头取之是穴。任脉气所发。主胸支满痛，喉痹，咽痛，水浆不下。灸五壮，针入三分。

华盖一穴，在璇玑下一寸陷中，仰而取之。任脉气所发。主胸胁支满，痛引胸中，咳逆上气，喘不能言。灸五壮，针入三分。

---

① 忘：原作"志"，据《太平圣惠方》卷九十九引《针经》改。
② 恐：此上《太平圣惠方》卷九十九引《针经》有"若频灸"三字。
③ 如：原作"加"，据《太平圣惠方》卷九十九引《针经》改。

紫宮一穴在華蓋下一寸六分陷者中仰而取之任脈氣所發主胃腸支滿痺痛骨疼飲食不下嘔逆上氣煩心也灸五壯針入三分

玉堂一穴在紫宮下一寸六分陷中一名玉英任脈氣所發主胸滿不得喘息痺痛骨疼嘔逆上氣煩心灸五壯針入三分

亶中一穴一名元兒在玉堂下一寸六分橫直兩乳間陷者中任脈氣所發宜灸至七七止主肺癰咳嗽上氣唾膿不得下食胃中氣滿如塞禁穴不可針針不幸令人死

中庭一穴在亶中下一寸六分陷中任脈氣所發主胃腸支滿心下滿食飲不下嘔逆吐食還出灸五壯針入三分

巨骨一穴在心脾骨頭不可日灸三壯至七壯主驚癇破心吐血禁針針則倒懸一食頃然後乃可下針入四分瀉之勿補針出始得正坐忌酒麵熱食豬魚

欽定四庫全書

銅人鍼灸經 卷二 四

紫宫一穴，在华盖下一寸六分陷者中，仰而取之。任脉气所发。主胸胁支满，痹痛骨疼，饮食不下，呕逆上气，烦心也。灸五壮，针入三分。

玉堂一穴，在紫宫下一寸六分陷中。一名玉英。任脉气所发。主胸满不得喘息，痹痛骨疼，呕逆上气，烦心。灸五壮，针入三分。

膻中一穴，一名元儿。在玉堂下一寸六分，横直两乳间陷者中。任脉气所发。宜灸，至七七止。主肺痈，咳嗽上气，唾脓，不得下食，胸中气满如塞。禁穴，不可针，针不幸令人死①。

中庭一穴，在膻中下一寸六分陷中。任脉气所发。主胸胁支满，心下满，食饮不下，呕逆，吐食还出。灸五壮，针入三分。

巨骨一穴，在心脾骨头②。日③灸三壮至七壮。主惊痫，破心吐血。禁针。针则倒悬一食顷，然后乃可下针。针入四分，泻之勿补，针出始得正坐④。忌酒、面、热食、猪、鱼、

---

①死：此下《太平圣惠方》卷九十九引《针经》有"慎猪、鱼、酒、面。据《甲乙经》云：针入三分"数语。
②在心脾骨头：《针灸甲乙经》卷三、《针灸资生经》卷一作"在肩端上行，两叉骨间陷者中"。
③日：此上原衍"不可"二字，据《太平圣惠方》卷九十九引《针经》删。
④坐：《太平圣惠方》卷九十九引《针经》作"卧"。

生冷物。

云门二穴，在巨骨下，气户两旁，各二寸陷中，动脉应手，举臂取之。《山眺经》云：在人迎下第二骨间，相去二寸三分。足太阴脉气所发。治呕逆气上，胸胁彻背痛。通灸，禁针，理肺同药疗之。针深令人气逆。

少商者，木也。在手大指端侧，去爪甲角如韭叶，白肉际宛宛中。手太阴脉之为井也。针入一分。主不能食，腹中气满，吃食无味。宜针不宜灸。以三棱针刺之，血出胜气，之所以胜气，针者，此脉胀腮之候，腮中有气，人不能食，故刺出血，以宣诸脏腺①也。忌冷热食。

鱼际二穴者，火也。在手大指节后内侧散脉中。手太阴之所流，为营也。主虚热，洒洒毛竖，恶风寒，舌上黄，身热，咳嗽，喘，痹走背胸，不得息，头痛甚，汗不出，热烦心，少气不足以息，阴痒，腹痛，不下食，肘②挛，支满，喉中焦干，渴，痉，上气，热病寒栗鼓颔，腹满，阴瘘，色不变，肺心痛，牵引尻，溺出，膈中虚，食饮呕，身热汗出，唾③呕吐血，

---

① 腺：原作"睽"，据《太平圣惠方》卷九十九引《针经》改。

② 肘：原作"时"，据《太平圣惠方》卷九十九引《针经》改。

③ 唾：原作"重"，据《太平圣惠方》卷九十九引《针经》改。

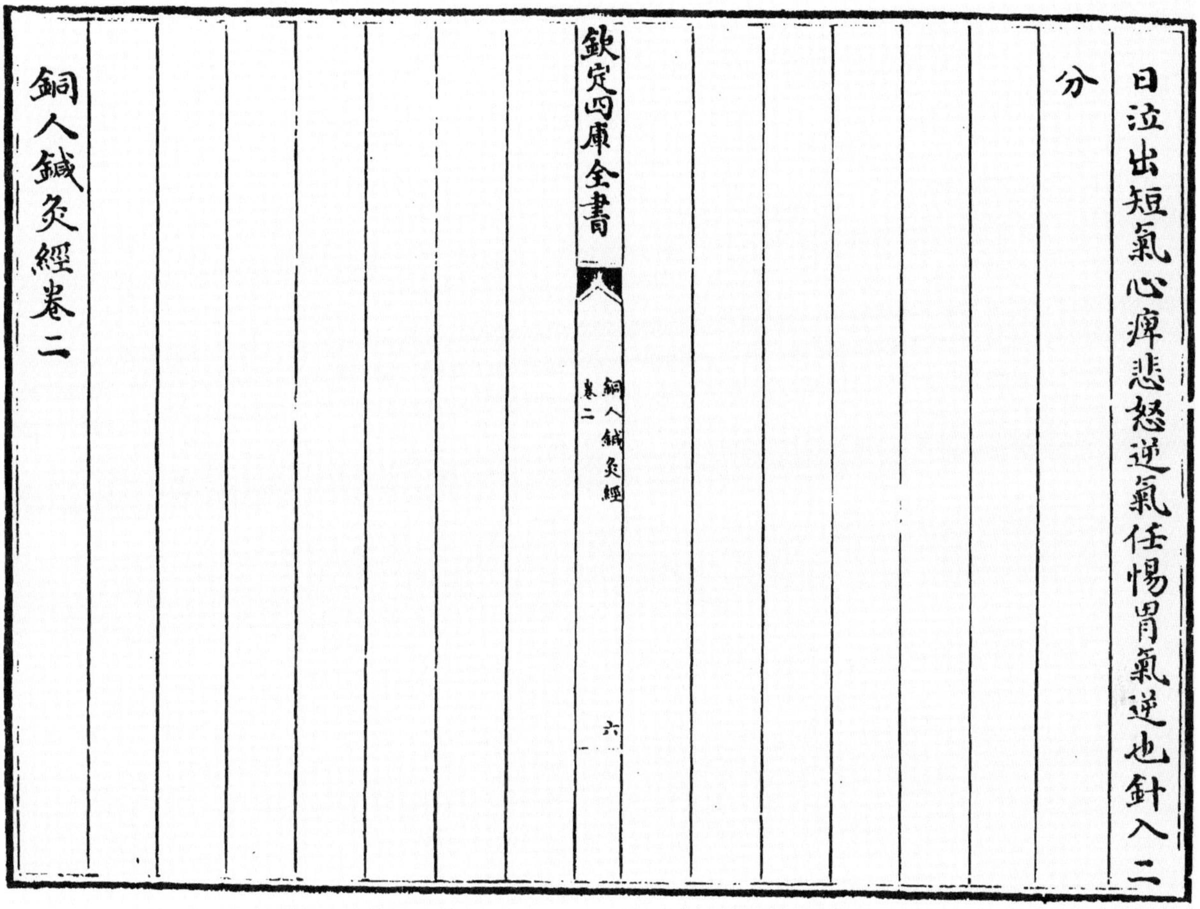
日泣出短氣心痺悲怒逆氣任惕胃氣逆也針入二
分
欽定四庫全書
銅人鍼灸經 卷二
六
銅人鍼灸經卷二

目[①]泣出，短气，心痹，悲怒逆气，任惕，胃气逆也。针入二分。

铜人针灸经卷二

①目：原作“日”，据《太平圣惠方》卷九十九引《针经》改。

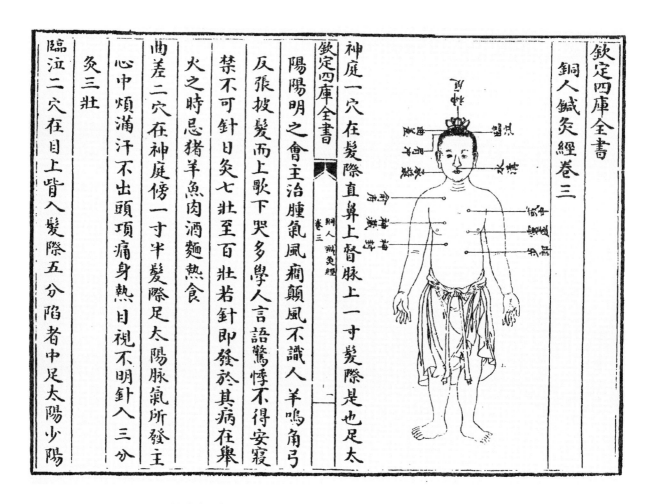

钦定四库全书　铜人针灸经卷三

(穴图见上)

神庭一穴，在发际直鼻上督脉上一寸发际是也。足太阳、阳明之会。主治肿气，风痫颠风不识人，羊鸣，角弓反张，披发而上歌下哭，多学人言语，惊悸不得安寝。禁不可针。日灸七壮至百壮。若针，即发于其病。在举火之时，忌猪、羊、鱼肉、酒、面、热食①。

曲差二穴，在神庭旁一寸半发际。足太阳脉气所发。主心中烦满，汗不出、头项痛、身热，目视不明。针入三分，灸三壮。

临泣二穴，在目上眦入发际五分陷者中。足太阳、少阳

---

①食：此下《太平圣惠方》卷九十九引《针经》有"不宜热衣，恒餐冷食、醋、滑等物"。

钦定四库全书

卷三 铜人针灸经 二

之会。主卒不识人，风眩，鼻塞。针入三分，留七呼。

眉冲二穴，一名小竹。在当两眉头直上入发际。理目，五般痫，头痛鼻塞。不宜灸，针入三分。

水沟一穴，在鼻柱下人中。督脉、手阳明之会。主疗消渴，饮水无多少，水气，遍身肿①，失笑无时节②，颠痫，语不识人，乍喜乍哭，牙关不开，面肿唇动，叶叶肺风③，状如虫行。针入四分，徐徐出之。灸亦得，然不如针。若是水气，唯有此穴可针，若针他穴，水尽即死。

承浆一穴，在颐前下唇下。足阳明、任脉④之会。主偏风口喎，面肿，消渴，面风，口不开，口中生疮。针入三分半，然后徐徐引气而出。灸亦佳⑤。日灸七七壮。若频灸，恐足阳明脉断，令风不差。若停息复灸，令其风通宣，应时立愈。其艾炷，依小竹筋头大作之。但令当脉灸之，雀粪大亦能愈疾。又有一途，如腹⑥内疝瘕疵癖块、伏梁气之徒，唯须大艾炷。故《小品》曰：腹背烂，烧四肢，则但除风邪而已。如鸠尾以至头，皆不可多灸，及不可用大艾

---

① 遍身肿：原作"偏鼻肿"，据《黄帝明堂灸经》卷上改。
② 节：原作"即"，据《太平圣惠方》卷九十九引《针经》改。
③ 叶叶肺风：《圣济总录》卷一九二、《针灸大成》卷七无此四字。
④ 任脉：原无，据《太平圣惠方》卷九十九引《针经》补。
⑤ 佳：原作"任"，据《太平圣惠方》卷九十九引《针经》改。
⑥ 腹：原作"脉"，据《太平圣惠方》卷九十九引《针经》改。

俞府二穴，在巨骨下，去璇璣傍各二寸陷中。足太陽脉氣所發。主欬逆上氣喘嘔吐胃滿不得食。仰卧取之。灸五壮針入三分。

或中二穴，在俞府下一寸六分陷中。仰卧取之。足少陰脉氣所發。主胃胁支滿欬喘不得息嘔吐胃滿不能食。灸五壮針入三分。

神藏二穴，在或中下一寸六分陷中。仰而取之。足少陽脉氣所發。主胃胁支滿咳嗽不得食。針入三分灸五壮。

欽定四庫全書　銅人鍼灸經　卷三　三

靈墟二穴，在神藏下一寸六分陷中。仰而取之。足少陽脉所發。主胃胁支滿引胃不得息嘔吐胃滿不得食。針入三分灸五壮。

神封二穴，在靈墟下一寸六分。主胃滿不得息咳逆乳癰洒淅惡寒。灸五壮針入三分。

步郎二穴，在神封下一寸六分陷者中。仰取之。足少陰

炷。

　　俞府二穴，在巨骨下，去璇玑旁各二寸陷中。足少阴①脉气所发。主咳逆上气，喘，呕吐，胸满不得食。仰卧取之。灸五壮，针入三分。

　　或中二穴，在俞府下一寸六分陷中。仰卧取之。足少阴脉气所发。主胸②胁支满，咳喘不得息，呕吐，胸满不能食。灸五壮，针入三分。

　　神藏二穴，在或中下一寸六分陷中。仰而取之。足少阴③脉气所发。主胸胁支满，咳逆不得食。针入三分，灸五壮。

　　灵墟二穴，在神藏下一寸六分陷中。仰而取之。足少阴脉气④所发。主胸胁支满，引胸不得息，呕吐，胸满不得食。针入三分，灸五壮。

　　神封二穴，在灵墟下一寸六分⑤。主胸满不得息，咳逆，乳痈，洒淅恶寒。灸五壮，针入三分。

　　步廊二穴，在神封下一寸六分陷者中。仰取之。足少阴

①少阴：原作"太阳"，据《针灸甲乙经》卷三第十五、《铜人腧穴针灸图经》卷中改。
②胸：原作"肾"，据《太平圣惠方》卷九十九引《针经》改。
③阴：原作"阳"，据《针灸甲乙经》卷三第十五、《铜人腧穴针灸图经》卷中改。
④少阴脉气："阴"原作"阳"，"气"字原脱，据《针灸甲乙经》卷三第十五、《铜人腧穴针灸图经》卷中改、补。
⑤分：此下《针灸甲乙经》卷三第十五有"陷者中，足少阴脉气所发"十字，合于体例。

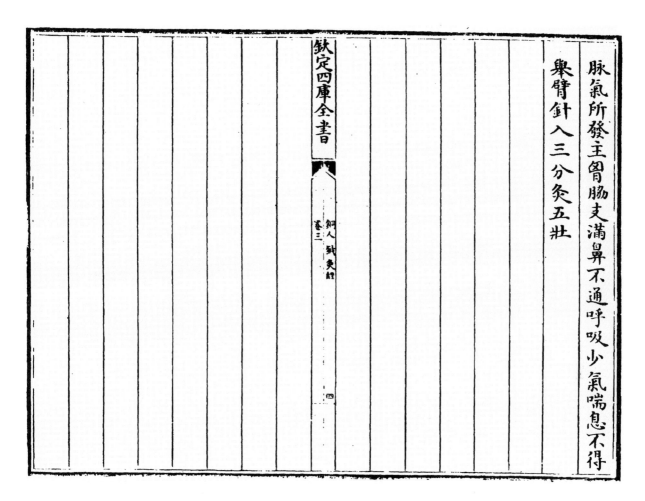

脉氣所發。主胸脇支滿鼻不通呼吸少氣喘息不得舉臂針入三分灸五壮

脉气所发。主胸胁支满，鼻不通，呼吸少气，喘息，不得举臂。针入三分，灸五壮。

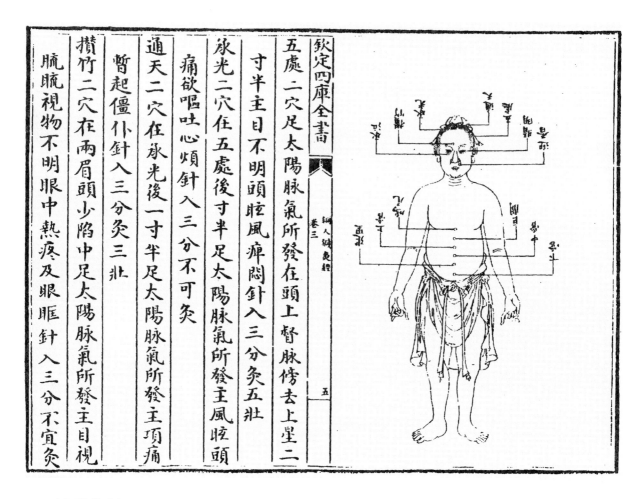

钦定四库全书

铜人针灸经

卷三

五

五处二穴足太阳脉气所发在头上督脉傍去上星二

寸半主目不明头眩风痹闷针入三分灸五壮

承光二穴在五处后寸半足太阳脉气所发主风眩头

痛欲呕吐心烦针入三分不可灸

通天二穴在承光后一寸半足太阳脉气所发主项痛

暂起僵仆针入三分灸三壮

攒竹二穴在两眉头少陷中足太阳脉气所发主目视

䀰䀰视物不明眼中热疼及眼眶针入三分不宜灸

（穴图见上）

五处二穴，足太阳脉气所发。在头上督脉旁，去上星一①寸半。主目不明，头眩风痹闷。针入三分，灸五壮。

承光二穴，在五处后寸半②，足太阳脉气所发。主风眩头痛，欲呕吐，心烦。针入三分，不可灸。

通天二穴，在承光后一寸半。足太阳脉气所发。主项痛，暂起僵仆。针入三分，灸三壮。

攒竹二穴，在两眉头少陷中。足太阳脉气所发。主目视䀰䀰，视物不明，眼中热、疼及眼眶③。针入三分，不宜灸。

---

① 一：原作"二"，据《太平圣惠方》卷九十九引《针经》改。

② 寸半：《针灸甲乙经》卷三第三、《太平圣惠方》卷九十九引《针经》作"二寸"。

③ 眶：原作"眶"，据《太平圣惠方》卷九十九引《针经》《铜人腧穴针灸图经》卷中改。

晴明二穴，在目內眥頭上畔者中。手足太陽、陽明之會。主膚翳白膜覆童子，眼暗，雀目，冷尿，䁪視，眼視物不明，努肉。針入一分半，不宜灸。

迎香二穴，在和窌上一寸，鼻下孔傍。手足陽明之會。針入三分。主鼻息不聞香臭，偏風，面痒及面浮腫，風葉葉動，狀如虫行。刺或在唇動。不宜灸。

承泣二穴，在目下七分，直目童子中。蹻脈、任脈、足陽明之會。主療眼喎，目不正，口喎，目瞤，面動葉葉然，牽口眼熱疼赤痛，目視眓眓，冷泪，眼瞼赤。針入四分半，不宜灸。若灸尤問多少，三日以後，眼下大如拳息肉，日加長如桃許，至一月日，如五升大。

鳩尾一穴，在臆前巨骨下五分。主心驚煩，發狀如烏烏，破心、吐血，心中氣悶，不喜聞人語，心痛，腹脹。宜針。雖然此處最難針，須是大好手，方可下針。如不然，取氣多，不幸令人死。針入三分。

巨闕一穴，心之募。在鳩尾下一寸。任脈氣所發。主療心

欽定四庫全書 〔八〕 銅人鍼灸經 卷三 〔六〕

晴明二穴，在目内眦头外[1]畔者中。手、足太阳、阳明之会。主肤翳白膜覆瞳子，眼暗，雀目，冷泪，䁪目[2]，眼视物不明，努肉。针入一分半，不宜灸。

迎香二穴，在禾窌上一寸，鼻下孔旁。手、足阳明之会。针入三分。主鼻息不闻香臭，偏风，面痒及面浮肿，风叶叶动，状如虫行。刺或在唇动。不宜灸[3]。

承泣二穴，在目下七分，直目瞳子中。跷脉、任脉、足阳明之会。主疗眼[4]喎，目不正，口喎，目瞤，面动叶叶然，牵口眼热疼赤痛，目视眓眓，冷泪，眼睑赤。针入四分半，不宜灸。若灸，无问多少，三日以后，眼下大如拳息肉，日加长如桃许，至一月日，如五升大。

鸠尾一穴，在臆前巨骨[5]下五分。主心惊痛[6]，发状如鸟鸣[7]，破[8]心、吐血，心中气闷，不喜闻人语，心痛，腹胀。宜针。虽然，此处最难针，须是大好手，方可下针。如不然，取气多，不幸令人死。针入三分。

巨阙一穴，心之募。在鸠尾下一寸。任脉气所发。主疗心

①外：原作"上"，据《太平圣惠方》卷九十九引《针经》改。
②冷泪，䁪目：原作"冷尿，䁪視"据《太平圣惠方》卷九十九引《针经》《铜人腧穴针灸图经》卷中改。
③刺或在唇动。不宜灸：《太平圣惠方》卷九十九引《针经》作"刺或在唇痛，辛风，泻迄更留三呼。宜针不宜灸"，《铜人腧穴针灸图经》卷中作"或唇肿痛，针入三分，留三呼，不宜灸"。
④眼：此上原衍"现"字，据《太平圣惠方》卷九十九、《铜人腧穴针灸图经》卷中删。
⑤巨骨：《铜人腧穴针灸图经》卷中作"蔽骨"。
⑥痛：原作"烦"，据《太平圣惠方》卷九十九引《针经》《铜人腧穴针灸图经》卷中改。
⑦鸟鸣：原作"乌乌"，据《太平圣惠方》卷九十九引《针经》改。
⑧破：《太平圣惠方》卷九十九引《针经》作"被"。

中烦闷，热风风痫，浪言或作鸟声，不能食，无心力。凡心痛有数种，冷、痛、蛔虫、蛊①毒、霍乱，不识人，针入六分，得气即泻。灸亦良。

上管一穴，在巨阙下一寸，去巨骨②三寸。任脉、足阳明③、手太阳之会。主心中热烦，贲豚气，胀满不能食，霍乱，心痛不可眠卧，吐利，心风，惊悸不能食，心中闷，发哕，伏梁气状如覆杯。针入八分，得气，先补而后泻之，可为神验。若是风痫热痛，宜泻之后补，可为应其病。灸亦良。

中管一穴，一名太仓。是胃之募。在上管下一寸④。手太阳、少阳、足阳明所生，任脉之会。主治心匿不能食，反胃，霍乱，心痛热，温疟，痎疟，天行伤寒，因读书得奔豚气，心闷，伏梁气如覆杯，冷结气。针入八分。灸亦良。

建里一穴，在中管下一寸。治肠中疼痛，呕逆，上气，心痛，身肿。针入一寸三分。灸亦良。

下管一穴，在建里下一寸。足太阴、任脉之会。主腹胃不调，腹内痛，不能食，小便赤，腹坚硬，癖块⑤，脉厥厥动。针

---

① 蛊：原无，据《太平圣惠方》卷九十九引《针经》《铜人腧穴针灸图经》卷中补。
② 巨骨：《铜人腧穴针灸图经》卷中作"蔽骨"。
③ 明：原脱，据《针灸甲乙经》卷三第十九补。
④ 一寸：原无，据《太平圣惠方》卷九十九引《针经》《铜人腧穴针灸图经》卷中补。
⑤ 块：原作"瑰"，据《太平圣惠方》卷九十九引《针经》《铜人腧穴针灸图经》卷中改。

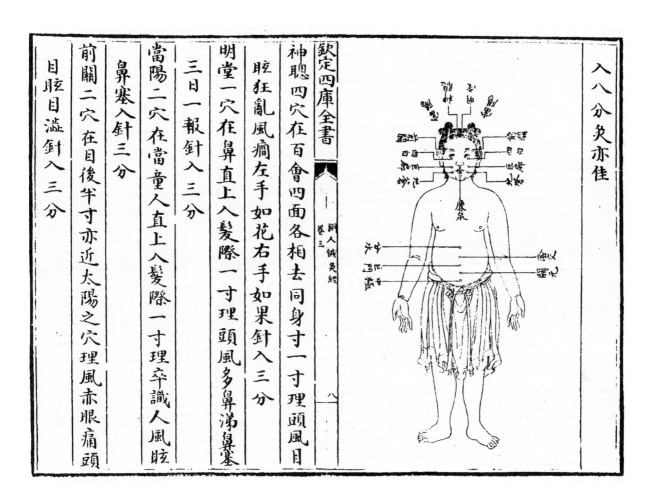

神聰四穴在百會四面各相去同身寸一寸理頭風目眩狂亂風癇左手如花右手如果鍼入三分

明堂一穴在鼻直上入髮際一寸理頭風多鼻涕鼻塞三日一報鍼入三分

當陽二穴在當童人直上入髮際一寸理卒識人風眩

鼻塞入鍼三分

前關二穴在目後半寸亦近太陽之穴理風赤眼痛頭目眩目澁鍼入三分

入八分，灸亦佳。

（穴图见上）

神聪四穴，在百会四面，各相去同身寸一寸。理头风，目眩，狂乱，风痫。左手如花，右手如果。针入三分。

明堂一穴，在鼻直上，入发际一寸。理头风，多鼻涕，鼻塞。三日一报，针入三分。

当阳二穴，在当瞳人直上，入发际一寸。理卒不①识人，风眩，鼻塞。入针三分。

前关二穴，在目后半寸。亦近太阳之穴。理风赤眼痛，头目眩，目涩。针入三分。

①不：原脱，据《太平圣惠方》卷九十九引《针经》《铜人腧穴针灸经》补。

四白二穴在目下一寸足陽明脉氣所發主頭痛目眩
針入三分灸七壯
巨闕二穴在鼻孔下俠水溝傍蹻脉足陽明之會主治
面風寒鼻頻音準上腫癰痛招搖視占瘈瘲口噼針入
三分灸七壯止
地倉二穴在俠口傍四分外如近下有脉微動者是蹻
脉手陽明之交主療大患風者其脉亦有動時亦有
不動時多主偏風口喎灸音不言不得飲水漿食漏

落脉瞤動患左針右患右針左針入三分半灸亦得
日二七壯其艾壯如麄釵脚忌毒物及行房事
廉泉一穴在頷下結喉上舌本間陰維任脉之會主舌
下腫難言舌瘲設多咳嗽少氣喘息嘔沫禁斷灸三
壯針入三分
陰交一穴在臍下一寸任脉氣所發主臍下熱小便赤
氣痛狀如刀攪作塊狀如覆杯婦人斷緒月事不調
帶下崩中因産後惡露不止繞臍冷痛針入八分得

四白二穴，在目下一寸。足阳明脉气所发。主头痛目眩。针入三分，灸七壮。

巨阙二穴，在鼻孔下，侠水沟旁。阳跷脉、足阳明之会。主治面风寒，鼻頻音准上肿痛，痛，招摇视占，瘈疭，口噼。针入三分，灸七壮止。

地仓二穴，在侠口旁四分外，如近下有脉微动者是。跷脉、手足阳明之交。主疗大患风者，其脉亦有动时，亦有不动时。多主偏风口㖞，失音不言，不得饮水，浆食漏落，脉[①]瞤动，患左针右，患右针左。针入三分半。灸亦得，日二七壮，其艾壮如粗钗脚。忌毒物及行房事。

廉泉一穴，在颔下，结喉上，舌本间。阴维、任脉之会。主舌下肿，难言，舌疭设多[②]，咳嗽，少气，喘息，呕沫，禁断[③]。灸三壮，针入三分。

阴交一穴，在脐下一寸。任脉气所发。主脐下热，小便赤，气痛，状如刀搅，作块状如覆杯，妇人断绪，月事不调，带下，崩中，因产后恶露不止，绕脐冷痛。针入八分，得

---

①脉：《针灸资生经》卷六作“眼”，义长可从。

②舌疭设多：《针灸资生经》卷六作“舌纵涎出”，义长。

③禁断：《太平圣惠方》卷九十九引《针经》作“噤龈”、《外台秘要》卷三十九作“噤齘”，《铜人腧穴针灸图经》卷中作“口噤”。

氣即瀉，瀉後宜補。灸亦得，然不及針。

水分一穴在管下臍上一寸，任脈氣所發，主腹痛不能食，腸堅腹痛，胃管不調堅硬，針八八分，若是水病灸之大良。

巨闕一穴，《甲乙經》云：一名利機，一名精露，一名丹田，一名命門。在臍下二寸，是三焦之募，任脈氣所發，針入八分，主腹痛堅硬，婦人因產惡露不止遂成結塊崩中斷緒，灸亦良。

欽定四庫全書

關元一穴，是小腸募，一名次門，在臍下三寸，足三陰任脈之會，臍下疗痛，小便赤淋，不覺遺瀝，小便處痛，狀如散火，尿如血色，臍下結血狀如覆杯，婦人帶下，因產露不止并婦人斷緒，產道冷，針入八分，若懷胎必不針，若針必落胎，胎多不出而針外崑崙即出，灸亦良然不及針。

中極一穴，一名玉泉，一名氣原，在關元下一寸，是膀胱募，任脈足三陰之會，主婦人斷緒，四度針，針即有子

气即泻，泻后宜补。灸亦得，然不及针。

水分一穴，在下①管下，脐上一寸。任脉气所发。主腹痛不能食，肠坚腹痛，胃管不调，坚硬。针入八分。若是水病，灸之大良。

巨阙一穴，《甲乙经》云：一名利机，一名精露，一名丹田，一名命门。在脐下二寸。是三焦之募。任脉气所发。针入八分。主腹痛坚硬，妇人因产恶露不止，遂成结块，崩中，断绪。灸亦良。

关元一穴，是小肠募，一名次门。在脐下三寸。足三阴、任脉之会。脐下疗痛，小便赤淋，不觉遗沥，小便处痛，状如散火，尿如血色，脐下结血，状如覆杯，妇人带下，因产露不止，并妇人断绪，产道冷。针入八分。若怀胎，必不针，若针必落胎。胎多不出，而针外昆仑即出。灸亦良，然不及针。

中极一穴，一名玉泉，一名气原。在关元下一寸。是膀胱募。任脉、足三阴之会。主妇人断绪，四度针，针即有子，

①下：原无，据《太平圣惠方》卷九十九引《针经》《铜人腧穴针灸图经》卷中补。

故却時任針也主淋小便赤尿道痛臍下結塊如覆
杯或因產得惡露不止遂成疝瘕或因月事不調血
結成塊針入八分灸亦得然不及針

欽定四庫全書

銅人針灸經 卷三

十二

故却时任针也。主淋，小便赤，尿道痛，脐下结块如覆杯，或因产得恶露不止，遂成疝瘕，或因月事不调，血结成块。针入八分。灸亦得，然不及针。

铜人针灸经卷三

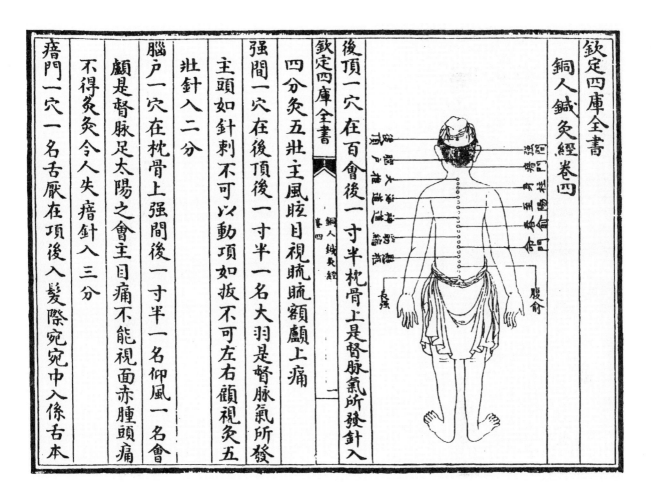

钦定四库全书　铜人针灸经卷四

（穴图见上）

后顶一穴，在百会后一寸半枕骨上。是督脉气所发。针入四分，灸五壮。主风眩，目视䀮䀮，额颅上痛。

强间一穴，在后顶后一寸半，一名大羽。是督脉气所发。主头如针刺、不可以动，项如拔，不可左右顾视。灸五壮。针入二分。

脑户一穴，在枕骨上，强间后一寸半。一名仰风，一名合颅。是督脉、足太阳之会。主目痛不能视，面赤肿，头痛。不得灸，灸令人失音。针入三分。

哑门一穴，一名舌厌。在项后入发际宛宛中，入系舌本。

是督脉陽維之會仰而取之主頭風腦疼失瘖不能言舌急項強不能回頭針入八分徐徐出之不宜灸灸即令人啞忌如前法問曰舌急不言如何治答曰急針瘖門舌緩針風府得氣即瀉可小繞針入八分忌灸

大推一穴第一推上陷者中宛宛是主三陽督脉之會療五勞七傷溫瘧痎背膞悶項強不得四顧針入五分灸亦得

陶道一穴在大推節下間俛而取之督脉足太陽之會主頭重目瞑洒淅寒熱脊強以頭汗不出也灸五壯針入五分

身柱一穴在第三椎節下間督脉氣所發灸五壯主癲疾瘈瘲怒欲殺人身熱狂走讝言見鬼針入五分

神道一穴督脉氣所發在第五椎節下間俛而取之主寒熱頭痛進退往來痎瘧恍惚悲愁灸入三壯針入五分

欽定四庫全書
銅人鍼灸經 卷四
二

是督脉、阳维之会。仰而取之。主头风脑疼，失音不能言，舌急，项强不能回头。针入八分，徐徐出之。不宜灸，灸即令人哑。忌如前法。问曰：舌急不言，如何治？答曰：急针哑门，舌缓针风府，得气即泻。可小绕针，入八分。忌灸。

大椎一穴，第一椎上陷者中宛宛是。主三阳、督脉之会。疗五劳七伤，温疟，痎，背[1]膞闷，项强不得四顾。针入五分，灸亦得。

陶道一穴，在大椎节下间，俯而取之。督脉、足太阳之会。主头重目瞑，洒淅寒热，脊强，以头汗不出也。灸五壮。针入五分。

身柱一穴，在第三椎节下间。督脉气所发。灸五壮。主癫疾，瘈疭，怒欲杀人，身热狂走，谵言见鬼。针入五分。

神道一穴，督脉气所发。在第五椎节下间，俯而取之。主寒热头痛，进退往来，痎疟，恍惚，悲愁。灸[2]三壮。针入五分。

---

① 背：原作"疒"，据《黄帝明堂灸经》卷中、《太平圣惠方》卷九十九改。
② 灸：此下原衍"入"字，据《太平圣惠方》卷九十九、《铜人腧穴针灸图经》卷中删。

至陽一穴在第七椎節下間俛而取之督脉氣所發主
寒熱解爛淫樂胻酸四支重痛少氣難言灸三壯針
入五分

筋縮一穴在第九椎節下間俛而取之督脉氣所發主
驚癎狂走顛疾脊急強目轉上垂灸三壯針入五分

脊俞一穴一名神宗一名脊中在第十一椎中中央督
脉氣所發治風癎顛邪溫病積聚下利忌灸針入五

懸區一穴在第十二椎下節間是穴督脉氣所發主腰
脊強腹中上下積氣針入三分灸三壯

命門一穴一名屬累在第十四椎下節俛而取之督脉
氣所發主頭痛如破身熱如火汗不出瘻疵裏急腰
腹相引痛針五分

腰俞一穴一名背解一名髓孔一名腰戶在第二十一
椎節下陷者宛宛中是挺腹地舒身兩手兩重支額
縱四體然後乃取其穴是督脉氣所發也主腰髖疼

　　至阳一穴，在第七椎节下间，俯而取之。督脉气所发。主寒热，解烂，淫乐①胻酸，四肢重痛，少气难言。灸三壮。针入五分。

　　筋缩一穴，在第九椎节下间，俯而取之。督脉气所发。主惊痫狂走，癫疾，脊急强，目转上垂。灸三壮。针入五分。

　　脊俞一穴，一名神宗，一名脊中。在第十一椎中央②。督脉气所发。治风痫，癫邪，温病，积聚，下利。忌灸。针入五分。

　　悬枢一穴，在第十二椎下节间是穴。督脉气所发。主腰脊强，腹中上下积气。针入三分。灸三壮。

　　命门一穴，一名属累。在第十四椎节下③，俯而取之。督脉气所发。主头痛如破，身热如火，汗不出，瘻疵，里急，腰腹相引痛。针五分。

　　腰俞一穴，一名背解，一名髓孔，一名腰户。在第二十一椎节下，陷者宛宛中是。挺腹地④，舒身，两手相⑤重支额，纵四体，然后乃取其穴。是督脉气所发也。主腰髋疼

---

①解烂，淫乐：《铜人腧穴针灸图经》卷中作"解散，淫泺"。
②中央：此上原衍"中"字，据《太平圣惠方》卷九十九引《针经》删。
③节下：原倒作"下节"，据《太平圣惠方》卷九十九引《针经》乙正。
④挺腹地：《针灸大成·卷七·督脉考正穴法》作"挺身，伏地"，义较明晰。
⑤相：原作"两"，据《太平圣惠方》卷九十九引《针经》改。

痛，腰脊强，脊①强而②不得回转，温疟、痎疟③。针入八分。灸亦得。慎房事，不得擎重物。《甲乙经》云：针入五分，灸三壮。

长强一穴，一名气之阴郄。督脉络。在穷骨下宛宛中是。《甲乙经》：穴在脊骶端，少阴所结。主下漏，五痔，疳蚀下部，屭。针入三分，然针之以痛为度。其穴伏地取之乃得。灸亦得，然不及针。慎房事，此痔根本是冷，慎冷。

---

① 脊：原脱，据《太平圣惠方》卷九十九引《针经》补。
② 而：原作"二"，据文理改。
③ 疟：原作"欬"，据《太平圣惠方》卷九十九引《针经》改。

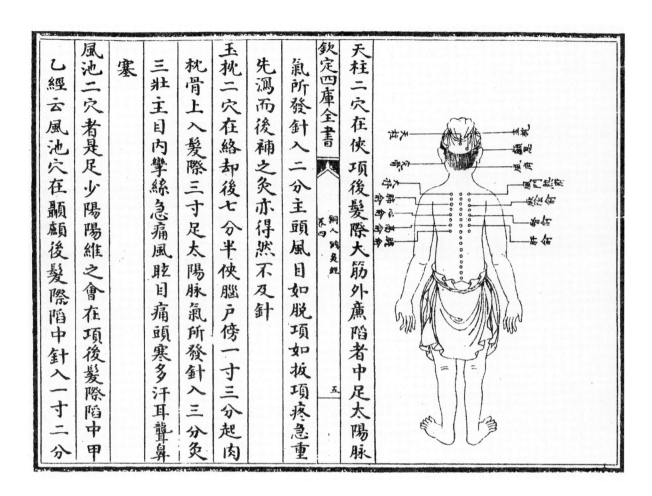

乙經云風池穴在顳顬後髮際陷中鍼入一寸二分
風池二穴者是足少陽陽維之會在項後髮際陷中甲
塞
三壯主目内擊絲急痛風眩目痛頭寒多汗耳聾鼻
枕骨上入髮際三寸足太陽脉氣所發鍼入三分灸
玉枕二穴在絡却後七分半侠腦戶傍一寸三分起肉
先瀉而後補之灸亦得然不及鍼
氣所發鍼入二分主頭風目如脱項如拔項疼急重
天柱二穴在侠項後髮際大筋外廉陷者中足太陽脉

欽定四庫全書

銅人鍼灸經 卷四

五

（穴图见上）

天柱二穴，在侠项后发际，大筋外廉陷者中。足太阳脉气所发。针入二分。主头风，目如脱，项如拔，项疼，急，重。先泻而后补之。灸亦得，然不及针。

玉枕二穴，在络却后七分半，侠脑户旁一寸三分，起肉枕骨上，入发际三寸。足太阳脉气所发。针入三分。灸三壮。主目内挛系①急痛，风眩②，目痛，头寒，多汗，耳聋，鼻塞。

风池二穴者，是足少阳、阳维之会。在项后发际陷中。《甲乙经》云：风池穴，在颞颥后发际陷中。针入一寸二分。

①系：原作"丝"，据《太平圣惠方》卷九十九引《针经》改。
②风眩：此上《太平圣惠方》卷九十九引《针经》有"失枕，头重，项痛"数语。

铜人针灸经 ○三三
四库全书本

大患風者先補而後瀉少可患者以經取之主肺風面赤目視晄晄項強不得回顧面腫皮軟腦疼痛灸亦良然不及針問曰如後髮際亦有項脚長者其毛首至頭骨亦有無項脚者毛齊至天牖穴即無毛根何而取穴也答曰其毛不可輒定大約如此若的的定中府正相當即是側去各二寸此之定穴

顱息二穴在耳後青脉間主身熱頭痛不可反側小兒癇喘不得息耳聾針入一分不得多出血血多即殺人灸三壯

完骨二穴在耳後入髮際四寸足太陽少陽之會主風眩項痛頭強寒熱灸即依年壯針入二分

大抒二穴在項後第一椎下兩傍各一寸半陷中足太陽手少陽之會理風勞氣欬嗽氣急頭痛目眩腹痛針入五分禁灸

風門熱府二穴在第二椎下兩傍一寸半督脉足太陽之會理傷寒項強目瞑鼻塞風勞嘔逆上氣胸痛背

大患风者，先补而后泻，少可患者，以经取之。主肺风，面赤，目视晄晄，项强不得回顾，面肿皮软，脑疼痛。灸亦良，然不及针。问曰：如后发际，亦有项脚长者，其毛首至头骨；亦有无项脚者，毛齐至天牖穴，即无毛根。何而取穴也？答曰：其毛不可辄定，大约如此。若的的定中，风[1]府正相当，即是侧相去各二寸，此之定穴。

颅息二穴，在耳后青脉间。主身热[2]，头痛，不可反侧，小儿痫，喘不得息，耳聋。针入一分，不得多出血，血多即杀人。灸三壮。

完骨二穴，在耳后入发际四寸。足太阳、少阳之会。主风眩，项痛，头强，寒热。灸即依年壮。针入二分。

大抒二穴，在项后第一椎下两旁各一寸半陷中。足太阳、手少阳之会。理风劳气，咳嗽气急，头痛目眩，腹痛。针入五分。禁灸。

风门、热府[3]二穴，在第二椎下两旁一寸半。督脉、足太阳之会。理伤寒项强，目瞑，鼻塞，风劳，呕逆上气。胸痛背

---

① 风：原脱，据《太平圣惠方》卷九十九引《针经》补。
② 主身热：此上《外台秘要》卷三十九引《明堂》有"足少阳脉气所发"一句。
③ 风门、热府：《圣济总录》卷一九二、《针灸资生经》卷一作"风门二穴，一名热府"。

痛，气短不安。针入五分。灸五壮。

　　肺俞二穴，在第三椎下两旁相去一寸半。理癫痫，瘰气，上气，吐逆，支满，脊强，寒热，不食，肉痛，皮痒，传尸骨蒸，肺嗽。针入三分。

　　厥阴俞二穴，在第四椎下两旁相去同身寸一寸半。理逆气，呕逆，牙痛，留结，胸闷。针入三分。

　　心俞二穴，在第五椎下两旁各一寸半。理心中风，狂，痫，心气乱，语悲泣，心腹烦满，汗不出，结聚，寒痛，呕逆，不食，食即吐血，目痛。不可灸。针入三分。

　　督俞二穴，在第六椎下两旁相去同身寸一寸半。一名高盖。主理寒热，腹中痛，雷鸣，气逆，心痛。灸三壮。禁针。

　　鬲俞二穴，在第七椎下两旁各一寸半。理心痛，痰饮，吐逆，汗出，寒热，骨痛，虚胀，支满，痰疟，痎癖，气块，隔上痛，喉痹，身常温，不食，切痛。针入三分。

　　肝俞二穴，在第九椎下两旁各①一寸半。理口干，中风，支满，短气，不食，食不消，吐血，目不明，闭塞，腰痛，肩疼，寒

———————————————

①各：原作"合"，据体例及《太平圣惠方》卷九十九引《针经》改。

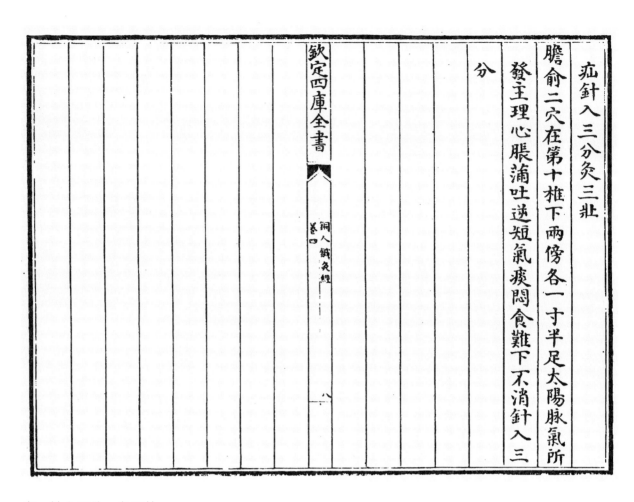

疝。针入三分。灸三壮。

　　胆俞二穴，在第十椎下两旁各一寸半。足太阳脉气所发。主理心胀满，吐逆，短气，痰闷，食难下不消。针入三分。

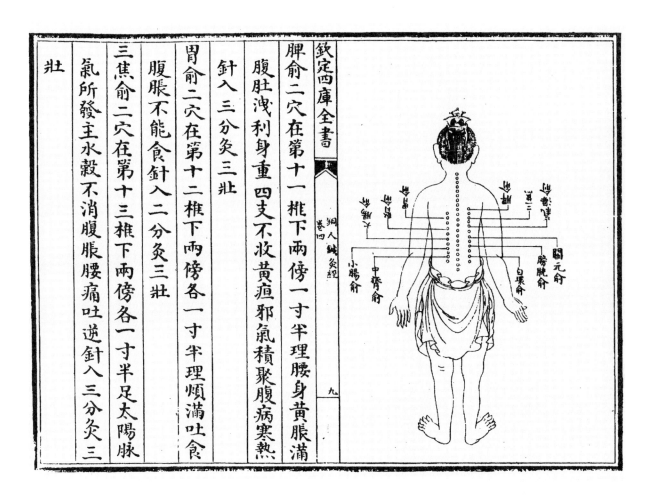

脾俞二穴在第十一椎下两傍一寸半理腰身黄胀满

腹肚泄利身重四支不收黄疸邪气积聚腹病寒热

针入三分灸三壮

胃俞二穴在第十二椎下两傍各一寸半理烦满吐食

腹胀不能食针入二分灸三壮

三焦俞二穴在第十三椎下两傍各一寸半足太阳脉

气所发主水谷不消腹胀腰痛吐逆针入三分灸三

壮

（穴图见上）

　　脾俞二穴，在第十一椎下两旁一寸半。理腰身黄，胀满，腹肚泄利，身重，四肢不收，黄疸，邪气积聚，腹病，寒热。针入三分。灸三壮。

　　胃俞二穴，在第十二椎下两旁各一寸半。理烦满吐食，腹胀，不能食。针入二分。灸三壮。

　　三焦俞二穴，在第十三椎下两旁各一寸半。足太阳脉气所发。主水谷不消，腹胀，腰痛，吐逆。针入三分，灸三壮。

肾俞二穴，在第十四椎下两旁各一寸半，与脐对。理虚劳，耳聋，肾虚及水脏胀，挛急，腰痛，小便浊，阴中疼，血精出，五劳七伤，冷呕，脚膝拘急，好独卧，身肿如水。针入三分，灸三壮。

气海俞二穴，在第十五椎下两旁同身寸相去一寸半。理腰痛，痔病，泻血。灸三壮①。

大肠俞二穴，在第十六椎下两旁各一寸半。理腰痛，肠鸣，胀满，绕脐中痛，大小便不利②或泄利，食不化，脊骨强。针入三分。灸三壮。

关元俞二穴，在第十七椎下两旁相去同身寸一寸半。理风劳，腰痛，泄利，虚胀，小便难，妇人瘕聚诸疾。针入三分。

小肠俞二穴，在第十八椎下两旁各一寸半。理大便赤涩，小便紧急，脚肿，短气，不食，烦热疔痛③，大便脓血出，食痔④疼痛，妇人带下。针入三分。灸三壮。

膀胱俞二穴，在第十九椎下两旁相去同身寸一寸半。

---

① 灸三壮：《太平圣惠方》卷九十九引《针经》作"通灸之"。

② 大小便不利：原作"大便下利"，据《太平圣惠方》卷九十九引《针经》改。

③ 痛：原作"病"，据《太平圣惠方》卷九十九引《针经》改。

④ 食痔：《太平圣惠方》卷九十九引《针经》作"血痔"。

理風勞腰痛洩利腸痛大小便難尿赤陰生瘡少氣
足脛冷拘急不得屈伸女人瘕聚針入三分灸三壯
中膂俞二穴在第二十椎下兩傍相去同身寸一寸五
分一名脊內俞是少陰脈理赤白痢虛渴汗出腰
不得俯仰腹脹脇痛針入三分
白環俞二穴在第二十一椎下兩傍相去同身寸一寸
半足太陽脈氣所發理腰脊挛急痛大小便不利百
病針入三分甲乙經甄權經云挺腹地端身兩手相
重支額縱氣息令支肉俱緩乃取其穴針入八分主
腰髖疼不遂溫瘧腰中冷不識眠睡勞損風瘧忌灸

理风劳，腰痛，泄利，肠痛，大小便难，尿赤，阴生疮，少气，足胫冷，拘急，不得屈伸，女人瘕聚。针入三分。灸三壮。

中膂俞二穴，在第二十椎下两旁相去同身寸一寸五分。一名脊内俞。是少阴脉[1]。理赤白痢，虚渴，汗出，腰不得俯仰，腹胀，胁痛。针入三分。

白环俞二穴，在第二十一椎下两旁相去同身寸一寸半。足太阳脉气所发。理腰脊挛急痛，大小便不利百病。针入三分。《甲乙经》《甄权经》云：挺腹地，端身，两手相重支额，纵气息，令皮肉[2]俱缓，乃取其穴。针入八分。主腰髋疼，不遂，温疟，腰中冷，不识眠睡，劳损，风疟。忌灸。

铜人针灸经卷四

---

[1] 是少阴脉：此下原衍"理"字，据《太平圣惠方》卷九十九引《针经》删。又，《针灸甲乙经》《千金要方》《外台秘要》《黄帝明堂灸经》等诸多医籍均无此四字，惟《普济方》卷四一二作"足太阳脉气所发"，义长可从。

[2] 皮肉：原作"支肉"，据《太平圣惠方》卷九十九引《针经》改。又，《铜人腧穴针灸图经》卷中、《圣济总录》卷一九一等均作"皮肤"。

欽定四庫全書　銅人鍼灸經卷五

竅陰一穴在完骨上枕骨下足太陽少陽之會主骨疽

發厲頭痛引頭也灸五壯針入三分

浮白二穴在耳後入髮際一寸足太陽之會主寒熱喉

痺欬逆疝積胃中滿不得喘息胃痛耳聾嘈嘈無所

聞頸項痛腫不能言及癭肩不舉也針入三分灸三

壯

附分二穴在第二椎下附項內廉兩傍各三寸手足太

陽之會主背痛引領灸五壯針入三分

魄戶二穴在第三椎下兩傍各三寸宛宛中正坐取之

钦定四库全书　铜人针灸经卷五

（穴图见上）

窍阴二①穴，在完骨上，枕骨下。足太阳、少阳之会。主骨疽发厉，项②痛引头也。灸五壮。针入三分。

浮白二穴，在耳后，入发际一寸。足太阳、少阳③之会。主寒热，喉痹，咳逆，疝积，胸中满，不得喘息，胸痛，耳聋嘈嘈无所闻，颈项痛肿不能言，及瘿，肩不举也。针入三分。灸三壮。

附分二穴，在第二椎下，附项内廉两旁各三寸。手足太阳之会。主背痛引颔④。灸五壮。针入三分。

魄⑤户二穴，在第三椎下两旁各三寸宛宛中，正坐取之。

①二：原作“一”，据《太平圣惠方》卷九十九引《针经》改。
②项：原作“头”，据《太平圣惠方》卷九十九引《针经》改。
③少阳：原无，据《素问·气穴论》补。
④颔：原作“领”，据《太平圣惠方》卷九十九引《针经》改。
⑤魄：原作“魂”，据《太平圣惠方》卷九十九引《针经》改。

足太陽脈氣所發主背髆悶無氣力勞損痿黃五尸走疰項強不得回顧針入五分灸亦得

神堂二穴在第五椎下兩傍各三寸陷者中正坐取之足太陽脈氣所發主肩痛胸腹滿洒淅反脊強急灸五壯針入三分

噫嘻二穴在肩膊內廉第六椎兩傍三寸其穴抱肘取之足太陽脈氣所發因以手痛按之病者言噫嘻針入六分主溫瘧寒瘧痎瘧背悶氣滿腹脹氣眩灸二七壯忌蔥白酒

膏肓俞二穴主無所不療羸瘦虛損夢中失精上氣欬逆狂或妄誤取穴之法令人正坐曲脊伸兩手以臂著膝前令正直手大指與膝頭齊以物支肘勿令臂得動也從甲骨上角摸索至骨下頭其間當有四肋三間灸中間依胛骨之裏去胛骨各容指許摩服去表肋間空處按之自覺牽引於肩中灸兩胛中一處至六百壯多至千壯當覺下砉砉然流水之狀亦

足太阳脉气所发。主背膊①闷，无气力，劳损，痿黄，五尸走疰，项强不得回顾。针入五分。灸亦得。

神堂二穴，在第五椎下两旁各三寸陷者中。正坐取之。足太阳脉气所发。主肩痛，胸腹满，洒淅反脊强急。灸五壮。针入三分。

噫嘻二穴，在肩膊内廉，第六椎两旁三寸。其穴抱肘取之。足太阳脉气所发。因以手痛按之，病者言噫嘻。针入六分。主温疟，寒疟，痎疟②，背闷，气满，腹胀，气眩③。灸二七壮。忌葱、白酒。

膏肓俞二穴，主无所不疗，羸瘦虚损，梦中失精，上气④咳逆，狂或妄误。取穴之法：令人正坐，曲脊，伸两手，以臂着膝前，令正直，手大指与膝头齐，以物支肘，勿令臂得动也。从胛骨上角摸索至骨下头，其间当有四肋三间，灸中间。依胛骨之里，去胛骨各容指许，摩服去表，肋间空处，按之自觉牵引于肩中，灸两胛中一处，至六百壮，多至千壮。当觉下砉砉然流水之状，亦

①膊：原作"髆"，据《太平圣惠方》卷九十九引《针经》改。
②寒疟，痎疟：原作"寒寒病病"，据《太平圣惠方》卷九十九引《针经》改。
③眩：《太平圣惠方》卷九十九引《针经》作"痎"。
④气：此上原衍"失"字，据《太平圣惠方》卷九十九引《针经》删。

当有所下出。若得痰疾，则无所不下也。若病人已困，不能正坐，当令侧卧，俯上臂，令前取穴灸之。求穴法，大校以右手从左肩上住，指头所不及者是也。左亦然。乃以前法灸之。若不能久坐，当伸两臂，令人俯，两胛骨侠相离，不尔，肘骨覆穴，不可得也。所伏衣幞，当令大小有常定，不尔，则失其穴也。此灸讫后，令人阳气康盛，当消息以自补养。当取身体平复，其穴近第五椎，望取之也。论曰：昔在和缓，不救晋侯之疾，以其在膏之上，肓之下，针药所不能及，即此之穴是也。人不能求得此穴，所以宿病难追。若能用心此方，便求得灸之，无疾不愈。

鬲关二穴，在第七椎下两旁各三寸陷者中。正坐取之。足太阳脉气所发。主背痛，恶寒，脊强，俯难，食不下，呕哕，多涎唾①也。灸五壮。针入五分。

魂门二穴，在第九椎下两旁各二寸陷者中。正坐取之。足太阳脉气所发。主食饮不下，腹中雷鸣，大便不节，

---

① 唾：原作"睡"，据《太平圣惠方》卷九十九引《针经》改。

胞肓二穴在第十四椎下兩傍各三寸陷者中伏而取

腹中堅急陰痛下腫並療之

陽脈氣所發針入五分炙三壯主腰脊痛急食不消

志堂二穴在第十四椎下兩傍各三寸正坐取之是太

五分

相直主心下肓大堅婦人乳有餘疾炙三十壯針入

肓門二穴在第十三椎下兩傍各三寸異經云與鳩尾

食不消惡寒不能俛仰針入三分炙五壯

胃倉二穴在第十二椎下兩傍各三寸主腹內虛脹水

壯甲乙經炙三壯針入五分

脈氣所發主腹滿虛脹大便洩滑消渴面黃炙五十

意舍二穴在第十一椎兩傍各三寸正坐取之足太陽

三壯針入五分

脈氣所發主食不下腹中雷鳴大小便不節黃水炙

陽綱二穴在第十椎下兩傍各三寸正坐取之足太陽

小便赤黃也炙三壯針入五分

小便赤黄也。灸三壮。针入五分。

阳纲二穴，在第十椎下两旁各三寸。正坐取之。足太阳脉气所发。主食不下，腹中雷鸣，大小便不节，黄水[1]。灸三壮。针入五分。

意舍二穴，在第十一椎下[2]两旁各三寸。正坐取之。足太阳脉气所发。主腹满虚胀，大便泄滑，消渴，面黄。灸五十壮。《甲乙经》：灸三壮。针入五分。

胃仓二穴，在第十二椎下两旁各三寸。主腹内虚胀，水食不消，恶寒，不能俯仰。针入三分。灸五壮。

肓门二穴，在第十三椎下两旁各三寸。《异经》云：与鸠尾相直。主心下肓，大坚，妇人乳有余疾。灸三十壮。针入五分。

志室二穴，在第十四椎下两旁各三寸。正坐取之。足太阳脉气所发。针入五分。灸三壮。主腰脊痛急，食不消，腹中坚急，阴痛，下肿，并疗之。

胞肓二穴，在第十九[3]椎下两旁各三寸陷者中。伏而取

---

① 黄水：《铜人腧穴针灸图经》卷中、《圣济总录》卷一九一作"小便赤涩"。

② 下：原无，据体例补。

③ 九：原作"四"，据《太平圣惠方》卷九十九引《针经》改。

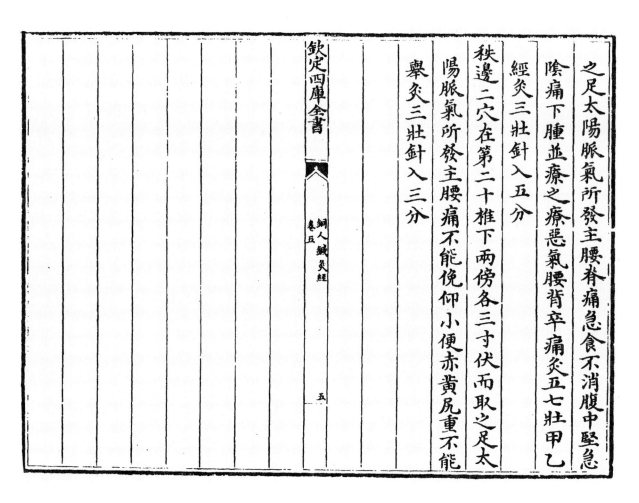

之。足太阳脉气所发。主腰脊痛急，食不消，腹中坚急，阴痛，下肿，并疗之。疗恶气，腰背卒痛。灸五七壮。《甲乙经》：灸三壮。针入五分。

　　秩边二穴，在第二十椎下两旁各三寸。伏而取之。足太阳脉气所发。主腰痛不能俯仰，小便赤黄，尻重不能举。灸三壮。针入三分。

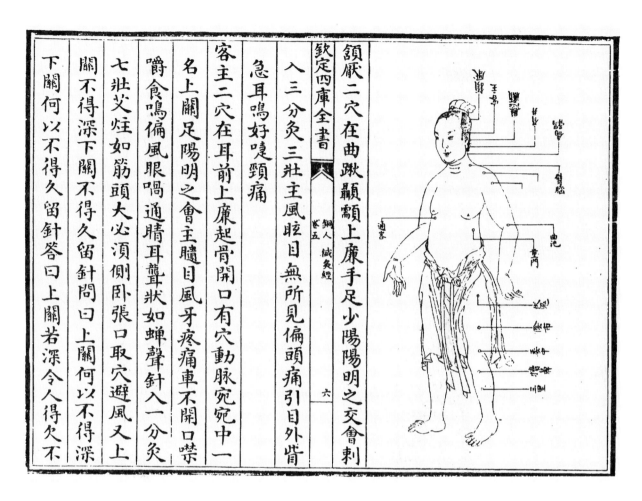

（穴图见上）

　　頷厌二穴，在曲周①颞颥上廉。手足少阳、阳明之交会。刺入三分。灸三壮。主风眩，目无所见，偏头痛，引目外眦急，耳鸣，好嚏，颈痛。

　　客主人②二穴，在耳前上廉起骨，开口有穴，动脉宛宛中。一名上关。手少阳③、足阳明之会。主瞳目，风牙疼，牙④车不开，口噤，嚼食鸣，偏风眼喝，通睛，耳聋状如蝉声。针入一分。灸七壮，艾炷如筋头大，必须侧卧，张口取穴，避风。又，上关不得深，下关不得久留针。问曰：上关何以不得深，下关何以不得久留针？答曰：上关若深，令人得欠不

---

①周：原作"跗"，据《太平圣惠方》卷九十九引《针经》改。
②人：原无，据《针灸甲乙经》卷三第十九补。
③手少阳：原无，据《素问·刺禁论》补。
④牙：原作"痛"，据《太平圣惠方》卷九十九引《针经》改。

得欵目隨針瞳下關不得久留針者得欵不得欠牙
關急是故上關不得深下關不得久留針
懸顱二穴在曲周顳顬中足陽明脉氣所發主熱病偏
頭痛引目外内身熱煩滿汗不出齒痛面皮赤痛針
陽陽維之會主五勞七傷頭項不得囬顧背膊悶兩
指按之當其中指下陷者中是穴一名膊井手足少
肩井二穴在肩上陷罅中缺盆上大骨前一寸半以三
入三分灸三壯
手不得向頭或因馬拗傷腰髖疼脚氣入針四分不
宜灸針不得深深即令人悶甲乙經云針只可五分
此膊井脉足陽明之會乃連入五臟氣若深便引五
臟之氣乃令人短壽大肥人亦可倍之若悶倒不識
人即須三里下氣雖不悶倒但針膊井即須三里下
氣大良及婦人懷胎落訖覺後微損手足苦者針肩
井手足立差若有灼然解針者遣針不解針者不可
遣針灸乃勝針日灸七壯若針肩井必三里下氣如

得欵，目随针瞳；下关不得久留针者，得欵不得欠，牙关急。是故上关不得深，下关不得久留针。

悬颅二穴，在曲周颞颥中，足少阳①脉气所发。主热病，偏头痛，引目外眦②，身热，烦满，汗不出，齿痛，面皮赤痛。针人三分。灸三壮。

肩井二穴，在肩上陷罅中，缺盆上，大骨前一寸半，以三指按之，当其中指下陷者中是穴。一名膊井。手足少阳、阳维之会。主五劳七伤，头项不得回顾，背膊闷，两手不得向头，或因马拗伤，腰髋疼，脚气。入针四分。不宜灸。针不得深，深即令人闷。《甲乙经》云：针只可五分。此膊井脉，足阳明之会，乃连入五脏气。若深，便引五脏之气，乃令人短寿。大肥人亦可倍之。若闷倒不识人，即须三里下气。虽不闷倒，但针膊井，即须三里下气，大良。及妇人怀胎落讫，觉后微损，手足苦③者，针肩井，手足立差。若有灼然解针者，遣针；不解针者，不可遣针。灸乃胜针，日灸七壮。若针肩井，必三里下气，如

---

①少阳：原作"阳明"，据《外台秘要》卷三十九引《明堂》《太平圣惠方》卷九十九引《针经》改。
②眦：原作"内"，据《太平圣惠方》卷九十九引《针经》改。
③苦：《太平圣惠方》卷九十九引《针经》作"弱"。

不灸三里，即拔气上。其针髆井，出《甄权经》。

　　肩髃[1]二穴，在髆骨头，肩端两骨间陷者宛宛中是。平手取[2]其穴。手阳明、跷脉之会。针入八分。主疗偏风，半身不遂，热风，疹风，胸俯仰风，刺风，风虚，手不得上头，捉物不得，挽弓不开，臂细无力，酸疼，臂冷而缓。患刺风者，百日刺筋，百日刺骨，方可得瘳。灸亦得，然不及针，还以平手取其穴。日灸七壮，差为度。

　　臂臑二穴，在肩髃下一寸两筋间，两骨罅陷者宛宛中。宜灸不宜针。日灸七壮。主疗劳，瘿，臂细无力，手不得向头。其穴平手取之，不得挛手令急，其穴即闭。若针，不得过三五，过多生恶。

　　曲池二穴者，土[3]也。在肘外辅骨，曲肘，横纹头宛宛中陷者是。手阳明脉之所入，为合也。手拱胸取之，外畔纹头即是。疗偏风，半身不遂，刺风疹，疼痛冷缓，捉物不得，挽弓不开，屈伸难，引[4]脉风，臂肘细而无力。针入七分。灸亦良，但令断风抽气而已。

---

①肩髃：原作"扁髃"，据《素问·通评虚实论》改。
②取：原作"足"，据《太平圣惠方》卷九十九改。
③土：原作"木"，据《针灸甲乙经》卷三第二十七、《外台秘要》卷三十九引《明堂》改。
④引：《太平圣惠方》卷九十九引《针经》作"隐"。

通谷二穴在夾上管兩傍相去三寸衝脈足少陰之會
治乾嘔又無所出又治勞食欲禹結針入五分灸五
壯
章門二穴一名長平一名脇窌是脾之募在大橫外直
臍季肋端必須側臥令伸下腳縮上腳乃得穴足厥
陰少陽之會主膀胱氣癖疝瘕氣膀胱氣痛狀如雷
聲積聚氣針入六分灸亦良
伏兔二穴在膝上六寸起肉正跪坐取之足陽明脈氣
所發治風勞痹逆狂邪膝冷手節攣縮身隱疹腹脹
少氣婦人八部諸病針入三分禁灸
陰市二穴一名陰鼎在膝上三寸伏兔下是穴足陽明
脈氣所發主寒疝下至腰腳如冷水小腸諸疝按之
在膝上伏兔下寒疝腹脹滿痿厥少氣針入三分灸
三壯
犢鼻二穴在膝臏下骭俠罅大筋中足陽明脈氣所發
主犢鼻腫洗熨去之其久堅勿攻攻者死膝中痛不

欽定四庫全書

銅人鍼灸經
卷五

九

通谷二穴，在夹上管两旁相去三寸。冲脉、足少阴之会。治干呕，又无所出。又治劳，食饮[1]禹结。针入五分。灸五壮。

章门二穴，一名长平，一名胁窌。是脾之募。在大横外，直脐季肋端。必须侧卧，令伸下脚，缩上脚，乃得穴。足厥阴、少阳之会。主膀胱气癖，疝瘕气，膀胱气痛，状如雷声，积聚气。针入六分。灸亦良。

伏兔二穴，在膝上六寸起肉。正跪坐取之。足阳明脉气所发。治风劳，痹逆，狂邪，膝冷，手节挛缩，身隐疹，腹胀少气，妇人八部诸病。针入三分。禁灸。

阴市二穴，一名阴鼎。在膝上三寸，伏兔下是穴。足阳明脉气所发。主寒疝，下至腰脚如冷水，小肠诸疝，按之在膝上，伏兔下。寒疝，腹胀满，痿厥，少气。针入三分。灸三壮。

犊鼻二穴，在膝膑下骭侠罅大筋中。足阳明脉气所发。主犊鼻肿，洗熨去之。其久坚，勿攻，攻者死。膝中痛，不

---

① 饮：原作"欲"，据《太平圣惠方》卷九十九引《针经》改。

銅人鍼灸經卷五

八分灸亦良

不足反胃胷脇積氣脚弱針腹背每須取三里穴入

欽定四庫全書　銅人鍼灸經　卷五　十

足陽明脈之所入為合也主腰滿堅塊不能食胷氣

三里二穴者土也在膝下三寸䯒外廉陷者宛宛中是

半身不遂灸不及針針入八分灸三壯

也令人面挺腹地而取之主脚弱無力風濕痺筋急

腋內兩筋兩骨中宛宛是足太陽脈氣之所入為合

委中二穴者土也在膕中央約文中動脈甄權云在曲

壯

仁難跪起諸腫節潰者死不潰可療針入三分灸三

仁，难跪起。诸肿节溃者死，不溃可疗。针入三分。灸三壮。

　　委中二穴者，土也。在腘中央约纹中动脉。甄权云：在曲腋内，两筋两骨中宛宛是。足太阳脉气之所入，为合也。令人面挺腹地而取之。主脚弱无力，风湿痹，筋急，半身不遂。灸不及针。针入八分。灸三壮。

　　三里二穴者，土也。在膝下三寸，䯒外廉陷者宛宛中是。足阳明脉之所入，为合也。主腹①满坚块，不能食，胸气不足，反胃，胸胁积气，脚弱。针腹背，每须取三里穴。入八分。灸亦良。

铜人针灸经卷五

---

①腹：原作"腰"，据《太平圣惠方》卷九十九引《针经》改。

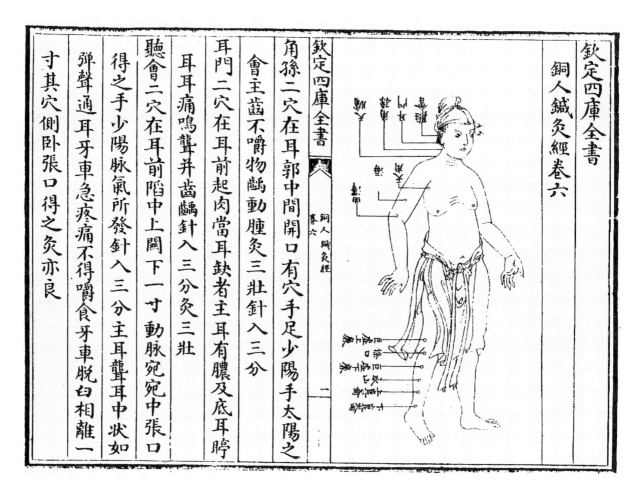

欽定四庫全書　銅人針灸經卷六

（穴图见上）

角孙二穴，在耳郭中间，开口有穴。手足少阳、手太阳之会。主齿不嚼物，龋痛[1]肿。灸三壮。针入三分。

耳门二穴，在耳前起肉，当耳缺者。主耳有脓及底耳，聤耳，耳痛，鸣，聋，并齿龋。针入三分。灸三壮。

听会二穴，在耳前陷中，上关下一寸动脉宛宛中。张口得之。手少阳脉气所发。针入三分。主耳聋，耳中状如蝉[2]声，通耳，牙车急，疼痛不得嚼食，牙车脱臼，相离一寸。其穴侧卧，张口得之。灸亦良。

---

① 痛：原作"动"，据《太平圣惠方》卷九十九引《针经》改。
② 蝉：原作"弹"，据《太平圣惠方》卷九十九引《针经》改。

欽定四庫全書　　卷六　銅人鍼灸經　二

天牖二穴，在頸筋缺盆上，天容後，天柱前，完骨下，髮際上一寸陷者宛宛中，手少陽氣所發。主頭風面腫，項強不得回轉，夜夢顛倒，面青黃，無顏色。針入五分。不宜灸。若灸，面腫眼合。先取譩譆，後針天牖、風池，其病即差。

天府二穴，在兩腋下三寸宛宛中，手太陰脈氣所發。主頭眩目瞑，遠視䀮䀮。針入四分。灸入七壯，不除再灸百壯。《甲乙經》禁灸。

曲澤二穴者，水也。在肘內廉下陷者中，屈肘得之。手心主脈之所入，為合也。主心痛，出穴則心下澹澹，喜驚，身熱，煩心，口乾，逆氣，嘔血，時瘲疭，言搖頭，青汗出不過肩，傷寒病溫溫，身熱。灸三壯。針入三分。

少海二穴者，水也。一名曲節。手少陰脈之所入，為合也。在肘內橫文頭，屈手向頭取之，陷者宛宛中。《甲乙經》云：穴在肘內廉節後陷者中，動應手。療腋下瘰癧，痺疼，屈伸不得，風痺疼，痓病。針入三分。禁灸。

天牖二穴，在颈筋缺盆上，天容后，天柱前，完骨下，发际上一寸陷者宛宛中。手少阳气所发。主头风面肿，项强不得回转，夜梦颠倒，面青黄，无颜色。针入五分。不宜灸。若灸，面肿眼①合。先取噫嘻，后针天牖、风池，其病即差。

天府②二穴，在两腋下三寸宛宛中。手太阴脉气所发。主头眩目瞑，远视䀮䀮。针入四分。灸二③七壮，不除再灸百壮。《甲乙经》禁灸。

曲泽二穴者，水也。在肘内廉下陷者中。屈肘得之。手心主脉之所入，为合也。主心痛，出血④则心下澹澹，喜惊，身热，烦心，口干，逆气，呕血，时瘲疭，喜⑤摇头，青汗出不过肩，伤寒病温⑥，身热口干。灸三壮。针入三分。

少海二穴者，水也。一名曲节。手少阴脉之所入，为合也。在肘内横纹头，屈手向头取之，陷者宛宛中。《甲乙经》云：穴在肘内廉节后陷者中，动应手。疗腋下瘰疬，痹疼，屈伸不得，风痹疼，痓病。针入三分。禁灸。

①眼：原作"满"，据《太平圣惠方》卷九十九引《针经》改。
②天府：《针灸甲乙经》卷三、《针灸资生经》卷一作"渊腋"。
③二：原作"入"，据《太平圣惠方》卷三十九引《针经》改。
④血：原作"穴"，据《太平圣惠方》卷九十九引《针经》改。
⑤喜：原作"言"，据《太平圣惠方》卷九十九引《针经》改。
⑥湿：原作"温"，据《太平圣惠方》卷三十九引《针经》改。

　　巨虚上廉二穴，在三里下[1]三寸，两筋两骨罅间陷者宛宛中。足阳明与大肠[2]合。针入八分。主大肠气不足，偏风，腰腿脚不随，不得履地，脚气，刺风，痪风，脚冷，寒疟。灸之大良。

　　条口二穴，在上廉下一寸。阳明脉气所发。主胫寒不得卧，疼痛，足缓失履，湿痹，足下热，不能久立。针入八分。灸三壮。

　　巨虚下廉二穴，足阳明与小肠合。在上廉下三寸，两筋两骨罅陷者宛宛中。蹲地坐而取之。针入六分。又，针入三分。灸三壮。主小肠气不足，面无颜色，偏风，热风，冷痹不遂，风湿痹。灸亦良，不及针。灸疮差，冷痹即已。

　　承山二穴，一名鱼腹山，一名伤山。在兑腨肠下分肉间陷者中，定腹取之。主脚弱无力，脚重，偏风不遂。针入八分。灸亦得。

　　上昆仑二穴者，火也。足太阳脉之所行，为经也。在外踝后，跟骨上陷者中。治恶血，风气肿痛，脚肿水。针入五分。

----

①下：原无，据《素问·水热穴论》补。
②大肠：原作"太阳"，据《太平圣惠方》卷九十九引《针经》改。

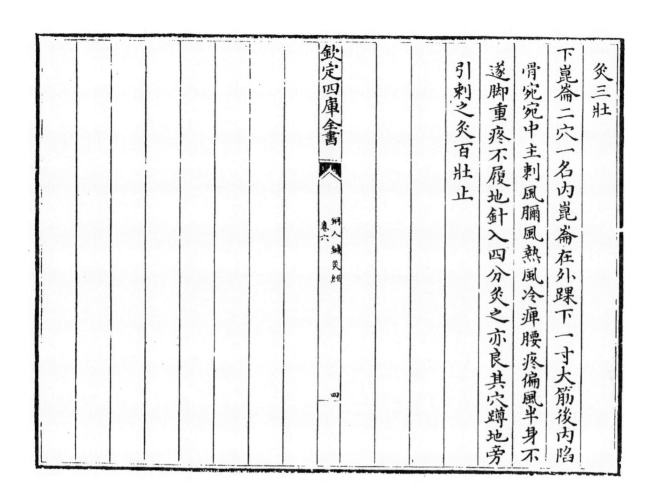

灸三壮。

下昆仑二穴，一名内昆仑。在外踝下一寸，大筋后内陷骨宛宛中。主刺风，胻风，热风，冷痹，腰疼，偏风，半身不遂，脚重疼，不履地。针入四分。灸之亦良。其穴，蹲地旁，引刺之。灸百壮止。

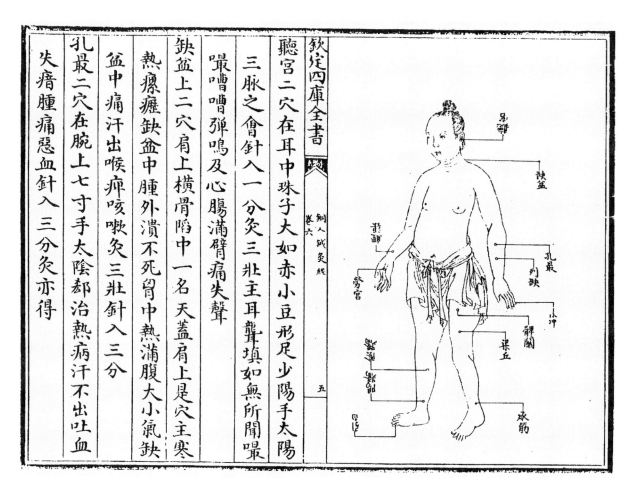

聽宮二穴在耳中珠子大如赤小豆形足少陽手太陽三脉之會針入一分灸三壯主耳聾填如無所聞嘈嘈嘈嘈彈鳴及心腸滿臂痛失聲

缺盆上二穴肩上橫骨陷中一名天蓋肩上是穴主寒熱瘰癧缺盆中腫外潰不死胷中熱滿腹大少氣缺盆中痛汗出喉痹咳嗽灸三壯針入三分

孔最二穴在腕上七寸手太陰郄治熱病汗不出吐血失瘖腫痛惡血針入三分灸亦得

（穴图见上）

听宫二穴，在耳中珠子，大如赤小豆形。手[1]足少阳、手太阳三脉之会。针入一分。灸三壮。主耳聋，填如无所闻，嘬嘬嘈嘈蝉[2]鸣，及心腹[3]满，臂痛，失声。

缺盆上二穴，在[4]肩上横骨陷中。一名天盖。肩上是穴。主寒热，瘰疬，缺盆中肿，外溃不死，胸中热满，腹大少气，缺盆中痛，汗出，喉痹，咳嗽。灸三壮。针入三分。

孔最二穴，在腕上七寸。手太阴郄。治热病汗不出，吐血，失音，肿痛，恶血。针入三分。灸亦得。

---

①手：原脱，据《太平圣惠方》卷九十九引《针经》改。
②蝉：原作"弹"，据《太平圣惠方》卷九十九引《针经》改。
③腹：原作"肠"，据《太平圣惠方》卷九十九引《针经》改。
④在：原无，据《太平圣惠方》卷九十九引《针经》补。

列缺二穴在腕上一寸半交叉頭兩筋兩骨罅宛宛中手太陰絡主療偏風口喎半身不遂針入三分灸亦得若患偏風灸至一百壯若患腕勞灸至妙

經渠二穴者金也在寸口中陷者中手太陰脈之所行為經也主寒熱胷背急痛胷中膨膨痛喉痹掌中熱主咳逆上氣歗數久熱病汗不出暴痹喘逆心痛欲嘔針入三分不可灸即傷人神

少沖二穴者木也一名經如在手小指內廉之端去甲如韭葉手少陰脈之所出為井也主熱病煩心上氣心痛冷煩滿少氣悲恐喜驚掌熱肘腋胷中痛口中熱咽中酸乍寒熱手拳不伸掌痛引腋針入一分灸一壯

勞宮二穴者火也一名五里在掌中央橫文動脈中以屈無名指頭著處是手中主脈之所流為營也主手掌後瘡痹手痹白屑起針入二分只過一度如過兩度令人虛不得灸灸即生息肉

　　列缺二穴，在腕上一寸半，交叉头两筋，两骨罅宛宛中。手太阴络。主疗偏风口喎，半身不遂。针入三分。灸亦得。若患偏风，灸至一百壮。若患腕劳，灸至妙。

　　经渠二穴者，金也。在寸口中陷者中。手太阴脉之所行，为经也。主寒热，胸背急痛，胸中膨膨痛，喉痹，掌中热，主咳逆上气，喘数，久热病，汗不出，暴痹，喘逆，心痛欲呕。针入三分。不可灸，即伤人神。

　　少冲二穴者，木也。一名经如[1]。在手小指内廉之端，去甲如韭叶。手少阴脉之所出，为井也。主热病烦心，上气，心痛，冷，烦满少气，悲恐喜惊，掌热，肘、腋、胸中痛，口中热，咽中酸，乍寒热，手拳不伸，掌痛引腋。针入一分。灸一壮。

　　劳宫二穴者，火也。一名五里。在掌中央横纹动脉中。以屈无名指头着处是。手心[2]主脉之所流，为营也。主手掌后疮痹，手痹，白屑起。针入二分，只过一度；如过两度，令人虚。不得灸，灸即生息肉。

---

①如：《针灸甲乙经》卷三、《针灸资生经》卷一作"始"。
②心：原作"中"，据《太平圣惠方》卷九十九引《针经》改。

髀關二穴在膝上伏兔後交分中主脉寒不仁痹痿不
屈伸也灸三壯針入三分
梁丘二穴足陽明郄在膝上三寸兩筋間治大驚脛痛
冷痹膝痛不能伸屈針入五分
隱白二穴者木也足大指端內側去瓜甲角如韭葉宛
宛中足太陰脉之所出為井主腹中有寒熱起氣喘
衄血不止腹中脹逆脛中寒熱不得臥氣滿胃中熱
暴泄鬲中嘔吐不欲食飲渴尸厥不知人脉動如渴
飲身體疼痛唾也針入一分灸三壯
承筋二穴一名腨腸一名直腸在脛後從脚跟後上七
寸端中央陷者中足太陽脉氣所發治風勞熱足煩
腫痛轉筋急痛身隱疹大小便不止針入三分
陽蹻二穴在外髁前一寸陷者宛宛中治脚氣腎氣婦
人血氣針入三分
陰蹻二穴在足內踝陷者中宛宛是卒疝小腹痛病者
左取右右取左立已女子不月水驚喜悲不樂如墮

髀关二穴，在膝上伏兔后交分中。主脉寒不仁，痹痿，不屈伸也。灸三壮。针入三分。

梁丘二穴，足阳明郄。在膝上三寸两筋间。治大惊，胫痛，冷痹，膝痛不能伸屈。针入五分。

隐白二穴者，木也。足大指端内侧，去爪甲角如韭叶宛宛中。足太阴脉之所出，为井。主腹中有寒热起，气喘，衄血不止，腹中胀逆，胫中寒热，不得卧，气满，胸中热，暴泄，鬲中，呕吐不欲食，饮渴，尸厥不知人，脉动如渴饮，身体疼痛，唾也。针入一分。灸三壮。

承筋二穴，一名腨肠，一名直肠。在胫后，从脚跟后上七寸，腨中央陷者中。足太阳脉气所发。治风劳热，足烦肿痛，转筋急痛，身隐疹，大小便不止。针入三分。

阳跷二穴，在外髁前一寸陷者宛宛中。治脚气，肾气，妇人血气。针入三分。

阴跷二穴，在足内踝陷者中宛宛是。卒疝，小腹痛病者，左取右，右取左，立已。女子不月水，惊，喜悲不乐，如堕墜汗出面黑病饑不欲食婦人淋瀝陰挺出四支淫濼心悶暴虐及諸淋目痛小腹偏痛嘔逆嗜臥偏枯不能行大風暴不知人卧驚視如見星尿如黃水小腹熱咽乾也灸三壯針入三分

坠，汗出，面黑，病饥不欲食，妇人淋沥，阴挺出，四肢淫泺，心闷，暴虐及诸淋，目痛，小腹偏痛，呕逆，嗜卧，偏枯不能行，大风，暴不知人，卧惊，视如见星，尿如黄水，小腹热，咽干也。灸三壮。针入三分。

风府一穴，本在项后入髪际一寸大筋上宛宛中起肉，疾言其肉立起，言休立下。督脉、阳维之会。不可灸针。入三分，主头项急不可倾侧，目眩，鼻窒不得息，瘖不能言，嗌痛，足不仁，狂走欲自杀，目反妄视。

瘈脉二穴，一名资脉。在耳内鸡足青脉是穴。主头风，耳后痛，小儿惊痫瘈瘲，呕吐泄注，惊恐失精，视瞻不明，眩瞀。灸三壮，针入一分。

清冷渊二穴，在肘上二寸，伸肘举臂取之。主肩不举，不得带衣。灸三壮，针入三分。

（穴图见上）

风府一穴，一名舌本①。在项后入发际一寸大筋上宛宛中起肉，疾言其肉立起，言休立下。督脉、阳维之会。不可灸。针入三分。主头项急，不可倾侧，目眩，鼻窒不得息，暗不能言，嗌痛，足不仁，狂走，欲自杀，目反妄视。

瘈脉二穴，一名资脉。在耳内鸡足青脉是穴。主头风，耳后痛，小儿惊痫瘈瘲，呕吐泄注，惊恐失精，视瞻不明，眩瞀。灸三壮。针入一分。

清冷渊二穴，在肘上二寸，伸肘举臂取之。主肩不举，不得带衣。灸三壮。针入三分。

①一名舌本：原作一个"本"字，据《太平圣惠方》卷九十九引《针经》《铜人腧穴针灸图经》卷上补齐。

消濼二穴，在肩下臂[1]外，关腋，斜[2]肘分下行。主寒热，风痹。头痛，头背急。针入六分。灸三壮。

肩外俞二穴，在肩胛上廉，去脊三寸陷者中。主肩胛痛热，而寒至肘。灸一壮。针入六分。

曲垣二穴，在肩中央，曲胛陷者中，按之应手痛是穴。主肩痛，周痹。灸三壮。针入九分。

二间二穴者，水也。一名间谷。在手大指、次指本节前内侧陷者中。手阳明脉之所流，为营也。主喉痹，多卧喜睡，肩髃喉痹，咽如眦物，伤忽振寒[3]。针入三分。灸三壮。

三间二穴者，木也。一名少谷。在手大指、次指本节之后内侧陷者中。手阳明脉之所注，为俞也。主喉痹，咽如骨鲠，齿龋痛，多卧喜睡，胸满腹鸣，虚寒热，唇口干，身热，喘息，目急痛。针入三分。

少泽二穴者，金也。一名少吉。在手小指端，去爪甲下一分陷者中。手太阳脉之所出，为井也。主疟寒热，汗不出，头痛，咳嗽，瘈疭，口干，头[4]痛不可顾也。针入一分。灸

①臂：原无，据《铜人腧穴针灸图经·穴腧都数》补。
②斜：原作"针"，据《太平圣惠方》卷九十九引《针经》改。
③主喉痹，多卧喜睡，肩髃喉痹，咽如眦物，伤忽振寒：本段文不成句，义理错乱，当有误。《外台秘要》卷三十九引《明堂》作"多卧，善睡，肩髃痛寒。鼻衄赤多血，侵淫起，面身热，喉痹如哽，眦伤，忽振寒，肩疼齿痛"；《铜人腧穴针灸图经》卷下作"治喉痹颔肿，肩背痛，振寒，鼻衄血，多惊，口喝"。
④头：《太平圣惠方》卷九十九引《针经》作"项"。

一壯

前谷二穴者水也在手小指外側本節前陷者中手太
陽脈之所流營也刺入一分灸三壯主目眩淫淫轉

甲小指痛

陽谷二穴者火也在手外側腕中兌骨之下陷者中手

太陽脈之所行為經也主顛疾狂走熱病汗不出胠

痛頸腫寒熱耳聾耳鳴牙齒齲痛臂腕外側痛不舉

吐舌戾頸妄言不得左右顧俯瘈瘲頭眩眼痛針入

欽定四庫全書　銅人鍼灸經　卷六　十二

二分灸三壯

飛陽二穴一名厥陽足太陽絡在外踝上七寸別走少

陰者刺入三分灸三壯主頭眩目痛

束骨二穴者木也在足小指外本節後陷者中足太陽

脈之所注為俞也刺入三分灸三壯主頭痛目眩身

熱肌肉動

湧泉二穴者木也一名地冲在足心陷者中屈足捲指

宛宛中足少陰脈之所出為井也主小便不利心中

一壮。

前谷二穴者，水也。在手小指外侧本节前陷者中。手太阳脉之所流，为①营也。刺入一分。灸三壮。主目眩淫淫，膊②胛小指痛。

阳谷二穴者，火也。在手外侧腕中兑骨之下陷者中。手太阳脉之所行，为经也。主癫疾狂走，热病汗不出，胁痛，颈肿，寒热，耳聋耳鸣，牙齿龋痛，臂腕外侧痛不举，吐舌，戾颈，妄言，不得左右顾俯，瘛疭头眩，眼痛。针入二分。灸三壮。

飞阳二穴，一名厥阳。足太阳络。在外踝上七寸，别走少阴者。刺入三分。灸三壮。主头眩，目痛。

束骨二穴者，木也。在足小指外本节后陷者中。足太阳脉之所注，为俞也。刺入三分。灸三壮。主头痛目眩，身热，肌肉动。

涌泉二穴者，木也。一名地冲。在足心陷者中，屈足卷指宛宛中。足少阴脉之所出，为井也。主小便不利，心中

---

① 为：原无，据体例补。
② 膊：原作"转"，据《太平圣惠方》卷九十九引《针经》改。

欽定四庫全書

銅人鍼灸經

卷六

十三

結熱脚底白肉際不得履地刺風脈風風癇灸亦得然不及針者灸廢人行動不可傳之於後針入五分

膝眼四穴在膝頭骨下兩傍陷者宛宛中是穴針入五分留三呼瀉五吸主膝冷疼痛不已禁灸

结热，脚底白肉际不得履地，刺风，脉风，风痫。灸亦得，然不及针者。灸，废人行动，不可传之于后。针入五分。

膝眼四穴，在膝头骨下两旁陷者宛宛中是穴。针入五分，留三呼，泻五吸。主膝冷，疼痛不已。禁灸。

铜人针灸经卷六

钦定四库全书

铜人鍼灸经卷七

针灸吉日

丁卯 庚午 甲戌 丙子 壬午 甲申 丁亥 辛卯 壬辰 丙申 戊戌 己亥 己未 庚子 辛丑 甲辰 乙巳 丙午 戊申 壬子 癸丑 乙卯 丙辰 壬戌 丙戌

以上并吉又宜用除日破日开日天医要安并吉

针灸忌日

丁丑及白虎血忌血支月厌月杀月刑死别独火凶

又男忌除日女忌破日

十干日不治病

甲不治头 乙不治喉 丙不治肩 丁不治心 戊己不治腹 庚不治腰 辛不治膝 壬不治胫 癸不治足

十干日不针灸

钦定四库全书　铜人针灸经卷七

针灸吉日

丁卯，庚午，甲戌，丙子，壬午，甲申，丁亥，辛卯，壬辰，丙申，戊戌，己亥，己未，庚子，辛丑，甲辰，乙巳，丙午，戊申，壬子，癸丑，乙卯，丙辰，壬戌，丙戌。

以上并吉。又宜用除日、破日、开日，天医要安，并吉。

针灸忌日

丁丑，及白虎，血忌，血支，月厌，月杀，月刑，死别，独火凶。

又，男忌除日，女忌破日。

十干日不治病

甲不治头，乙不治喉，丙不治肩，丁不治心，戊己不治腹，庚不治腰，辛不治膝，壬不治胫，癸不治足。

十干日不针灸

甲日頭　乙日耳　丙日肩　丁日背

戊己日腹脾　庚日肺腰　辛日膝　壬日腎經

癸日手足

甲日头，乙日耳，丙日肩，丁日背，戊己日腹、脾，庚日肺、腰，辛日膝，壬日肾经，癸日手足。

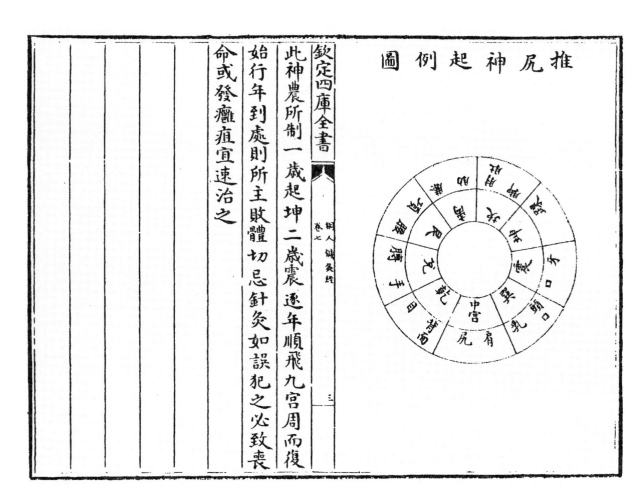

推尻神起例图

此神农所制一岁起坤二岁震逐年顺飞九宫周而复

始行年到处则所主败体切忌针灸如误犯之必致丧

命或发痈疽宜速治之

钦定四库全书

铜人腧灸经

卷七

三

推尻神起例图（图见上）

此神农所制：一岁起坤，二岁震，逐年顺飞九宫，周而复始，行年到处，则所主败体，切忌针灸。如误犯之，必致丧命，或发痈疽，宜速治之。

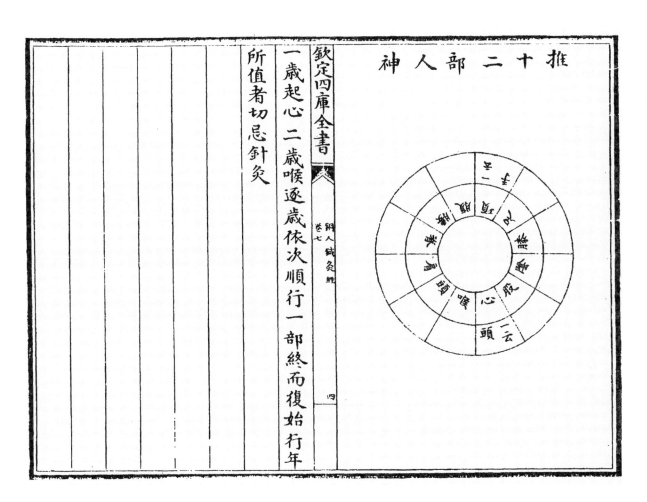

推十二部人神（图见上）

一岁起心，二岁喉，逐岁依次，顺行一部，终而复始，行年所值者，切忌针灸。

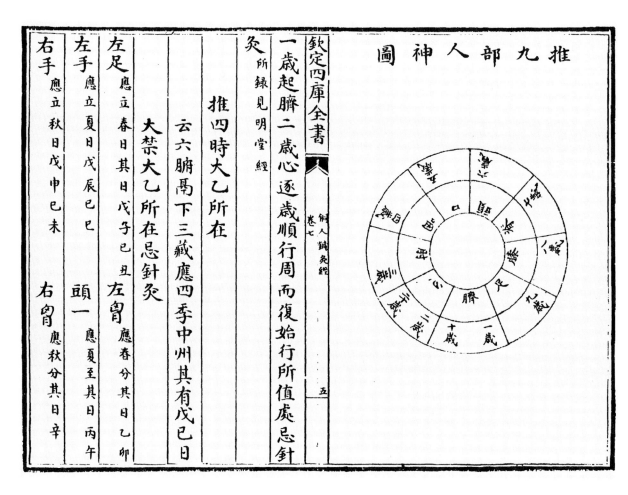

推九部人神图（图见上）

一岁起脐，二岁心，逐岁顺行，周而复始，行所值处，忌针灸。所录见《明堂经》

推四时太乙所在

云：六腑膈下，三藏应四季。中州其有戊巳日，大禁。太乙所在，忌针灸。

左足应立春①，其日戊子②、己丑　　左胸③应春分，其日乙卯

左手应立夏，其④日戊辰、己巳　　头一⑤应夏至，其日丙午

右手应立秋，其日戊申、己未　　右胸应秋分，其日辛酉⑥

---

①春：此下原衍"日"字，据体例及《灵枢·九针论》删。

②戊子：《灵枢·九针论》作"戊寅"。

③胸：《灵枢·九针论》作"胁"。下一个"胸"字同。

④其：原脱，据体例及《灵枢·九针论》补。以下"右手""右足"亦据补"其"字。

⑤头一：《灵枢·九针论》作"膺喉首头"。

⑥酉：原脱，据《灵枢·九针论》补。

右足應立冬日戊戌己亥　　腰尻丁竅應冬至丙午

推四時人神所在

春左脇　夏臍　秋右脇　冬腰

推三旬人神在

誤針灸者各致其疾

初一在足大指厥陰分針之主發跗腫

初二在外踝少陽分針之經筋緩

初三在股少陰分針之主小腹痛

初四在腰太陽分針之主腰僂無力

初五在口太陰分針之主舌強

初六在太咽半陽明分針之咽門不開

初七在內踝少陰分針之陰經筋急

初八在手腕太陽分針灸腕不收

初九在尻厥陰分針灸之病結

初十在背腰太陽分針灸之腰背僂

十一在鼻柱陽明分針灸之齒面腫

欽定四庫全書　　銅人鍼灸經　卷七　六

右足应立冬，其日戊戌、己亥　　腰尻下①窍应冬至，其日②丙午

推四时人神所在

春左胁　　夏脐　　秋右胁　　冬腰

推三旬人神在

误针灸者各致其疾。

初一在足大趾，厥阴分。针之主发跗肿。　　初二在外踝，少阳分。针之经筋缓。

初三在股，少阴分。针之主小腹痛。　　初四在腰，太阳分。针之主腰偻无力。

初五在口，太阴分。针之主舌强。　　初六在太咽半③，阳明分。针之咽门不开。

初七在内踝，少阴分。针之阴经筋急。　　初八在手腕，太阳分。针灸腕不收。

初九在尻，厥阴分。针灸之病结。　　初十在背腰，太阳分。针灸之腰背偻。

十一在鼻柱，阳明分。针灸之齿面肿。

①下：原作"丁"，据《灵枢·九针论》改。

②其日：原无，据《灵枢·九针论》补。

③在太咽半：《太乙神针》《传悟灵济录》《灸法秘传》等书之"逐日人神所在"均作"在手"。此处疑有误。

二十七在膝陽明分針之足經厥逆　二十六在胷太陽分針灸之令人喘嗽　二十五在足陽明分針灸之胃氣脹　二十四在手陽明分針灸咽中不利　三十三在肝及足厥陰分針之發轉筋　二十二在外踝少陽分針之筋經緩　二十一在手小指太陽分針之手不仁　二十在內踝少陰分針之經脉亦手　欽定四庫全書　銅人鍼灸經　卷七　十九在足陽明分針之發腫　十八在股內少陰分針之引陰氣痛　十七在氣衝陽明分針之難息　十六在胷太陰分針之遞息　十五在遍身不補不瀉大忌針灸　十四在胃脘陽明分針之氣脹　十三在牙齒少陰分針灸之氣寒　十二在髮際少陽分針之耳重聽

十二在发际，少阳分。针之耳重听。　　十三在牙齿，少阴分。针灸之气寒。

十四在胃脘，阳明分。针之气胀。　　十五在遍身，不补不泻。大忌针灸。

十六在胸，太阴分。针之递息。　　十七在气冲，阳明分。针之难息。

十八在股内，少阴分。针之引阴气痛。　　十九在足阳明分①。针之发肿。

二十在内踝，少阴分。针之经脉亦手。　　二十一在手小指，太阳分。针之手不仁。

二十二在外踝，少阳分。针之筋经缓。　　三十三在肝，及足厥阴分。针之发转筋。

二十四在手阳明分。针灸咽中不利。　　二十五在足阳明分。针之胃气胀。

二十六在胸，太阳分。针灸之令人喘嗽。　　二十七在膝，阳明分。针之足经厥逆。

---

① 在足阳明分：据体例，人神所在应为部位名，随后注以经络名。此处所在，《太乙神针》《传悟灵济录》《灸法秘传》等书之"逐日人神所在"均作"在足"。

二十八在阴，少阴分。针之小腹急疼。
二十九在膝胫，厥阴分。针之筋痿少力。
三十在足跌，阳明分。日空亡，不泻，忌针。

推十二支人神所在处忌针灸

子日在目	丑日在脾，一云耳	寅日在胸	卯日在脾，一云胸
辰日在腰①	巳日在手	午日在心	未日在手，一云头
申日在头，一云背	酉日在背	戌日在面，一云颈	亥日在头，一云在胫②

推十二时人神

子时在踝	丑时在腰	寅时在目	卯时在面
辰时在头	巳时在手	午时在胸	未时在腹
申时在心	酉时在背	戌时在项	亥时在股

量穴法

凡量穴，当以病人手中指第二节，两横纹相去之间为寸。凡点穴时，须要身平正，不可拳曲，切须慎之。

灸艾杂说

凡灸艾，皆以日正午以后方可下火灸。谓阴气未至，灸

① 腰：原脱，据《外台秘要》卷三十九引《明堂》补。
② 在头，一云在胫：此处脱字，据《针灸择日编集》补脱字。

無不着。午前平旦穀氣虛，令人癲眩，不可卧灸，謹之謹之。大概如此。卒急者，又不可拘此。若遇陰霧大起，風雪忽降，猛雨炎①暑，雷電虹霓，且暫停，候晴明可方下火。灸時不得傷飽大飢，飲酒，食②生硬物，兼不可思慮憂愁，呼罵嘆息，一切不祥，切須忌之。

銅人針灸經卷七

①炎：原作"灸"，据《黃帝明堂灸經》卷上改。
②食：原无，据《黃帝明堂灸經》卷上補。

明刊本

子午流注针经

[金] 何若愚 撰　闫明广 注　王旭东 校订

　　《子午流注针经》三卷，金代何若愚撰，闫明广注。成书于金贞元元年（1153）。金代闫明广得何若愚《流注指微赋》，对该书加以注释，主要依何若愚另一著作《流注指微论》而加以阐发。此外还收集贾氏井荥五腧穴歌诀和取穴图，合编为三卷，内容有流注指微针赋、流注经络井荥说、平人气象论经隧周环图，以及井荥俞经合部分图、五子元建时日歌、针经井荥歌诀及五行造化。全书有图28幅，是我国最早研究流注针法（时间针法）的重要著作。本书最早见于《针灸四书》，此为最早单行本，从本书版式图形等刊刻样式看，应是元刻《针灸四书》之影刻，而序后刊记"广勤活济堂鼎新刊"，则表明元刻本是建安叶氏广勤书堂和燕山窦氏活济堂联合刊行。窦桂芳于南宋灭亡后，以家传医术行走于江淮一带，以燕山活济堂为名号刊行了不少医学著作。从内容看，本书较好保存了《针灸四书》文字，而且比《针灸四书》多出"序言""足阳明胃经穴图""三阳三阴流注总说"等缺失部分，改正了元刻本的诸多错误，因此具有较高的版本价值。

流注指微针赋序

　　窃以[1]幼习医业，好读《难》《素》，辞理精微，妙门隐奥，古今所难而不易也。是以针刺之理，尤为难解，博而寡要，劳而少功，穷而通之，积有万端之广。近世指病直刺，不务法者多矣。近有南唐何公，务法上古，撰《指微论》三卷，探经络之源，赜针刺之理，明荣卫之清浊，别孔穴之部分，然未广传于世。又近于贞元癸酉年间，收何公所作《指微针赋》一道，叙其首云，皆按《指微论》中之妙理，先贤秘隐之枢机，复增多事，凡一百余门，悉便于讨阅者也，非得《难》《素》不传之妙，孰能至此哉。广不度荒拙，随其意韵，辄申短说，采摭群经，为之注解。广今复采《难》《素》遗文，贾氏《井荣六十首》法，布经络往还，附针刺孔穴部分，钤括图形，集成一义，目之曰《流注经络井荣图歌诀》，续于赋后，非显不肖之狂述，故明何氏之用心，致念于人也。自虑未备其善，更俟明智，乃恳续焉。

常山闫明广序

广勤活济堂鼎新刊

---

①窃以：底本版蚀缺字，据《爱日精庐藏书志·上》引《针灸四书》影写元刊本"流注指微针赋序"补。本页版蚀较多，均据此补。

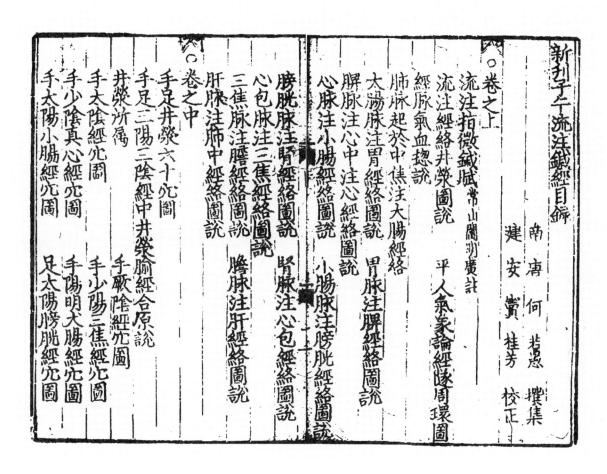

新刊子午流注针经　目录

南唐　何若愚　撰集

建安　窦桂芳　校正

---

①图说：原脱，据体例补。又，本页目录多有脱字、衍文、讹字，均据体例及经络术语改正，不另出注。

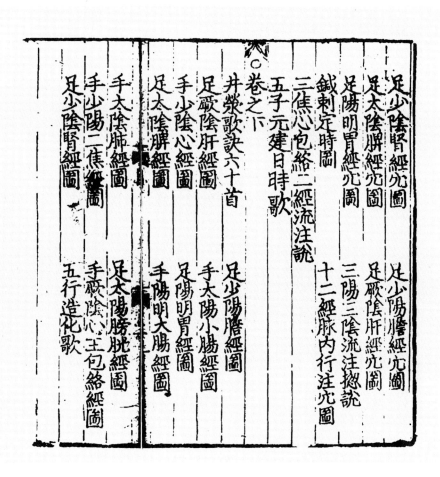

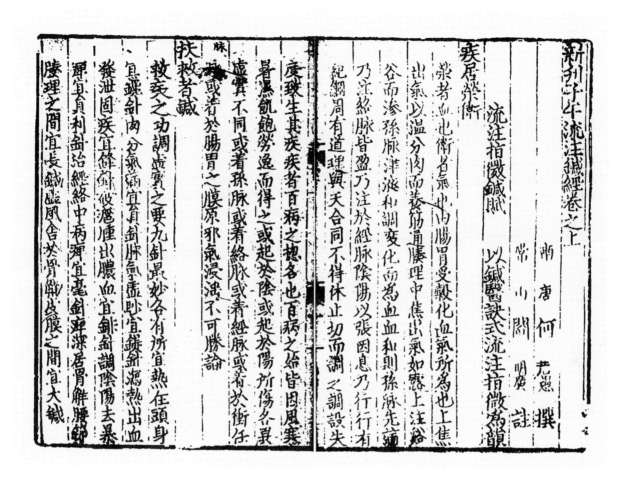

新刊子午流注针经卷之上

流注指微赋 以针医诀式流注指微为韵

疾居荣卫，

荣者血也，卫者气也，由肠胃受谷化血气所为也。上焦出气，以温分肉而养筋通腠理；中焦出气如露，上注溪谷而渗孙脉。津液和调，变化而为血，血和则孙脉先满，乃注络脉，皆盈乃注于经脉。阴阳以张，因息乃行，行有纪纲，周有道理，与天合同，不得休止，切而调之。调摄①失度，致生其疾，疾者百病之总名也。百病之始，皆因风寒暑温、饥饱劳逸而得之，或起于阴，或起于阳，所伤各异，虚实不同。或著孙脉，或著络脉，或著经脉，或著于冲、任脉，或著于肠胃之膜原，邪气浸淫，不可胜论。

扶救者针。

救疾之功，调虚实之要，九针最妙，各有所宜。热在头身宜镵针；肉分气满宜圆针；脉气虚渺宜锓针；泻熟出血、发泄固疾宜锋针；破痈肿出脓血宜铍针；调阴阳去暴痹宜圆利针；治经络中病痹宜毫针；痹深居骨节腰脊腠理之间宜长针；虚风舍于骨节皮膜之间宜大针。

①摄：原作"设"，据《普济方》卷四〇九改。

观虚实于肥瘦，

经云：虚则补之，实则泻之，不实不虚，以经取之。若虚实不明，投针有失，圣人所谓实实虚虚。若明此，则无损不足益有余之过。观肥瘦者，用针之法，必先观其形之肥瘦，方明针刺之浅深。若以身中分寸肥与瘦同用，是谓深浅不得，返为大贼也。故肥人刺深，瘦人刺浅，以与本脏所属部分齐平为期，所以无过不及之伤也。

辨四时之浅深。

四时者，所以分春秋夏冬之气，所在以时调之也。春气在毫毛，夏气在皮肤，秋气在分肉，冬气在筋骨。经云：春夏刺浅，秋冬刺深，各以其时为则；又肥人宜深刺之，瘦人宜浅刺之。

取穴之法，但分阴阳而溪谷；

阴者，阴气也；阳者，阳气也。谓阳气起于五指之表，阴气起于五指之里也。肉之大会为谷，肉之小会为溪。分肉之间，溪谷之会，以行荣卫，以会大气。溪谷有三百六十五穴会，亦应一岁。故取穴之法，分其阴阳表里部分，溪谷远近，同身寸取之，举臂拱手，直立偃侧，皆取穴法也。逐穴各有所宜。

迎随逆顺，须晓气血而升沉。

经云：迎随者，要知荣卫之流行，经脉之往来也，随其经逆顺而取之。《灵枢》曰：泻者迎之，补者随之。若能知迎知随，令气必和，和气之方，必通阴阳升降上下源流。手之三阴从脏走至手；手之三阳，从手走至头。足之三阳，从头下至足；足之三阴，从足上走至腹。络脉传注，周流不息，故经脉者，行血气，通阴阳，以荣于身者也。本论云：夫欲用迎随之法者，要知经络逆顺浅深之分。诸阳之经，行于脉外，诸阳之络，行于脉内；诸阴之经，行于脉内，诸阴之络，行于脉外，仍各有所守之分。故知皮毛者，肺之部；肌肉者，脾之本；筋者，肝之合；骨髓者，肾之属；血脉者，心之分。各刺其部，无过其道，是谓大妙。迎而夺之有分寸，随而济之有浅深。深为太过，能伤诸经；浅为不及，安去诸邪。是以足太阳之经，刺得其部，迎而六分，随而一分；足太阳之络，迎而七分，随而二分。手太阳之经，迎而七分，随而二分；手太阳之络，迎而九分，随而四分。手阳明之经，迎而九分，随而四分；手阳明之络，迎而八分，随而三分。足阳明之经，迎而一寸，随而五分；足阳明之络，迎而六分，随而一分；手少阳经，迎而六分，随而一分；手少阳络，迎而七分，随而二分。足少阳经，迎而八分，随而三分；足少阳络，迎而一寸，随而五分。手太阴经，迎而九分，随而四分；手太阴络，迎而七分，随而二分。足太阴经，迎而一寸，随而五分；足太阴络，迎而八分，随而三分。手少阴经，迎而七分，随而二分；手少阴络，迎而六分，随而一分。足少阴经，迎而六分，随而一分；足少阴络，迎而一分，随而五分。手厥阴经，迎而七分，随而二分；手厥阴络，迎而六分，随而一分。足厥阴经，迎而八分，随而三分；足厥阴络，迎而九分，随而四分。斯皆经络相合，补生泻成，不过一分。针入贵速，既入徐进；针出贵缓，急则多伤。明须慎之，勿为殆事。男子左泻右补，女子右泻左补，转针迎随，补泻之道，明于此矣。

原夫指微论中，赜义成赋；

《指微论》三卷，亦是何公所作。探经络之赜，原针刺之理，明荣卫之清浊，别孔穴之部分，然未广传于世。于内自取义，以成此赋。

知本时之气开，说经络之流注。

本论云：流者行也，注者往也。流谓气血之流行也，一呼脉行三寸，一吸脉行三寸，呼吸定息，脉行六寸，如流水走蚁，涓涓不息，不可暂止。又云：流而为荣卫，彰而为颜色，发而为音声。速则生热，迟则生寒；结而为瘤赘，陷而为痈疽，故知流者不可止，若人误中，则有颠倒昏闷之疾。又云：注者住也。谓十二经络各至本时，皆有虚实邪正之气，注于所括之穴。所谓得时谓之开，失时谓之合，气开当补泻，气闭忌针刺。圣人深虑此者，恐人劳而无功，岂可昧气开流注之道哉。其气开注穴之法，七韵中说多。

每披文而参其法，篇篇之誓审寻；覆经而察其言，字字之明谕疑隐，皆知虚实总附。

夫披文覆经者，学者之不惰也，既穷其理，赜其义，知其根，得其源，以见圣人之心乎？观何公作流注之赋，玄辞妙语。可谓达理，非是自縻也。

移疼住痛如有神，针下获安；

得其针刺之要，移疼住痛，获效如神。

暴疾沉疴至危笃，刺之勿误。

沉疴久病，虚弱之人，忽暴感疾于荣卫，传于脏腑，其病必危笃而沉重也。明上是时，深虑损益，慎勿轻忽，自恃聪俊，当须察其何经所苦，补泻针刺，去之勿误也。

详夫阴日血引，值阳气流；

贾氏云：阳日气先脉外，血后脉内；阴日血先脉外，气后脉内。交贯而行于五脏五腑之中，各注井荥俞经合五穴，共五十穴。惟三焦受十经血气，次传包络，又各注五穴，通前十二经，共六十穴，才合得《十六难》内六十首也。越人言：三部九候，各有头首也。及《素问》言六十首，今世不传。既言不传，其文不载六十首字也，故圣人留此六十首法，故令后人穿凿也。余有所过为原六穴，即便是阴阳二气出入门户也。则阳脉出行二十五度，阴脉入行二十五度，则皆会此六穴中出入也。其五脏五腑收血化精合处，便是逐经原气也。其余精者，助其三焦，受十经精气，则以养心包络，始十二经血气遍行也。如一经精气不足，则便成病也。既然有病，即不依此行度也，至今诸经失时，又更引毒气遍行，所流到处，即各见本经脉候，或大或小，或浮或沉，病人或寒或热，或轻或重，所治之取耳。

口温针暖，

凡下针，先须口内温针令暖，不惟滑利而少痛，亦借己之和气，与患人荣卫无寒温之争，便得相从。若不先温针暖，与血气相逆，寒温交争，而成疮者多矣。

牢濡深求。

经云：实之与虚者，牢濡之意，气来实牢者为得，濡虚者为失。凡欲行其补泻，即详五脏之脉，及所刺穴中，如气来实牢者可泻之，虚濡者可补之也。

諸經十二作數，絡脈十五為周；

手足各有三陰三陽之脈，合為十二經脈。每一經各有一絡脈，餘有陽蹻之絡，陰蹻之絡，脾之大絡，合為十五絡脈。周者，謂十二經十五絡二十七氣，周流於身者也。

陰俞六十藏主，

藏謂五藏肝心脾肺腎，並心包之脈。合之有六，並兼四形藏也。俞謂井滎經合非皆俞也。然井滎俞經合者，肝之井，大敦穴也；滎，行間穴也；俞，太衝穴也；經，中封穴也；合，曲泉穴也。心之井，少衝穴也；滎，少府穴也；俞，神門穴也；經，靈道穴也；合，少海穴也。脾之井，隱白穴也；滎，大都穴也；俞，太白穴也；經，商丘穴也；合，陰陵泉穴也。肺之井，少商穴也；滎，魚際穴也；俞，太淵穴也；經，經渠穴也；合，尺澤穴也。腎之井，涌泉穴也；滎，然谷穴也；俞，太溪穴也；經，復溜穴也；合，陰谷穴也。心包之井，中衝穴也；滎，勞宮穴也；俞，大陵穴也；經，間使穴也；合，曲澤穴也。五藏之俞，各有五，則五五二十五俞，並心包絡五俞，共三十，以左右見言之，六十俞穴也。

陽穴七十二腑收。

腑謂六腑，非兼九形腑也。穴，俞穴也，亦謂井滎俞原經合也。肝之腑膽，膽之井者，竅陰穴也；滎，俠溪穴也；俞，臨泣穴也；原，丘墟穴也；经，阳辅穴也；合，阳陵泉穴也。心之腑小肠，小肠之井者，少泽穴也；荥，前谷穴也；俞，后溪穴也；原，腕骨穴也；合，小海穴也。脾之腑胃，胃之井者，厉兑穴也；荥，内庭穴也；俞，陷谷穴也；原，卫阳穴也；经，解溪穴也；合，三里穴也。肺之腑大肠，大肠之井者，商阳穴也；荥，二间穴也；俞，三间穴也；原，合谷穴也；经，阳溪穴也；合，曲池穴也。肾之腑膀胱，膀胱之井者，至阴穴也；荥，通谷穴也；俞，束骨穴也；原，京骨穴也；经，昆仑穴也；合，委中穴也。心包之腑三焦，三焦之井者，关冲穴也；荥，液门穴也；俞，中渚穴也；原，阳池穴也；经，支沟穴也；合，天井穴也。如是六腑之俞各有六，则六六三十六俞，以左右脉共言之，则七十有二俞穴也。取穴部分，于井荥图备说。

刺阳经者，可卧针而取；

卫者属阳，皮毛之分，当卧针而刺之。若深刺，伤阴分，伤荣气也。

夺血络者，先俾指而柔。

夺血络者，取荣气也。荣气者，经隧也。《灵枢》曰：经隧者，五脏六腑之大络也，故言血络。凡刺之者，先以左手捻按所刺之穴，候指下气散，方可下针，取荣家之气，不能损卫气也。经云：刺荣无伤卫，刺卫无伤荣也。

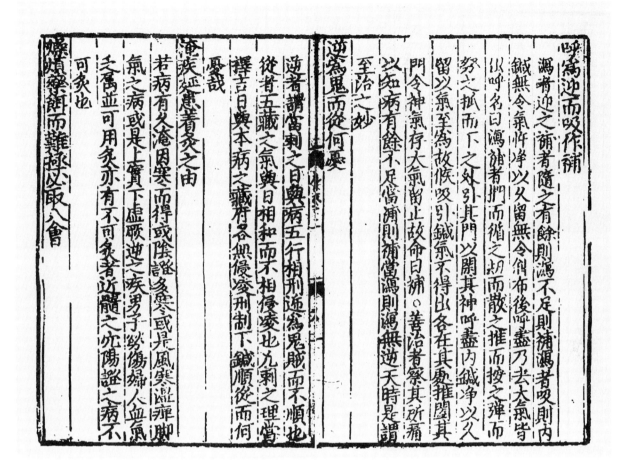

呼为迎而吸作补，

泻者迎之，补者随之，有余则泻，不足则补。泻者，吸则内针，无令气忤，静①以久留，无令邪布，后呼尽乃去，大气皆出，呼名曰泻。补者，扪而循之，切而散之，推而按之，弹而弩之，抓而下之，外引其门，以闭其神，呼尽内针，静以久留，以气至为故，候吸引针，气不得出，各在其处，推合其门，令神气存，大气留止，故命曰补。善治者，察其所痛，以知病有余不足，当补则补，当泻则泻，无逆天时，是谓至治之妙。

逆为鬼而从何忧。

逆者，谓当刺之日，与病五行相刑，递为鬼贼，而不顺也。从者，五脏之气，与日相和，而不相侵凌也。凡刺之理，当择吉日，与本病之脏腑各无侵凌刑制，下针顺从而何忧哉！

淹疾延患，着灸之由。

若病有久淹，因寒而得，或阴证多寒，或是风寒湿痹脚气之病，或是上实下虚厥逆之疾。男子劳伤，妇人血气之属，并可用灸。亦有不可灸者，近髓之穴，阳证之病，不可灸也。

躁烦药饵而难拯，必取八会；

躁煩熱盛在於內者，宜取八會之氣穴也。謂府會太倉中脘穴，藏會季脅章門穴，筋會陽陵泉穴，髓會絕骨穴，血會膈俞穴，骨會大杼穴，脈會太淵穴，氣會三焦膻中穴，此是八會穴也。

癰腫奇經而蓄邪，纖翳砭瘵。

經云：病人脈隆盛，入於八脈而不環周，十二經亦不能拘之，其受邪氣蓄積腫熱，宜砭刺出血。古者以砭石為鍼，《山海經》曰：高氏之山，有石如玉，可以為鍼，即砭石也。今人以鈹鍼代之也。

況乎甲膽乙肝，丁心壬水。

甲膽乙肝者，謂五藏五府，拘之十干，陽干主府，陰干主藏。故《天元冊》又曰：膽甲肝乙，小腸丙心丁，胃戊脾己，大腸庚肺辛，膀胱壬腎癸，五藏五府收血化精合處，便是三焦包絡二經元氣也，合為十二經遍行也。賈氏各分頭首，十日一終，運行十干，皆以五子元建日時為頭也。

生我者號母，我生者名子。

夫五行者，在人為五藏，注穴為井榮俞經合。相合為夫妻，我克者為七傳，克我者為鬼賊，我生者為子，生我者為母也。

春井夏榮乃邪在，秋經冬合乃刺矣。

躁烦，热盛在于内者，宜取八会之气穴也。谓腑会太仓中脘穴，脏会季胁章门穴，筋会阳陵泉穴，髓会绝骨穴，血会膈俞穴，骨会大杼穴，脉会太渊穴，气会三焦膻中穴，此是八会穴也。

痈肿奇络而蓄邪，纤翳[1]砭瘵。

经云：病人脉隆盛，入于八脉而不环周，十二经亦不能拘之，其受邪气蓄积肿热，宜砭刺出血。古者以砭石为针，《山海经》曰：高氏之山，有石如玉，可以为针，即砭石也。今人以铍针代之也。

况乎甲胆乙肝，丁心壬水。

甲胆乙肝者，谓五脏五腑，拘之十干，阳干主腑，阴干主脏。故《天元册》又曰：胆甲肝乙，小肠丙心丁，胃戊脾己，大肠庚肺辛，膀胱壬肾癸，五脏五腑收血化精合处，便是三焦包络二经元气[2]也，合为十二经遍行也。贾氏各分头首，十日一终，运行十干，皆以五子元建日时为头也。

生我者号母，我生者名子。

夫五行者，在人为五脏，注穴为井荥俞经合。相合为夫妻，我克者为七传，克我者为鬼贼，我生者为子，生我者为母也。

春井夏荣乃邪在，秋经冬合乃刺矣。

---

① 纤翳：《针灸四书》本作"先由"，《针灸大成》卷二引《流注指微赋》作"奸藏"。
② 元气：原作"九气"，据《普济方》卷四〇九改。

此言逐四時取井榮之法也假令春木旺刺非夏火旺刺榮季夏土旺刺俞秋金旺刺經冬水旺刺合四時刺法依此推之以寫逐時所勝之邪毒者也聖人所謂因其時而取之以寫邪氣出也

犯禁忌而病復

禁忌者非惟人神所在也謂大飢大渴大寒大熱大飽大醉大虛大竭大勞大困皆為鍼家之禁忌若虛實不分淺深不及犯觸人神顛倒四時其病愈而必復切須誠之誠之

用日衰而難已

本論云病於當日之下受五行之刑制者其病刺而難愈此謂心病遇庚日肝病遇辛日脾病遇乙日肺病遇丁日腎病遇己日小腸病遇壬日大腸病遇丙日胃遇甲日膽遇庚日膀胱遇戊日斯皆本義正氣遇日下受制而氣衰刺病難愈故也

孫絡在於肉分血行出於支裏

孫絡小絡也謂絡之支別也行於分肉之間有血留止刺而去之無問脈之所會

悶昏鍼運經虛補絡須然

本論云若學人深明氣血往來取文部分不差補寫得

此言逐四时取井荥之法也，假令春木旺刺井，夏火旺刺荥，季夏土旺刺俞，秋金旺刺经，冬水旺刺合，四时刺法，依此推之，以泻逐时所胜之邪毒者也。圣人所谓因其时而取之，以泻邪气出也。

犯禁忌而病复，

禁忌者，非惟人神所在也，谓大饥大渴，大寒大热，大饱大醉，大虚大竭，大劳大困，皆为针家之禁忌。若虚实不分，浅深不及，犯触人神，颠倒四时，其病愈而必复，切须诚之诚之。

用日衰而难已。

本论云：病于当日之下，受五行之刑制者，其病刺而难愈也。谓心病遇庚日，肝病遇辛日，脾病遇乙日，肺病遇丁日，肾病遇己日，小肠病遇壬日，大肠病遇丙日，胃遇甲日，胆遇庚日，膀胱遇戊日，斯皆本义正气遇日下受制而气衰，刺病难愈故也。

孙络在于肉分，血行出于支里。

孙络，小络也，谓络之支别也。行于分肉之间，有血留止，刺而去之，无问脉之所会。

闷昏针运，经虚补络须然；

本论云：若学人深明气血往来，取穴①部分不差，补泻得

---

① 穴：原作"文"，据《普济方》卷四〇九改。

宜，必无针晕昏倒之疾；或忽忙之际，畏刺之人，多感此伤，壮者气行自已，怯者当速救疗。假令针肝经感气运，以补肝经合曲泉穴之络；假令针肝络血运，以补本经曲泉穴之经，针入复苏，效如起死，他皆仿此。

疼实痒虚，泻子随母要指。

病之虚实者，痒则为虚，痛者为实。刺法云：虚则补其母，实则泻其子。假令肝脏实，泻肝之荥行间穴，属火是子；肝脏虚，补肝之合曲泉穴，属水是母。凡刺只取木经井荥俞经合五行，子母补泻，此乃大要也。

想夫先贤迅效，无出于针[1]；今人愈疾，岂离于医[2]法。

古之治疾，特论针石[3]，《素问》先论刺，后论脉；《难经》先论脉，后论刺。刺之与脉，不可偏废。昔之越人起死，华佗愈躄，非有神哉，皆此法也。离圣久远，后学难精，所以针之玄妙，罕闻于世。今时有疾，多求医命药，用针者寡矣。

徐文伯泻孕于苑内，斯由甚速；

昔宋太子性善医书，出苑见一有孕妇人，太子自为诊之，是一女。令徐文伯亦诊之，乃一男一女。太子性急，欲剖腹视之。文伯因[4]自请针之令落，于是泻足三阴交，补手阳明合谷，胎应针而落，果如文伯之言也。

范九思疗咽于江夏，闻见言稀。

---

①针：此下《针灸四书》本有"经"字。

②离于医：《针灸四书》本有"离于医法"，《针灸大成》卷二引《流注指微赋》《针灸聚英》卷四作"难于医"。

③石：原作"不"，据《普济方》卷四〇九改。

④因：原作"白"，据《普济方》卷四〇九改。

传曰：嘉祐中有太傅程公，守任于江夏，因母之暴患咽中有痛，卒然而长，寒气不通，命医者止可用药治之，勿施针以损之。医曰：咽中气尚不通，岂能用药，药即下之，岂能卒效，故众医不敢措治。寻有医博范九思云：有药须用未使新笔点之，痛疽即便差。公遂取新笔与之，九思乃以点药上痛，药到则有紫血顿出，渐气通而差。公曰：此达神圣之妙矣。公命九思饮，而求其方，九思大笑曰：其患是热毒结于喉中，塞之气不宣通，病以危甚。公坚执只可用药，不可用针，若从公意，则必误命，若不从公意，固不能施治。九思当日，曾以小针藏于笔头中，妄以点药，乃针开其痛而效也，若非如此，何如紫血顿下也。公方省而欢曰：针有劫病之功，验于今日。古人云：为将不察士卒之能否，则不能决胜；为医不察药性之主治，则不能便差；文将无卒谋远虑，则无必胜；医无卒机远见，治无必效也。

大抵古今遗迹，后世皆师。

昔圣人留轨范[1]，使后人仿学，不可独强也。况[2]于针术，隐奥[3]难究，妙门出乎其类者，今之世谁能之，故圣人云：不可不遵先圣遗文也。

王纂针魅而立康，獭从被出；

[1]范：原作"乾"，据《针灸四书·子午流注针经》改。
[2]况：原作"泛"，据《普济方》卷四〇九改。
[3]奥：原作"其"，据《普济方》卷四〇九改。

传曰：王纂少习医方，尤精针石，远近知名，嘉祐中县人张方女，因暮宿于广陵庙中，下有一物，假作其婿，因被魅感而病，纂为治之，一针有一祟从女被中走出，而病愈矣。

秋夫疗鬼而箴[1]效，魂免伤悲。

昔宋徐熙，字秋夫，善医方，为射阳令，常闻鬼神吟呻，甚凄苦。秋夫曰：汝是鬼何须如此！答曰：我患腰病，死虽为鬼，痛苦尚不可忍，闻君善医，愿相救济。秋夫曰：吾闻鬼无形，何由措置？鬼云：缚草作人，子依之，但取孔穴针之。秋夫如其言，为针腰俞二穴，肩井二穴，设祭而埋之。明日见一人来谢曰：蒙君医疗，复为设祭，病今已愈，感惠实深，忽然不见。公曰：夫鬼为阴物，病由告医，医既愈矣，尚能感激，况于人乎？鬼姓斛名斯。

既而感指幽微，用针直[2]诀。

此皆《指微论》中，用针幽微之直诀也。

窍齐于筋骨，皮肉刺要；

窍者穴也，齐者浅深之宜也。经曰：刺皮无伤骨，刺骨无伤髓。病有浮沉，刺有浅深，各至其理，无过其道。过则伤，不及则生外壅，壅则邪从之，浅深不得，反为大贼，内动五脏，故生大病。

---

①箴：《针灸四书》本作"获"。
②直：《针灸大成》卷二、《针灸聚英》卷四作"真"。

勿刺大勞使人氣亂而神慢 肝

惧投所以實實虛虛損不足益有餘如此死者醫殺之
絶則骨痿筋緩其時學者不能別裏外虛實致使鍼藥
氣以藏精血實於骨髓心肺外絶則皮聚毛落腎肝內
肺主於氣外華榮於皮膚故言外也腎肝在下通於地
夫五藏裏外者謂心肺在鬲上通於天氣也心主於
里外之絶羸盈必別

接氣通經呼吸長短之法也
三陰接而一十二呼過經五寸重者倍之吸亦同數此
二呼過經五寸足之三陽接而一十四呼過經四寸足之
定數立法手三陽接而九呼過經四寸手三陰接而一十
未愈也當此乃上接而下引呼吸多少經脈長短各有
由氣不接而經不通流雖有暫時之快客氣勝真病當
本論云夫欲取偏枯久患榮衛諸疾多是愈而復作者
接氣通經短長依法

之
審調設鍼形短長鋒類不等窮其補寫各隨病所宜用
痛者病也夫人病有久新藏病府病寒熱虛實宜細詳
痛察於久新府藏寒熱

痛察于久新，腑脏寒热。

痛者病也，夫人病有久新，脏病腑病，寒热虚实，宜细详审调[1]。针形短长，锋类不等，穷其补泻，各随病所宜用之。

接气通经，短长依法；

本论曰：夫欲取偏枯久患，荣卫诸疾，多是愈而复作者，由气不接而经不通流，虽有暂时之快，客气胜真，病当未愈也，当此乃上接而下引。呼吸多少，经脉长短，各有定数立法。手三阳接而九呼，过经四寸，手三阴接而七呼，过经五寸；足之三阳接而一十四呼，过经四寸，足之三阴接而一十二呼，过经五寸。重者倍之，吸亦同数，此接气通经，呼吸长短之法也。

里外之绝，羸盈必别。

夫五脏里外者，谓心肺在鬲上，通于天气也。心主于脉，肺主于气，外华荣于皮肤，故言外也。肾肝在下，通于地气，以藏精血，实于骨髓。心肺外绝，则皮聚毛落；肾肝内绝，则骨痿筋缓。其时学者，不能别里外虚实，致使针药误投，所以实实虚虚，损不足益有余，如此死者，医杀之耳。

勿刺大劳，使人气乱而神隳；

①调：此下原有"设"字，据《普济方》卷四○九删。

《禁刺论》曰：无刺大劳人，劳则喘息汗出，里外昏越，故气耗乱，神躁散也。

慎妄呼吸，防他针昏而闭血。

呼吸者，使阴阳气行流上下，经历五脏六腑，若针刺妄行呼吸，阴阳交错，则针昏闭血，气不行也。

又以常寻古义，由有藏机。遇高贤真趣，则超然得悟；逢达人示教，则表我扶危。

先贤之书，文理幽深，隐义难穷。或字中隐义，或假令一隅，妙要难穷，遇高达之士，方得其趣，不可穿凿。

男女气脉，行分时合度；

本论云：夫男女老幼，气候不同，春夏秋冬，寒暑各异。春气生而脉气缓，夏暑热而脉行速，秋气燥而脉行急，冬气寒而脉凝涩。小儿之脉应春，壮年之脉应夏，四十以上如秋，六十以后如冬。其病有寒热，脉有迟速，一一参详，不可一概与天同度矣。《难经》云：一呼脉行三寸，一吸脉行三寸者，平人脉法也。微抱病之人皆失天之度，地之纪，脉之用，不可与平人脉相合也。其诊取法：当以一息五至为与天同度；不及应春，不及应冬；太过应秋，太过应夏。应春冬者，宜留针待气至；应秋夏者，呼吸数毕便宜去针，此之谓也。

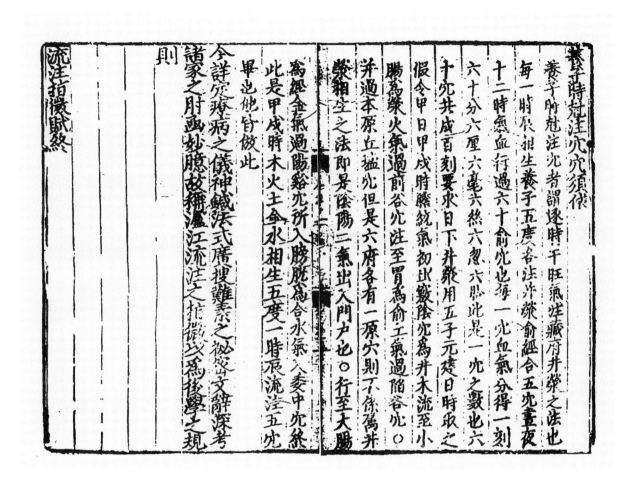

养子时克，注穴穴须依[1]。

养子时克注穴者，谓逐时干旺气注脏腑井荥之法也。每一时辰，相生养子五度，各注井荥俞经合五穴。昼夜十二时，气血行过六十俞穴也。每一穴血气分得一刻六十分六厘六毫六丝六忽六秒，此是一穴之数也。六十穴共成百刻，要求日下井荥，用五子建元日时取之。假令甲日甲戌时，胆统气初出窍阴穴为井木，流至小肠为荥火，气过前谷穴注至胃为俞土，气过陷谷穴，并过本原丘墟穴。但是六腑各有一原穴，则不系属井荥相生之法，即是阴阳二气出入门户也。行至大肠为经金，气过阳溪穴，所入膀胱为合水，气入委中穴终。此是甲戌时木火土金水相生五度一时辰流注五穴毕也。他皆仿此。

今详定疗病之仪，神针法式，广搜难素之秘密文辞，深考诸家之肘函妙臆，故称泸江流注之指微，以为后学之规则。

流注指微赋终

---

①养子时克，注穴穴须依：《针灸大成》卷二、《针灸聚英》卷四作"养子时刻注，穴须依今"。

流注经络井荥图说

　　夫流注者，为刺法之深源，作针术之大要，是故流者行也，注者住也。盖流者要知经脉之行流也；注者谓十二经脉各至本时，皆有虚实邪正之气，注于所括之穴也。夫得时谓之开，失时谓之合。夫开者，针之必除其病；合者，刺之难愈其疾，可不明兹二者？况乎经气内干五脏，外应支节，针刺之道，经络为始。若识经脉，则知行气部分，脉之短长，血气多少，行之逆顺，祛逐有过，补虚泻实，则万举万痊。若夫经脉之源而不知，邪气所在而不辨，往往病在阳明，反攻少阴，疾在厥阴，却和太阳，遂致贼邪未除，本气受弊。以此推之，经脉之理不可不通也。昔圣人深虑此者，恐后人劳而少功也。广因闲暇之际，爰取前经，以披旧典，缘柯摘叶，采撷精华，以明流注之幽微，庶免讨寻之倦怠。不揆荒拙，列图于后，凡我同声之者，见其违阙，改而正之，不亦宜乎？

　　《平人气象论》经隧周环图（图见上）

　　经脉一周于身，内长一十六丈二尺。人一呼脉行三寸，一吸脉行三寸，呼吸定息，脉行六寸，计二百七十定息，气可环周。然尽五十荣卫以一万三千五百息，则气脉都行八百一十丈。如是则应天常度，脉气无不及太过，气象平调，故曰平人也。

---

① 说：原无，据体例补。

凡刺之理經脉為始經脉者所以能決死生
處百病調虛實不可不通也
夫經氣者內干五藏而外絡支節其浮氣不
循經者為衛氣精專行於經隧者為榮氣陰
陽相隨外內相貫如環之無端常以平旦為
紀其脉始從中焦手太陰出注於手陽明上
行注足陽明下行至跗上注大指間與足太
陰合上行抵脾從脾注心中循手少陰出腋
下臂注小指合手太陽上行乘腋出頗內注
目內眥上巔下項合足太陽循脊下尻下行
注小指之端循足心注足少陰上行注腎注
心外散於胷中循手心主脉出腋下臂入兩
筋之間入掌中出中指之端還注小指次指
之端合手少陽上行注膻中散於三焦從三
焦注膽出脇注足少陽下行至跗上復從跗
注大指間合足厥陰上行至肝從肝上注肺
中復出於手太陰此榮氣之行也逆順之常
榮氣之行常循其經周身之度一十六丈二
尺一日一夜行八百一十丈計五十度周於
身衞氣則不循其經焉晝則行陽夜行於陰
行陽者行諸經行陰者行諸藏凡刺之道須
衞氣所在然後迎隨以明補瀉此之謂也

经脉气血总说[1]

凡刺之理，经脉为始。经脉者，所以能决死生，处百病，调虚实，不可不通也。

夫经气者，内干五脏，而外络支节。其浮气不循经者，为卫气；精专行于经隧者，为荣气。阴阳相随，外内相贯，如环之无端。常以平旦为纪，其脉始从中焦手太阴出，注于手阳明，上行注足阳明，下行至跗上，注大指间，与足太阴合。上行抵脾，从脾注心，中循手少阴，出腋下臂，注小指，合手太阳；上行乘腋出頗，内注目内眦，上巅下项，合足太阳；循脊下尻，下行注小指之端，循足心注足少阴；上行注肾注心，外散于胸中，循手心主脉，出腋下臂，入两筋之间，入掌中，出中指之端，还注小指次指之端，合手少阳；上行注膻中，散于三焦，从三焦注胆，出胁注足少阳；下行至跗上，复从跗注大指间，合足厥阴；上行至肝，从肝上注肺中，复出于手太阴。此荣气之行也，逆顺之常。荣气之行，常循其经。周身之度，一十六丈二尺，一日一夜行八百一十丈，计五十度，周于身。卫气则不循其经焉。昼则行阳，夜行于阴，行阳者行诸经，行阴者行诸脏。凡刺之道，须卫气所在，然后迎随，以明补泻，此之谓也。

---

①经脉气血总说：此标题原无，据本书目录补。

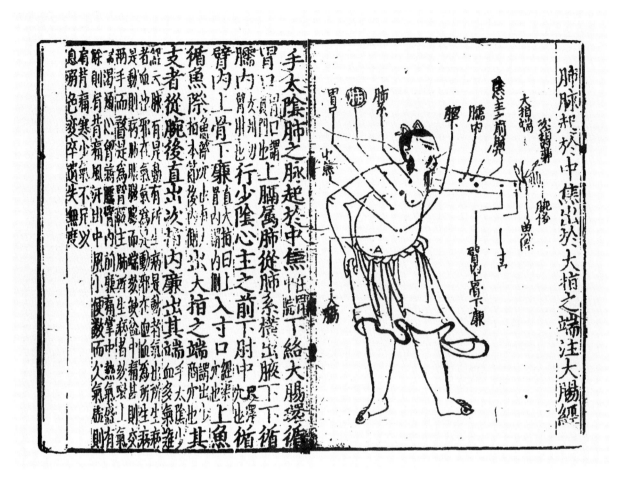

肺脉起于中焦注大肠经图说[①]

肺脉起于中焦出于大指之端注大肠经

（图见上）

手太阴肺之脉，起于中焦在胃中脘。下络大肠，环循胃口，胃口，谓贲门。上膈属肝，从肺系横出腋下，下循臑内，女到切，臂肘也。行少阴心主之前，下肘中尺泽穴也，循臂内上骨下廉，直大指曰上骨，内谓内侧。入寸口经渠穴也，上鱼循鱼际，鱼际穴也，自大指本节后内侧。出大指之端。谓出少商穴也。其支者，从腕后直出次指内廉出其端。

手太阴少血多气，《难经》云：脉有是动，有所生病。是动者，气也；所生病者，血也。邪在气，气为是发；邪在血，血为所生病。是动则病，肺胀满，膨而喘咳，缺盆中痛，甚则交两手而瞀，是为臂厥。主肺所生病者，咳嗽上气，喘渴烦心胸满，臑臂内前廉痛，掌中热。气盛有余，则肩背痛，风汗出中风，小便数而欠；气虚则肩背痛，寒，少气，不足以息，溺色变，卒遗矢无度。

[①]肺脉起于中焦注于大肠经图说：此标题原无，据本书目录补。以下十一经同此，不另出注。

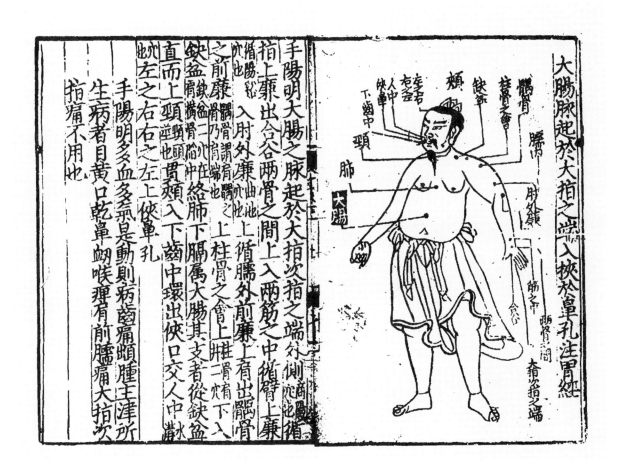

大肠脉注胃经络图说

大肠脉起于大指之端入挟于鼻孔注胃经

（图见上）

手阳明大肠之脉，起于大指次指之端内①侧商阳穴也，循指上廉，出合谷两骨之间，上入两筋之中，循臂上廉循阳溪穴也，入肘外廉曲池穴也，上循臑外前廉，上肩出髃骨之前廉，髃骨，谓肩髃之骨，乃肩端也。上出②柱骨之会上柱骨肩井二穴，下入缺盆，缺盆二穴，在肩横骨陷中。络肺，下膈，属大肠。其支者，从缺盆直而上颈，颈，头茎也。贯颊，入下齿中，环出挟口，交人中水沟穴也。左之右，右之左，上挟鼻孔。

手阳明多血多气，是动则病，齿痛颁肿，主津液③所生病者，目黄口干，鼻衄喉痹，肩前臑痛，大指次指痛不用也。

---

①内：原作"外"，据《针灸甲乙经》卷三第二十七改。

②出：原无，据《灵枢·经脉》补。

③液：原无，据《灵枢·经脉》补。

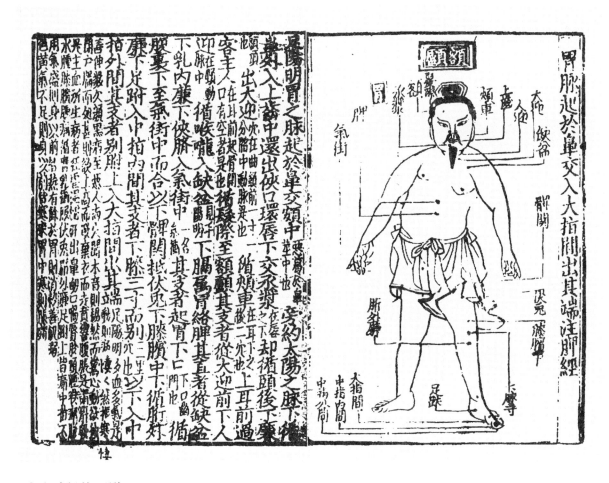

胃脉注脾经络图说

胃脉起于鼻交入大指间出其端注脾经

（图见上）

足阳明胃之脉，起于鼻，交頞中，恶葛切[1]，鼻茎中也。旁约太阳之脉，下循鼻外，入上齿中，还出挟口环唇，下交承浆在唇之下，却循颐后下廉头项也，出大迎穴在曲颔前一寸一分陷中动脉是也，循颊车在耳下之后二穴也，上耳前，过客主人，在耳前起骨，开口有空者是也。循发际，至额颅。其支者，从大迎前下人迎在颈动脉中，循喉咙，入缺盆见手阳明，下膈属胃络脾。其直者，从缺盆下乳内廉，下挟脐，入气街中一名气冲，其支者，起胃下口，下口，幽门也。循腹里，下至气街中而合，以下髀关，抵伏兔，下膝膑中，下循胻外廉，下足跗，入中指内间。其支者，下膝三寸而别三里穴也，以下入中指外间。其支者，别跗上，入大指间，出其端。

足阳明多血多气。是动则病：凄凄然振寒，善伸数欠，颜黑，病至恶人与火，闻木音则惕然而惊，心动，欲独闭户牖而处，甚则欲上高而歌，弃衣而走，贲响腹胀，是谓骭厥。是主血所生病者，狂，疟，温淫汗出，鼻衄，口喎，唇胗，颈肿，喉痹，腹水肿，膝膑肿痛，循膺乳、冲股、伏兔、胻外廉、足跗上皆痛，中指不用。气盛则身以前皆热，有余于胃，则消谷善饥，溺色黄。气不足，则身以前皆寒栗，胃中寒则胀满。

①切：原作"于"，据文义改。

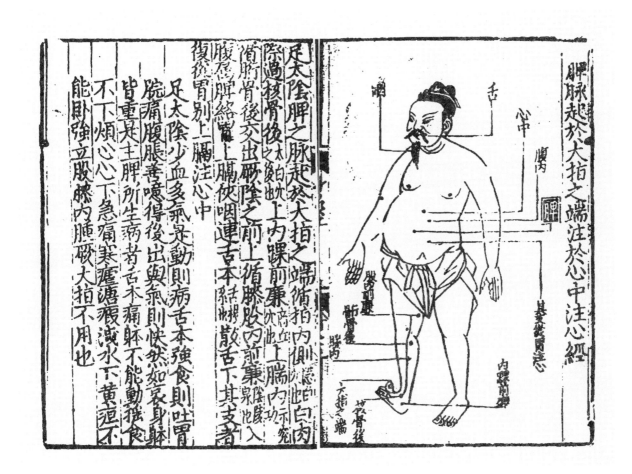

脾脉注心中经络图说

脾脉起于大指之端注于心中注心经

（图见上）

足太阴脾之脉，起于大指之端，循指内侧隐白穴也，白肉际，过核骨后太白穴之后也，上内踝前廉商丘穴也，上腨内示宛切，循胻骨后，交出厥阴之前，上循膝股内前廉阴陵泉也，入腹，属脾，络胃，上膈，挟咽连舌本舌根系也，散舌下。其支者，复从胃别上膈，注心中。

足太阴少血多气，是动则病，舌本强，食则吐，胃脘痛，腹胀善噫，得后与气，则快然如衰，身体皆重，是主脾所生病者，舌本痛，体不能动摇，食不下，烦心，心下急痛，寒疟溏瘕，泄水闭[1]，下黄疸，不能卧，强立股膝内肿厥，足[2]大指不用也。

---

①闭：原无，据《灵枢·经脉》补。
②兄：原无，据《灵枢·经脉》补。

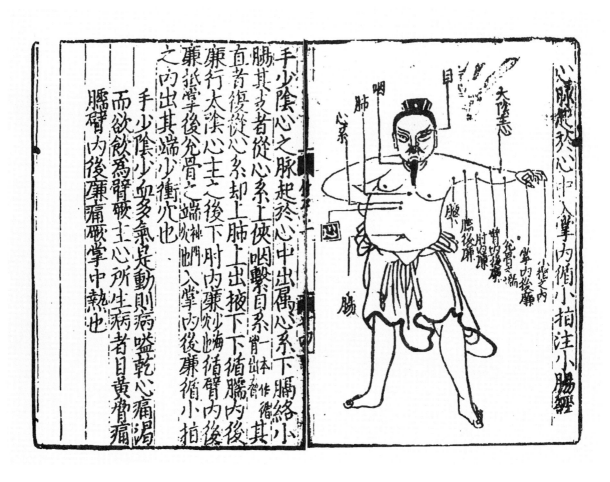

心脉起炎心中入掌内循小拍注小肠经

手少阴心之脉起炎心中出属心系下膈络小肠其支者从心系上侠咽繫目系一本作循胃出胁其直者复从心系却上肺下出腋下下循臑内后廉行太阴心主之后下肘内廉少海穴也循臂内后廉抵掌后兑骨之端神门穴也入掌内后廉循小拍之内出其端少冲穴也手少阴少血多气是动则病嗌乾心痛渴而欲饮为臂厥主心所生病者目黄胁痛臑臂内后廉痛厥掌中热也

心脉注小肠经络图说

心脉起于心中入掌内循小指注小肠经

（图见上）

　　手少阴心之脉，起于心中，出属心系，下膈，络小肠。其支者，从心系，上挟咽，系目系一本作循胃出胁。其直者，复从心系，却上肺，下[1]出腋下，下循臑内后廉，行太阴心主之后，下肘内廉少海穴也，循臂内后廉，抵掌后兑骨之端神门穴也，入掌内后廉，循小指之内出其端少冲穴也。

　　手少阴少血多气，是动则病，嗌干心痛，渴而欲饮，为臂厥。主心所生病者，目黄胁痛，臑臂内后廉痛，厥，掌中热也。

---

①下：原作"上"，据《灵枢·经脉》改。

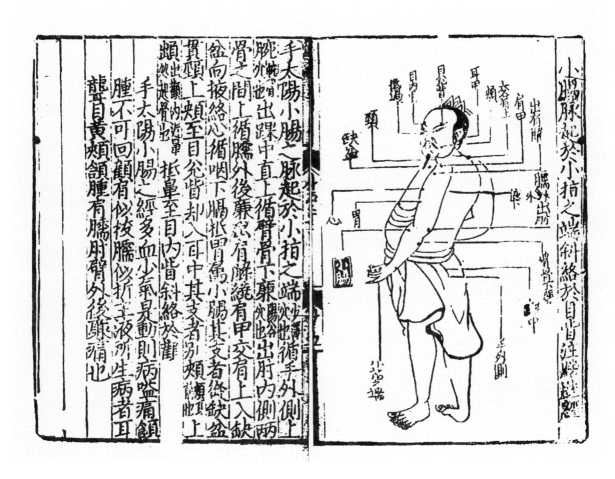

小肠脉注膀胱经络图说

小肠脉起于小指之端斜络于目眦注膀胱经

（图见上）

手太阳小肠之脉，起于小指之端少泽穴也，循手外侧上腕腕骨穴也，出踝中直上，循臂骨下廉阳谷穴也，出肘内侧两骨之间，上循臑外后廉，出肩解绕肩胛，交肩上入缺盆向腋络心，循咽下膈，抵胃，属小肠。其支者，从缺盆贯颈上颊，至目锐眦，却入耳中。其支者，别颊颊耳前也，上䪼出䪼内近鼻处起骨也抵鼻，至目内眦，斜络于颧。

手太阳小肠之经，多血少气，是动则病。嗌痛颔肿，不可回顾，肩似拔，臑似折。主液所生病者，耳聋目黄，颊颔肿，颈①肩臑肘臂外后廉痛也。

①颈：原无，据《灵枢·经脉》补。

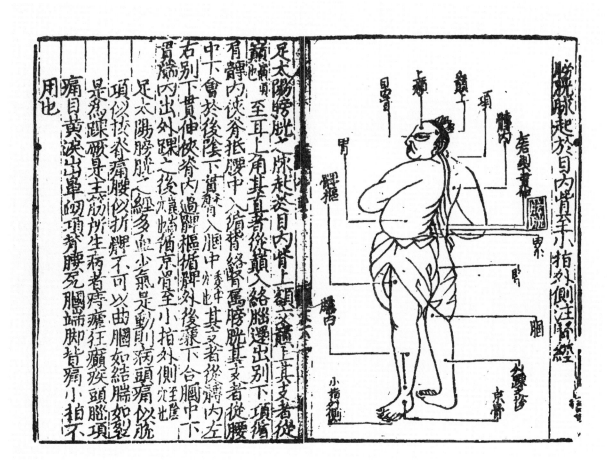

膀胱经注肾经络图说

膀胱脉起于目内眦至小指外侧注肾经

（图见上）

足太阳膀胱之脉，起于目内眦。上额交巅上。其支者，从巅百会也，至耳上角。其直者，从巅入络脑，还出别下项，循肩膊内，挟脊抵腰中，入循膂络肾，属膀胱。其支者，从腰中下会于后阴，下贯臀，入腘中委中穴也。其支者，从膊内左右别下，贯胛挟脊内，过髀枢，循髀外后廉下合腘中，下贯腨内，出外踝之后昆仑穴也，循京骨至小指外侧至阴穴也。

足太阳膀胱之经，多血少气，是动则病。冲头痛，目似脱[1]，项似拔，脊痛，腰似折，髀不可以曲，腘如结，腨如裂，是为踝厥。是主筋所生病者，痔疟狂癫疾，头囟[2]项痛，目黄泪出，衄衊，项背腰尻腘腨脚皆痛，小指不用也。

---

①冲头痛，目似脱：原作"头痛似脱"，据《灵枢·经脉》补缺字。
②囟：原作"脑"，据《灵枢·经脉》改。

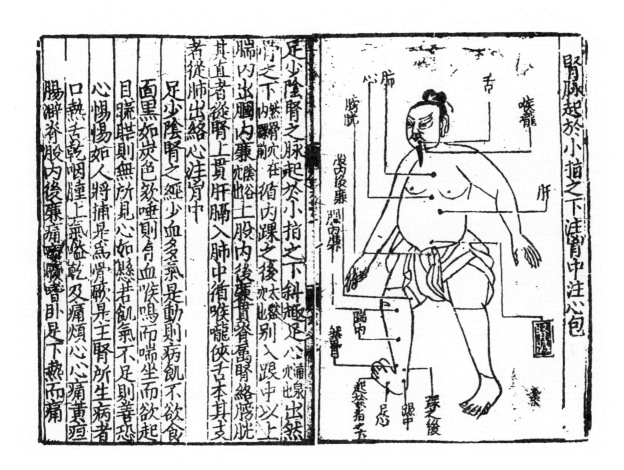

肾脉注心包经络图说

肾脉起于小指之下注胸中注心包

(图见上)

足少阴肾之脉，起于小指之下，斜趋足心涌泉穴也，出然谷之下然谷穴在内踝前，循内踝之后太溪穴也，别入跟中，以上腨内，出腘内廉阴谷穴也，上股内后廉，贯脊属肾，络膀胱。其直者，从肾上贯肝膈，入肺中，循喉咙挟舌本。其支者，从肺出络心，注胸中。

足少阴肾之经，少血多气，是动则病。饥不欲食，面黑如炭色，咳唾则有血，喉鸣而喘，坐而欲起，目䀮䀮则无所见。心如悬，若饥。气不足则善恐，心惕惕如人将捕之[①]，是为骨厥。是主肾所生病者，口热舌干，咽肿上气，嗌干及痛，烦心，心痛，黄疸，肠澼，脊股内后廉痛，痿厥嗜卧，足下热而痛。

---

①之：原无，据《灵枢·经脉》补，足句。

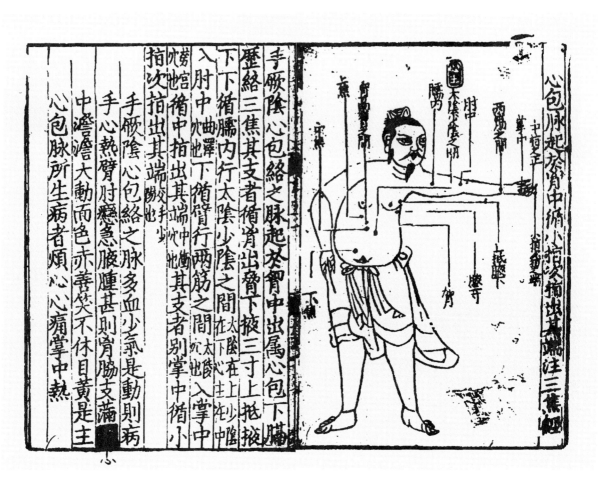

心包脉起于肾中循小指次指出其端注三焦经

心包脉注三焦经络图说

心包脉起于胸中循小指次指出其端注三焦经

（图见上）

手厥阴心包络之脉，起于胸中，出属心包，下膈，历络三焦。其支者，循胸出胁，下腋三寸，上抵腋下，下循臑内，行太阴少阴之间，太阴在上，少阴在下，心主在中。入肘中曲泽穴也，下循臂行两筋之间太陵穴也，入掌中劳宫穴也，循中指出其端中冲穴也。其支者，别掌中循小指次指，出其端交手少阳也。

手厥阴心包络之脉，多血少气，是动则病。手心热，臂肘挛急，腋肿，甚则胸胁支满，心中憺憺大动，面色赤，喜笑不休，目黄。是主心包脉所生病者，烦心，心痛，掌中热。

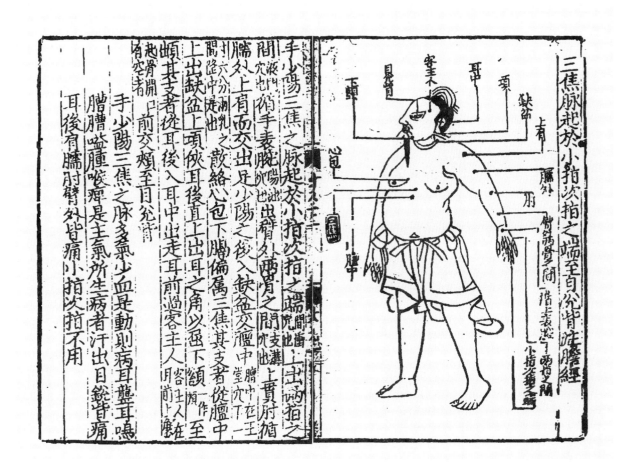

三焦脉注胆经络图说

三焦脉起于小指次指之端至目锐眦注胆经

（图见上）

手少阳三焦之脉，起于小指次指之端关冲穴也，上出两指之间液门穴也，循手表腕阳池穴也，出臂外两骨之间支沟穴也，上贯肘，循臑外上肩，而交出足少阳之后，入缺盆，布①膻中，膻中在玉堂穴下一寸六分，两乳之间陷中是也。散络心包，下膈遍属三焦。其支者，从膻中上出缺盆，上项挟耳后，直上出耳上②角，以屈下颊一作颅至颐。其支者，从耳后入耳中，出走耳前，过客主人客主人在耳前上廉起骨，开口有空者，前交颊，至目锐眦。

手少阳三焦之脉，多气少血，是动则病耳聋耳鸣浑浑焞焞③，嗌肿喉痹。是主气所生病者，汗出，目锐眦痛，耳后肩臑肘臂外皆痛，小指次指不用。

---

① 布：原作"交"，据《灵枢·经脉》改。
② 上：原作"之"，据《灵枢·经脉》改。
③ 浑浑焞焞：原作"膅膅"二字，据《灵枢·经脉》改。

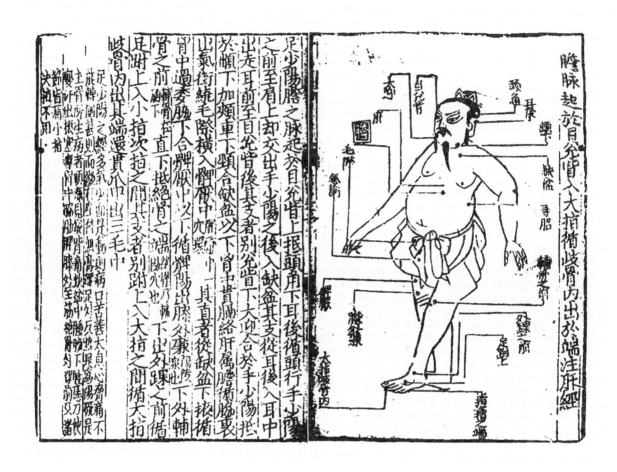

胆脉注肝经络图说

胆脉起于目锐眦入大指循歧骨内出于端注肝经

（图见上）

足少阳胆之脉，起于目锐眦，上抵头角，下耳后循颈①行手少阳之前，至肩上，却交出手少阳之后，入缺盆。其支，从耳后入耳中，出走耳前，至目锐眦后。其支者，别锐眦，下大迎，合于手少阳，抵于顺，下加颊车，下颈合缺盆，以下胸中贯膈，络肝属胆，循胁里，出气街，绕毛际，横入髀厌中髀厌中一穴环跳②。其直者，从缺盆下腋，循胸中过季胁，下合髀厌中，以下循髀阳，出膝外廉阳陵泉也，下外辅骨之前辅骨在陷下，直下抵绝骨之端绝骨乃辅阳穴也，下出外踝之前，循足跗上，入小指次指之间。其支者，别跗上，入大指之间，循大指歧骨内，出其端，还贯爪甲，出三毛中。

足少阳之经，多气少血，是动则病。口苦，善太息，心胁痛不能转侧，甚则面微有尘，体无膏泽，足外反热，是为阳厥。是主骨所生病者，头痛颔痛③，目锐眦痛，缺盆中肿痛④，腋下肿，马刀挟瘿，汗出振寒，疟，胸胁肋髀膝外至胫⑤，绝骨外踝前及诸节皆痛，小指次指不用。

①颈：原作"头"，据《灵枢·经脉》改。
②跳：原版阙，据《补注铜人腧穴针灸图经》卷一补。
③颔痛：原无，据《灵枢·经脉》补。
④痛：原无，据《灵枢·经脉》补。
⑤胫：原作"筋"，据《灵枢·经脉》改。

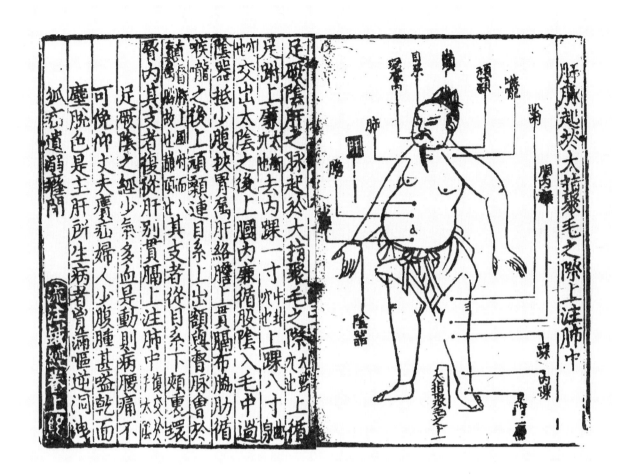

肝脉注肺中经络图说

　　肝脉起于大指聚毛之际上注肺中

　　（图见上）

　　足厥阴肝之脉，起于大指聚毛之际_{大敦穴也}，上循足跗上廉_{太冲穴也}，去内踝一寸_{中封穴也}，上踝八寸_{曲泉穴也}，交出太阴之后，上腘内廉，循股阴入毛中，过阴器，抵少腹，挟胃属肝络胆，上贯膈，布胁肋，循喉咙之后，上颃颡。连目系上出额与督脉会于巅_{督脉上风府而入属脑故也}。巅，顶也。其支者，从目系下颊里，环唇内。其支者，复从肝别贯膈，上注肺中复交于手太阴。

　　足厥阴之经，少气多血，是动则病。腰痛不可俯仰，丈夫㿗疝，妇人少腹肿。甚则[1]嗌干，面尘脱色。是主肝所生病者，胸满呕逆，洞泄狐疝，遗溺，癃闭。

流注针经卷上终

---

①则：原无，据《灵枢·经脉》补。

新刊子午流注井荥俞经合部分图卷中

常山 闫明广 编次

手足井荥六十穴图，手足三阳三阴经中井荥输经合原说①

凡人两手足，各有此三阳三阴之脉，合为十二经脉。每一经中，各有井、荥、俞、经、合，皆出于井，入于合。经云：所出者为井，所流者为荥，所注者为俞，所行者为经，所入则为合。井者，东方春也，万物之始生，故言所出为井也。合者，北方冬也，阳气入藏，故言所入为合也。故春刺井，夏刺荥，季夏刺俞，秋刺经，冬刺合者，圣人所谓因其时而取之，以泻邪毒出也。

井荥所属

阴井木，阳井金；阴荥火，阳荥水；阴俞土，阳俞木②；阴经金，阳经火；阴合水，阳合土。昔圣人先立井、荥、俞、经、合，配象五行，则以十二经中各有子母。故刺法云：虚则补其母，实则泻其子。假令肝自病，实则泻肝之荥，属火，是子；若虚，则补肝之合，属水，是③母。余皆仿此。若他邪相乘，阴阳偏胜，则先补其不足，后泻其有余，此为针医之大要。若深达洞明，则为上工者也。

---

①手足井荥六十穴图，手足三阳三阴经中井荥输经合原说：此标题原无，据本书目录补。

②木：原作"水"，据《普济方》卷四一三改。

③是：原作"光"，据《普济方》卷四一三改。

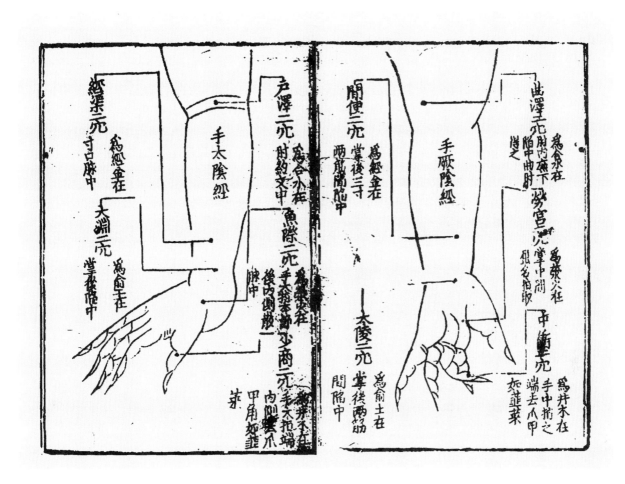

手厥阴经穴图[①]（图见上）

手太阴经穴图（图见上）

---

①手厥阴经穴图：原无，据本书目录补。下同，不另出注。

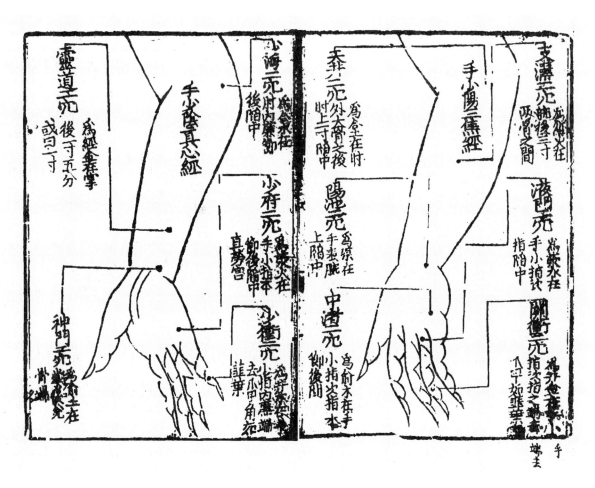

手少阳三焦经穴图（图见上）

手少阴真心经穴图（图见上）

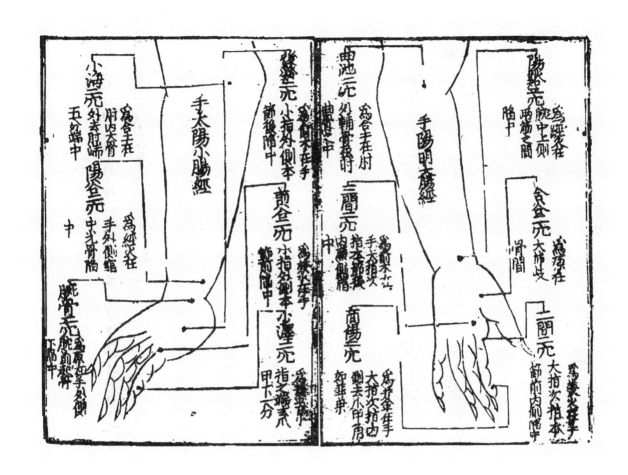

手阳明大肠经穴图（图见上）

手太阳小肠经穴图（图见上）

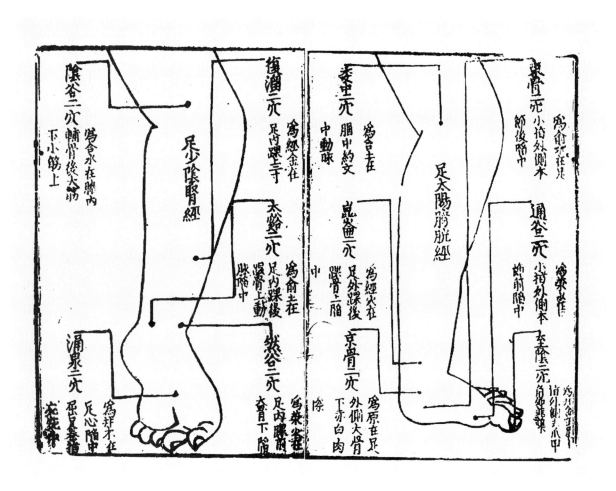

足太阳膀胱经穴图 （图见上）

足少阴肾经穴图 （图见上）

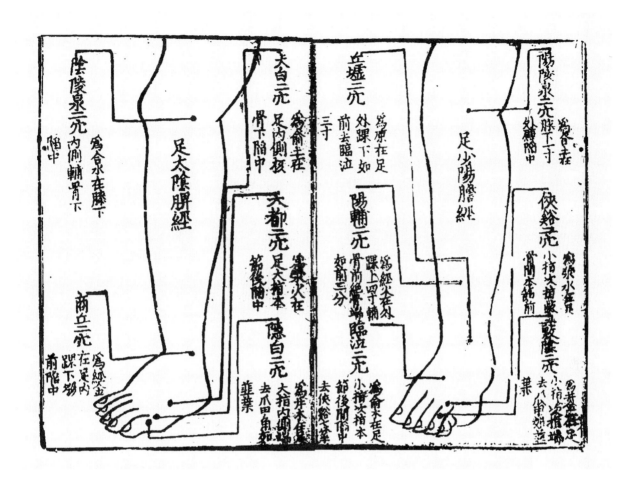

足少阳胆经穴图（图见上）

足太阴脾经穴图（图见上）

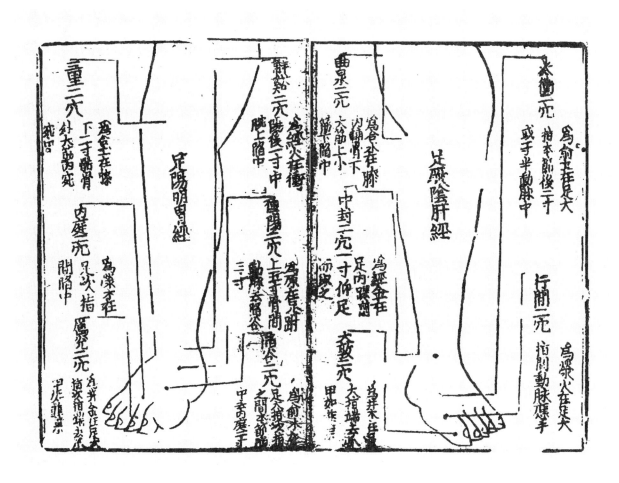

足厥阴肝经穴图 （图见上）

足阳明胃经穴图 （图见上）

三阳三阴流注总说①

　　足取膝下三阴三阳脉穴流注，手取臂下三阴三阳脉穴流注，用其针刺，法遂有过，补虚泻实，如其施兵伐叛也。

　　六十首俞穴，细而审之，各逐其脏腑，井荥俞经合，常以五行定，方无一失也。以逐日取六十首，为井荥俞经合，足不过膝，手不过臂，常当时克者，谓之关，可以针，医无不愈疾也；时刻未至，气之亦然，谓之阖，无能愈其疾也。

　　贾氏云：凡六十首者，原有二种也。有外行脉经六十首，又有内行血脉六十首。此法微妙，古圣人隐之，恐世人晓会，只载一说，今世不传。愚自少岁，索隐井荥之法，始可著题。或曰：因何名曰六十首也？答曰：谓气血一昼夜行过六十俞穴也，各分头首，十日一络，运行十干，皆以五子元建日时为头是也，明广今辄将贾氏各分头首，运行十干，六十首注穴之法，集其枢要，述之二图，庶令览者易悉。第一图，括五脏五腑，各至本时相生五度，注穴之法；第二图，言阴中有阳，阳中有阴，刚柔相配，相生注穴之法。人多只知阳干注②腑，阴干注脏，刺阴待阴干，刺阳候③阳时。如是者，非秘诀云。假令甲日甲戌时，胆引气出为井，甲中暗有其己，乙中暗有其庚，故大言阴与阳，小言夫与妇，夫有气则妇从夫，妇有气则夫从妇。故甲戌时胆出气为井，脾从夫行，脾亦入血为井。如是，则一时辰之中，阴阳之经相生所注之穴皆有。他皆仿此。阳日气先脉外，血后脉内；阴日血先脉外，气后脉内，交贯而行于五脏六腑之中，各注井荥俞经合，无休矣。或不得时，但取其原亦得。

---

①三阳三阴流注总说：此标题原无，据目录补。
②注：原作"主"，据下文"阴干注脏"体例改。
③候：原作"后"，据《普济方》卷四一二改。

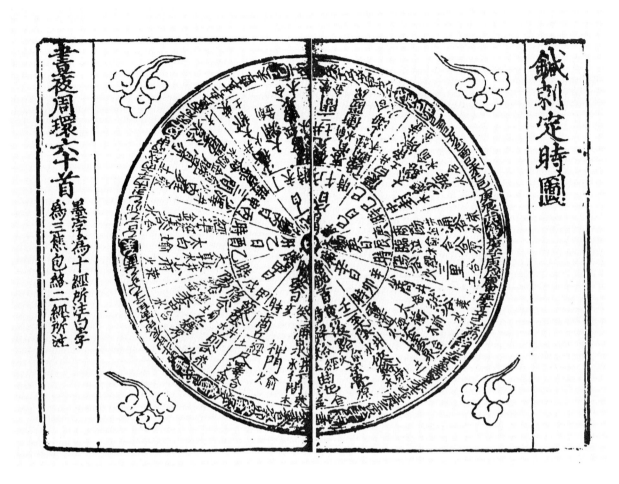

针刺定时图（图见上）

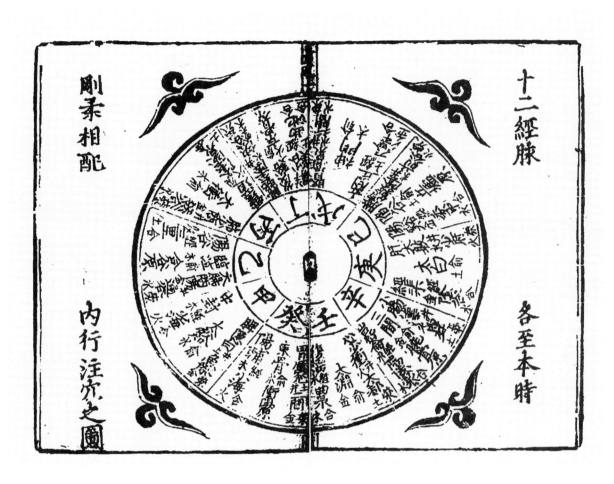

十二经脉内行注穴图（图见上）

十經血氣皆出於井入於合各注井滎俞經合無休矣或
曰脉有十二經又因何只言十經其餘二經不言者何答
曰其二經者三焦是陽氣之父心包絡是陰血之母也此
二經尊重不係五行所攝主受納十經血氣養育故只言
十經陰陽二脉逐日各注井滎俞經合各五時辰畢則歸
其本此二經亦各注井滎俞經合五穴方知十二經遍行
也

三焦經關衝陽井液門滎 中渚俞陽池原支溝經天井合
每日遇陽干合處注此六穴如甲日甲戌時至甲申時空甲

心包經中衝陰井勞宮滎太陵俞間使經曲澤合
每日遇陰干合處注此五穴假令甲日甲戌時膽氣初出
為井己巳時脾出血為井陰陽並行陽日氣先血後陰日
氣後血先己巳時至己卯時為陰干合也餘干日辰皆依此

通前共六十穴合成六十首每一穴分得一刻六十分六
厘六毫六絲六忽六秒此是一穴之數六十穴合成百刻
每一時辰相生養子五度各注井滎俞經合五穴晝夜十
二時辰氣血行過六十俞穴也欲知人氣所在用五子元
建日時觀前圖可見六十首是活法依此井滎刺病甚妙

五子元建日時歌
甲己之日丙作首 乙庚之辰戊為頭 丙辛便從庚上起
丁壬壬寅順行求 戊癸甲寅定時候 六十首法助醫流

新刊子午流注井滎俞經合部分圖卷中

三焦心包络二经流注说

十经血气，皆出于井，入于合。各注井、荥、俞、经、合，无休矣。或曰：脉有十二经，又因何只言十经，其余二经不言者何？答曰：其二经者，三焦是阳气之父，心包络是阴血之母也。此二经尊重，不系五行所摄，主受纳十经血气养育，故只言十经阴阳二脉，逐日各注井、荥、俞、经、合各五时辰毕，则归其本。此二经亦各注井、荥、俞、经、合五穴，方知十二经遍行也。

三焦经：关冲 阳井，液门 荥，中渚 俞，阳池 原，支沟 经，天井 合。

每日遇阳干合处，注此六穴。如甲日甲戌时，至甲申时，为阳干合也。

心包经：中冲 阴井，劳宫 荥，大陵 俞，间使 经，曲泽 合。

每日遇阴干合处，注此五穴。假令甲日甲戌时，胆气初出为井，己巳时脾出血为井，阴阳并行。阳日，气先血后，阴日，气后血先。己巳时至己卯时为阴干合也。余干①日辰皆依此。

通前共六十穴，合成六十首，每一穴分得一刻六十分六厘六毫六丝六忽六秒，此是一穴之数。六十穴合成百刻，每一时辰相生养子五度，各注井、荥、俞、经、合五穴，昼夜十二时辰，气血行过六十俞穴也。欲知人气所在，用五子元建日时，观前图可见六十首，是活法。依此井荥刺病甚妙。

五子元建日时歌

甲己之日丙作首，乙庚之辰戊为头，丙辛便从庚上起，

丁壬壬寅顺行求，戊癸甲寅定时候，六十首法助医流。

新刊子午流注井荥俞经合部分图卷中

①干：原作"上"，据《普济方》卷四一三改。

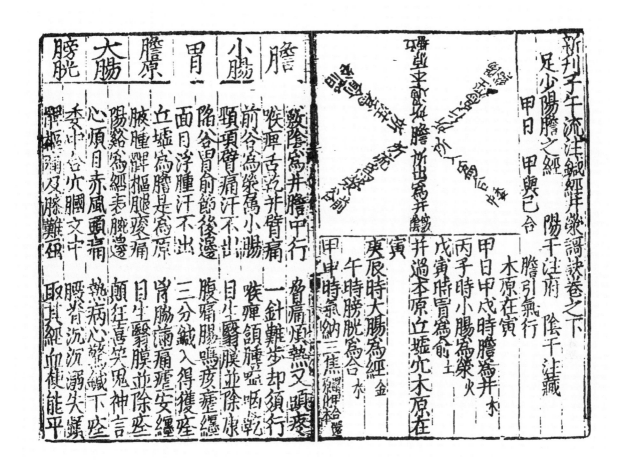

新刊子午流注针经　荣歌诀卷之下

足少阳胆经图[1]（图见上）

足少阳胆之经

阳干注腑　阴干注脏

甲日　甲与己合　胆引气行

木原在寅

甲日甲戌时胆为井水。丙子时小肠为荣火。戊寅时胃为俞土。并过本原丘墟穴，木原在寅。庚辰时大肠为经金。壬[2]午时膀胱为合水。甲申时气纳三焦。谓诸甲合还原化本。

胆：窍阴为井胆中行，胁痛烦热又头痛，喉痹舌干并臂痛，一针难步却须行。

小肠：前谷为荣属小肠，喉痹颔肿嗌咽干，颈项臂痛汗不出，目生翳膜并除康。

胃：陷谷胃俞节后边，腹痛肠鸣痎疟缠，面目浮肿汗不出，三分针入得获痊。

胆原：丘墟为胆是为原，胸胁满痛疟安缠，腋肿髀枢腿酸痛，目生翳膜并除痊。

大肠：阳溪为经表腕边，颠狂喜笑鬼神言，心烦目赤头风痛，热病心惊针下痊。

膀胱：委中合穴腘纹中，腰脊沉沉溺失频，髀枢痛及膝难屈，取其经血使能平。

---

①足少阳胆经图：此标题原无，据本书目录补。下同，不另出注。

②壬：底本版蚀缺字，据《普济方》卷四一三补。

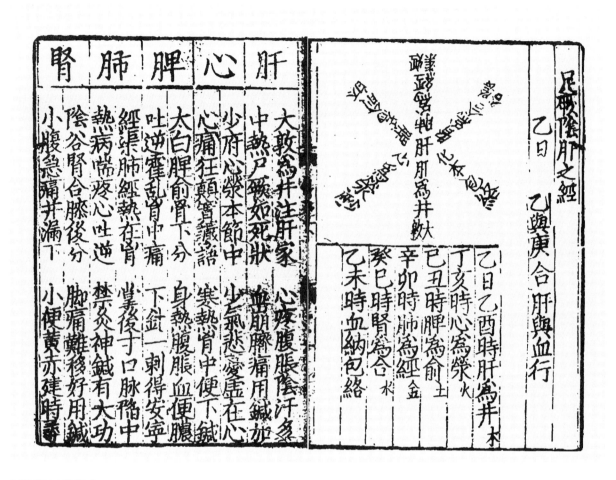

足厥阴肝经图（图见上）

足厥阴肝之经

乙日　乙与庚合　肝引血行

乙日乙酉时肝为井木。丁亥时心为荣火。已丑时脾为俞土。辛卯时肺为经金。癸巳时肾为合水。乙未时血纳包络。

肝：大敦为井注肝家，心疼腹胀阴汗多，中热尸厥如死状，血崩脐痛用针加。

心：少府心荣本节中，少气悲忧虚在心，心痛狂颠实谵语，寒热胸中便下针。

脾：太白脾俞骨下分，身热腹胀血便脓，吐逆霍乱胸中痛，下针一刺得安宁。

肺：经渠肺经热在胸，掌后寸口脉陷中，热病喘疼心吐逆，禁灸神针有大功。

肾：阴谷肾合膝后分，脚痛难移好用针，小腹急痛并漏下，小便黄赤建时寻。

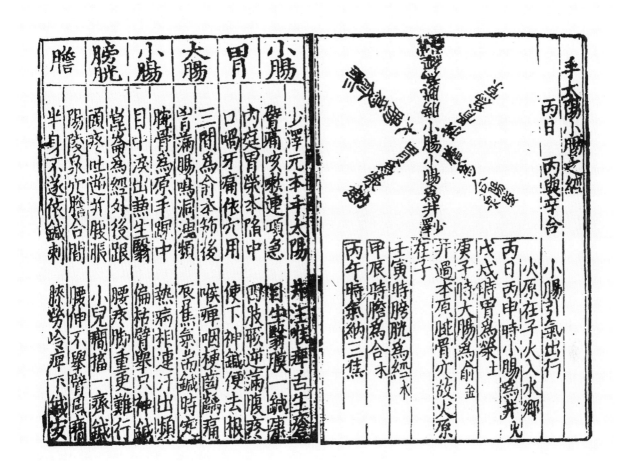

手太阳小肠经图（图见上）

手太阳小肠之经

丙日　丙与辛合　小肠引气出行

火原在子　火入水乡

丙日丙申时小肠为井火。戊戌时胃为荥土。庚子时大肠为俞金。并过本原腕骨穴，故火原在子。壬寅时膀胱为经水。甲辰时胆为合木。丙午时气纳三焦。

小肠：少泽元本手太阳，井注喉痹舌生疮，臂痛咳嗽连项急，目生翳膜一针康。

胃：内庭胃荥本陷中，四肢厥逆满腹疼，口㖞牙痛依穴用，使下神针便去根。

大肠：三间为俞本节后，喉痹咽哽齿龋痛，胸满肠鸣洞泄频，唇焦气喘针时定。

小肠：腕骨为原手踝中，热病相连汗出频，目中泪出兼生翳，偏枯臂举只神针。

膀胱：昆仑为经外后跟，腰疼脚重更难行，头疼吐逆并腹胀，小儿痫搐一齐针。

胆：阳陵泉穴胆合间，腰伸不举臂风痛，半身不遂依针刺，膝劳冷痹下针安。

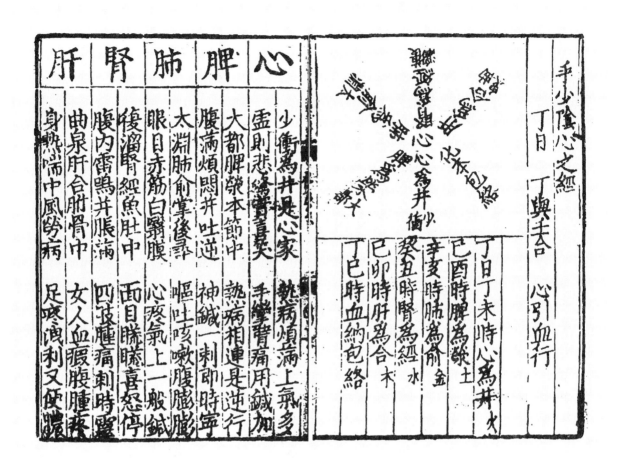

手少阴心经图（图见上）

手少阴心之经

丁日　丁与壬合　心引血行

丁日丁未时心为井火。己酉时脾为荥土。辛亥时肺为俞金。癸丑时肾为经水。乙卯时肝为合木。丁巳时血纳包络。

心：少冲为井是心家，热病烦满上气多，虚则悲惊实喜笑，手挛臂痛用针加。

脾：大都脾荥本节中，热病相连是逆行，腹满烦闷并吐逆，神针一刺即时宁。

肺：太渊肺俞掌后寻，呕吐咳嗽腹膨膨，眼目赤筋白翳膜，心疼气上一般针。

肾：复溜肾经鱼肚中，面目眮眮喜怒停，腹内雷鸣并胀满，四肢肿痛刺时灵。

肝：曲泉肝合跗骨中，女人血瘕腹肿疼，身热喘中风劳病，足疼泄利又便脓。

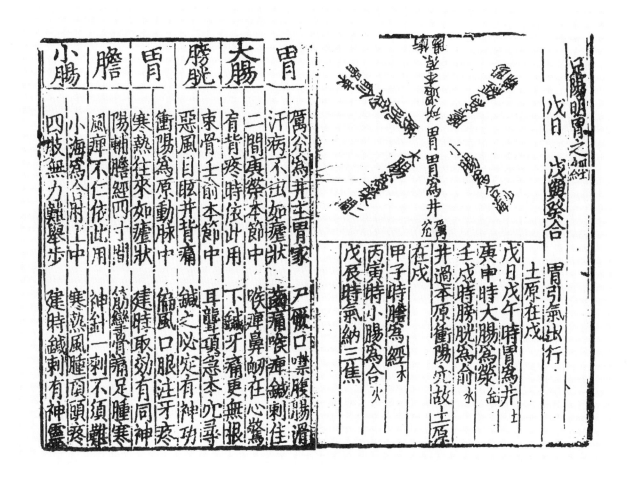

足阳明胃经图（图见上）

足阳明胃之经

戊日　戊与癸合　胃引气出行

土原在戊

戊日戊午时胃为井土。庚申时大肠为荥金。壬戌时膀胱为俞水。井过本原冲阳穴，故土原在戊。甲子时胆为经木。丙寅时小肠为合火。戊辰时气纳三焦。

胃：厉兑为井主胃家，尸厥口噤腹肠滑，汗病不出如疟状，齿痛喉痹针刺佳。

大肠：二间庚荥本节中，喉痹鼻衄在心惊，肩背疼时依此用，下针牙痛更无根。

膀胱：束骨壬俞本节中，耳聋项急本穴寻，恶风目眩并背痛，针之必定有神功。

胃：冲阳为原动脉中，偏风口眼注牙痛，寒热往来如疟状，建时取效有同神。

胆：阳辅胆经四寸间，筋挛骨痛足肿寒，风痹不仁依此用，神针一刺不须难。

小肠：小海为合肘上中，寒热风肿顶头疼，四肢无力难举步，建时针刺有神灵。

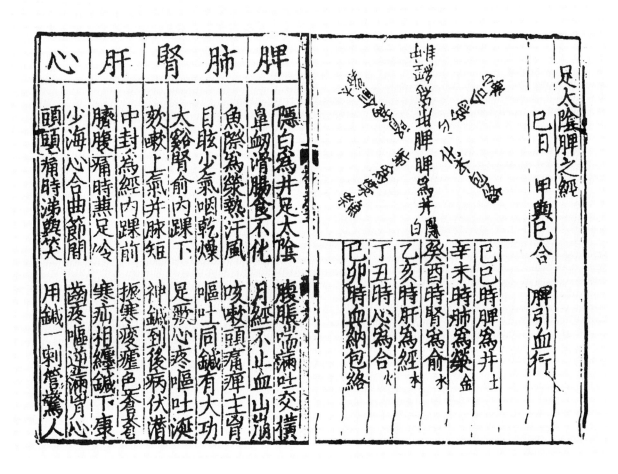

足太阴脾经图 （图见上）

足太阴脾之经

己日　甲与己合　脾引血行

己巳时脾为井±。辛未时肺为荥金。癸酉时肾为俞水。乙亥时肝为经木。丁丑时心为合火。已卯时血纳包络。

　　脾：隐白为井足太阴，腹胀喘满吐交横，鼻衄滑肠食不化，月经不止血山崩。

　　肺：鱼际为荥热汗风，咳嗽头痛痹主胸，目眩少气咽干燥，呕吐同针有大功。

　　肾：太溪肾俞内踝下，足厥心疼呕吐涎，咳嗽上气并脉短，神针到后病伏潜。

　　肝：中封为经内踝前，振寒痎①疟色苍苍，脐腹痛时兼足冷，寒疝相缠针下康。

　　心：少海心合曲节间，齿疼呕逆满胸心，头项痛时涕与笑，用针一刺管惊人。

---

①痎：原作"疫"，据《普济方》卷四一三改。

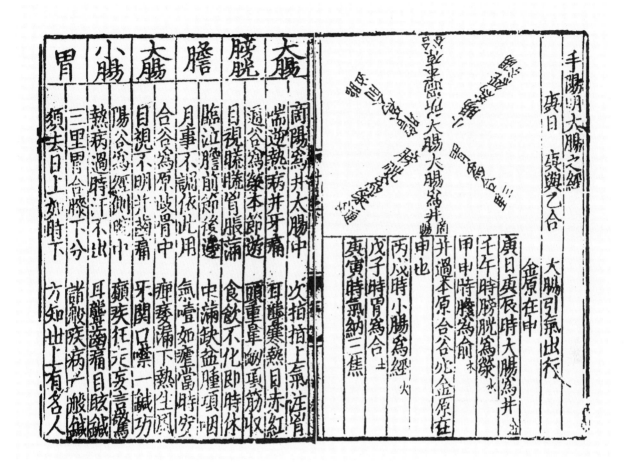

手阳明大肠经图（图见上）

手阳明大肠之经

庚日　庚与乙合　大肠引气出行

金原在申

庚日庚辰时大肠为井金。壬午时膀胱为荥水。甲申时胆为俞木。并过本原合谷穴，金原在申也。丙戌时小肠为经火。戊子时胃为合土。庚寅时气纳三焦。

大肠：商阳为井大肠中，次指指上气注胸，喘逆热病并牙痛，耳聋寒热目赤红。

膀胱：通谷为荥本节游，头重鼻衄项筋收，目视眈眈胸胀满，食饮不化即时休。

胆：临泣胆前节后边，中满缺盆肿项咽，月事不调依此用，气噎如疟当时安。

大肠：合谷为原歧骨中，痹痿漏下热生风，目视不明并齿痛，牙关口噤一针功。

小肠：阳谷为经侧腕中，癫疾狂走妄言惊，热病过时汗不出，耳聋齿痛目眩针。

胃：三里胃合膝下分，诸般疾病一般针，须去日上如时下，方知世上有名人。

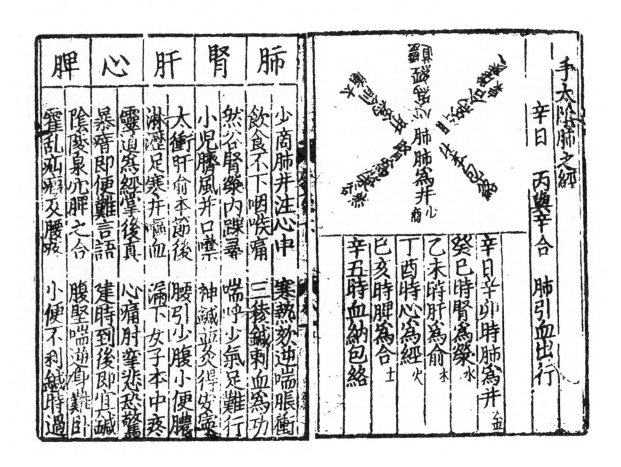

手太阴肺经图 （图见上）

手太阴肺之经

辛日　丙与辛合　肺引血出行

辛日辛卯时肺为井金。癸巳时肾为荥水。乙未时肝为俞木。丁酉时心为经火。己亥时脾为合土。辛丑时血纳包络。

　肺：少商肺井注心中，寒热咳逆喘胀冲，饮食不下咽喉痛，三棱针刺血为功。

　肾：然谷肾荥内踝寻，喘呼少气足难行，小儿脐风并口噤，神针并灸得安宁。

　肝：太冲肝俞本节后，腰引少腹小便脓，淋沥足寒并呕血，漏下女子本中疼。

　心：灵道为经掌后真，心痛肘挛悲恐惊，暴喑即便难言语，建时到后即宜针。

　脾：阴陵泉穴脾之合，腹坚喘逆身难卧，霍乱疝瘕及腰疼，小便不利针时过。

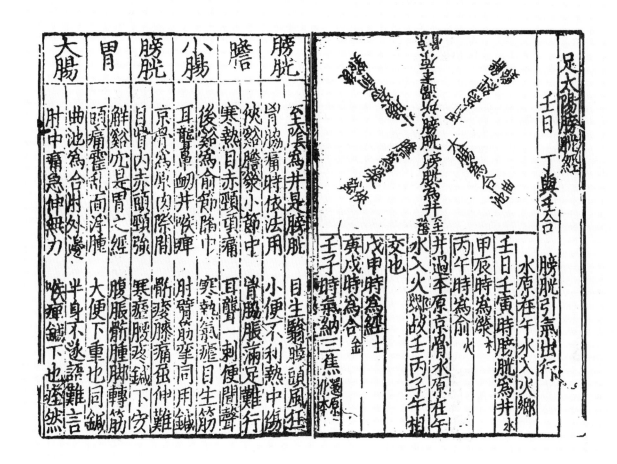

足太阳膀胱经图（图见上）

足太阳膀胱之经

壬日　丁与壬合　膀胱引气出行

水原在午　水入火乡

壬日壬寅时膀胱为井水。甲辰时胆①为荥木。丙午时小肠为俞火。并过本原京骨穴，水原在午，水入火乡，故壬丙，子午相交也。戊申时胃为经土，庚戌时大肠为合金。壬子时气纳三焦，还原化本。

膀胱：至阴为井是膀胱，目生翳膜头风狂，胸胁痛时依法用，小便不利热中伤。

胆：侠溪胆荥小节中，胸胁胀满足难行，寒热目赤颈项痛，耳聋一刺便闻声。

小肠：后溪为俞节陷中，寒热气疟目生筋，耳聋鼻衄并喉痹，肘臂筋挛同用针。

膀胱：京骨为原肉际间，骱酸膝痛屈伸难，目眦内赤头颈强，寒疟腰疼针下安。

胃：解溪穴是胃之经，腹胀骱肿脚转筋，头痛霍乱面浮肿，大便下重也同针。

大肠：曲池为合肘外边，半身不遂语难言，肘中痛急伸无力，喉痹针下也痊然。

---

①胆：原无，据上下文体例及《普济方》卷四一三补。本段后文中"小肠""胃""大肠"均据此补。

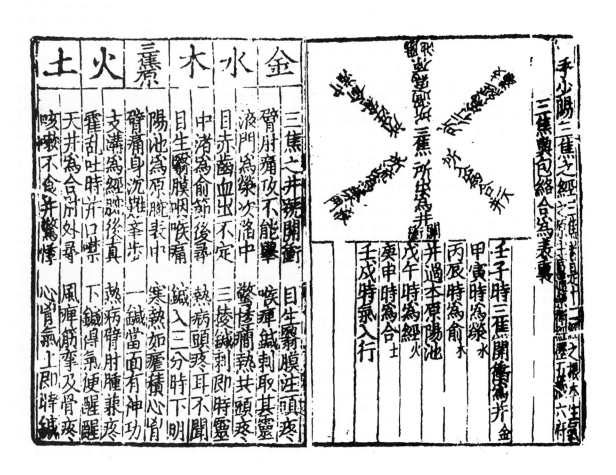

手少阳三焦经图（图见上）

手少阳三焦之经 三焦者是十二经之根本，生气之原，主宣通荣卫，经历五脏六腑。

三焦与包络合为表里

壬子时三焦关冲为井金。甲寅时为荥木。丙辰时为俞水。并过本原阳池。戊午时为经火。庚申时为合土。壬戌时气入行。

金：三焦之井号关冲，目生翳膜注头痛，臂肘痛攻不能举，喉痹针刺取其灵。

水：液门为荥次陷中，惊悸痫热共头痛，目赤齿血出不定，三棱针刺即时灵。

木：中渚为俞节后寻，热病头疼耳不闻，目生翳膜咽喉痛，针入三分时下明。

三焦原：阳池为原腕表中，寒热如疟积心胸，臂痛身沉难举步，一针当面有神功。

火：支沟为经腕后真，热病臂肘肿兼疼，霍乱吐时并口噤，下针得气使醒醒。

土：天井为合肘外寻，风痹筋挛及骨疼，咳嗽不食并惊悸，心胸气上即时针。

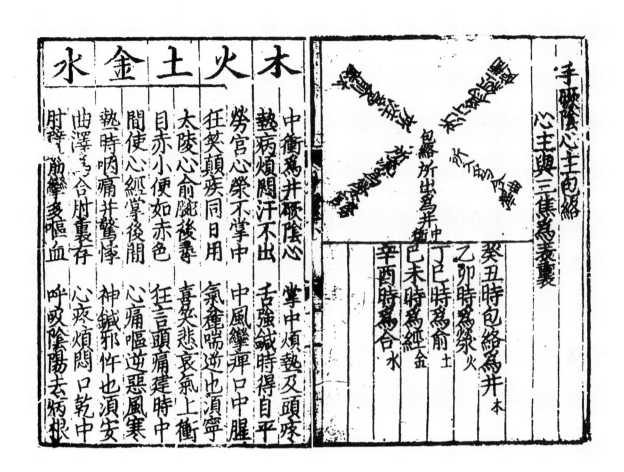

手厥阴心主包络经图（图见上）

手厥阴心主包络之经

心主与三焦为表里

癸丑时包络为井木。乙卯时为荥火。丁巳时为俞土。己未时为经金。辛酉时为合水。

木：中冲为井厥阴心，掌中烦热及头疼，热病烦闷汗不出，舌强针时得自平。

火：劳宫心荥手[1]掌中，中风挛痹口中腥，狂笑颠疾同日用，气粗喘逆也须宁。

土：大陵心俞腕后寻，喜笑悲哀气上冲，目赤小便如赤色，狂言头痛建时中。

金：间使心经掌后间，心痛呕逆恶风寒，热时咽痛并惊悸，神针邪忤也须安。

水：曲泽为合肘里存，心疼烦闷口干中，肘臂筋挛多呕血，呼吸阴阳去病根。

---

①手：原作"不"，据《普济方》卷四一三改。

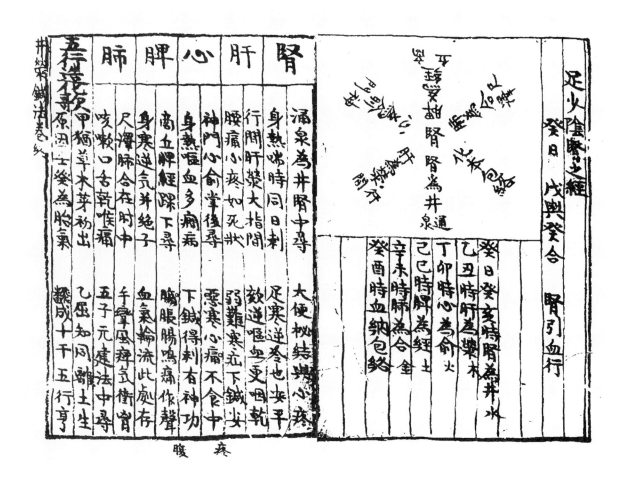

足少阴肾经图（图见上）

　　足少阴肾之经

　　癸日　戊与癸合　肾引血行

　　癸日癸亥时肾为井水。乙丑时肝为荥木。丁卯时心为俞火。己巳时脾为经土。辛未时肺为合金。癸酉时血纳包络。

　　肾：涌泉为井肾中寻，大便秘结与心疼，身热喘时同日刺，足寒逆冷也安平。

　　肝：行间肝荥大指间，咳逆呕血更咽干，腰痛心疼如死状，溺①难寒疝下针安。

　　心：神门心俞掌后寻，恶寒心疼不食中，身热呕血多癎病，下针得刺有神功。

　　脾：商丘脾经踝下寻，腹胀肠鸣痛作声，身寒逆气并绝子，血气轮流此处存。

　　肺：尺泽肺合在肘中，手挛风痹气冲胸，咳嗽口舌干喉痛，五子元建法中寻。

五行造化歌

　　甲犹草木芽初出，乙屈知同离土生，原因壬癸为胎气，翻成十干五行亨。

---

①溺：原作"弱"，据《普济方》卷四一三改。

（题）〔战国〕秦越人（扁鹊）撰　王旭东　校订

四库全书本

子午经

《子午经》一卷，旧题战国秦越人（号扁鹊）撰。学界认为本书是宋人托名编集，具体撰年未详，约在南宋淳熙七年（1180）之前。所载内容有主司、主命、行年人神、日辰忌、干支人神忌日、十二时忌等，多属人神禁忌之说。今以《说郛》《四库全书》本印行。

臍頂肘咽口頭脊膝足　一二三四五

行年人神

水命人行年在水則不宜下及服黑藥

金命人行年在金則不宜灸及服白藥

土命人行年在土則不宜吐及服黄藥

火命人行年在火則不宜汗及服赤藥

木命人行年在木則不宜針及服青藥

主命

欽定四庫全書　　說郛　卷一百九上　甲三

中央戊己土主人脾胃肌肉意智

北方壬癸水主人腎膀胱骨髓精志

西方庚辛金主人肺大腸皮毛魄

南方丙丁火主人心小腸血脉神

東方甲乙木主人肝膽筋膜䰟

主司

子午經　扁鵲

子午经 扁鹊

主司

东方甲乙木，主人肝、胆、筋膜、魂；

南方丙丁火，主人心、小肠、血脉、神；

西方庚辛金，主人肺、大肠、皮毛、魄；

北方壬癸水，主人肾、膀胱、骨髓、精、志；

中央戊己土，主人脾、胃、肌肉、意、智。

主命

木命人行年在木，则不宜针及服青药。

火命人行年在火，则不宜汗及服赤药。

土命人行年在土，则不宜吐及服黄药。

金命人行年在金，则不宜灸及服白药。

水命人行年在水，则不宜下及服黑药。

行年人神

脐　顶　肘　咽　口　头　脊　膝　足

一　　二　　三　　四　　五

八十一	七十六	七十一	六十六	六十一	五十六	五十一	四十六	四十一	三十六	三十一	二十六	二十一	十六	十一	六
八十二	七十七	七十二	六十七	六十二	五十七	五十二	四十七	四十二	三十七	三十二	二十七	二十二	十七	十二	七
八十三	七十八	七十三	六十八	六十三	五十八	五十三	四十八	四十三	三十八	三十三	二十八	二十三	十八	十三	八
八十四	七十九	七十四	六十九	六十四	五十九	五十四	四十九	四十四	三十九	三十四	二十九	二十四	十九	十四	九
八十五	八十	七十五	七十	六十五	六十	五十五	五十	四十五	四十	三十五	三十	二十五	二十	十五	十

里

六	七	八	九	十
十一	十二	十三	十四	十五
十六	十七	十八	十九	二十
二十一	二十二	二十三	二十四	二十五
二十六	二十七	二十八	二十九	三十
三十一	三十二	三十三	三十四	三十五
三十六	三十七	三十八	三十九	四十
四十一	四十二	四十三	四十四	四十五
四十六	四十七	四十八	四十九	五十
五十一	五十二	五十三	五十四	五十五
五十六	五十七	五十八	五十九	六十
六十一	六十二	六十三	六十四	六十五
六十六	六十七	六十八	六十九	七十
七十一	七十二	七十三	七十四	七十五
七十六	七十七	七十八	七十九	八十
八十一	八十二	八十三	八十四	八十五

欽定四庫全書

右九部行神歲移一部周而復始

十二部人神所在

心辰　喉卯　頭寅　眉丑　背子　腰亥　腹戌　項酉　足申　膝未　陰午　股巳

日辰忌

一日足大趾	二日外踝
三日股内	四日腰
五日口舌咽懸癰	六日足小趾
七日内踝	八日足腕
九日尻	十日背腰
十一日鼻柱	十二日髮際
十三日牙齒	十四日胃脘
十五日偏身	十六日胃乳
十七日氣衝	十八日腹内
十九日足跌	二十日膝下

八十六　　　　八十七　　　　八十八　　　　八十九　　　　九十

右九部行神，岁移一部，周而复始。

十二部人神所在

心辰　喉卯　头寅　眉丑　背子　腰亥　腹戌　项酉　足申　膝未　阴午　股巳

日辰忌

一日足大趾	二日外踝
三日股内	四日腰
五日口舌咽悬雍	六日足小趾
七日内踝	八日足腕
九日尻	十日背腰
十一日鼻柱	十二日发际
十三日牙齿	十四日胃脘
十五日遍身	十六日胸乳
十七日气冲	十八日腹内
十九日足跌	二十日膝下

二十一日手小指　　二十二日伏兔
二十三日肝腧　　二十四日手陽明兩脇
二十五日足陽明　　二十六日手足
二十七日膝　　二十八日陰
二十九日膝脛顋顴　　三十日關元下至足心

干支人神忌日

甲乙日忌寅時頭　　丙丁日忌辰時耳
戊巳日忌午時髮　　庚辛日忌申時丈〔闕〕
壬癸日忌酉時足

子日目　　丑日耳
寅日口　　卯日鼻
辰日腰　　巳日手
午日心　　未日足
申日頭　　酉日背
戌日項　　亥日頂
建日申時頭　　除日酉時膝

二十一日手小指　　二十二日伏兔
二十三日肝腧　　二十四日手阳明两胁
二十五日足阳明　　二十六日手足
二十七日膝　　二十八日阴
二十九日膝胫颡颧　　三十日关元下至足心

干支人神忌日

甲乙日忌寅时头　　丙丁日忌辰时耳
戊己日忌午时发　　庚辛日忌申时阙文
壬癸日忌酉时足

子日目　　丑日耳
寅日口　　卯日鼻
辰日腰　　巳日手
午日心　　未日足
申日头　　酉日背
戌日项　　亥日顶
建日申时头　　除日酉时膝

滿日戌時腹　平日亥時腰背
定日子時心　執日丑時手
破日寅時口　危日卯時鼻
成日辰時脣　收日巳時足
開日午時耳　閉日未時目
十二時忌
子時踝　丑時頭
寅時目　卯時面耳

辰時項口　巳時闕
午時胷脇　未時腹
申時心　酉時背胛
戌時腰陰　亥時股
又
立春春分脾　立夏夏至肺
立秋秋分肝　立冬冬至心
四季十八日腎

满日戌时腹　平日亥时腰背
定日子时心　执日丑时手
破日寅时口　危日卯时鼻
成日辰时唇　收日巳时足
开日午时耳　闭日未时目

十二时忌

子时踝　丑时头
寅时目　卯时面耳
辰时项口　巳时阙
午时胸胁　未时腹
申时心　酉时背胛
戌时腰阴　亥时股

又

立春春分脾　立夏夏至肺
立秋秋分肝　立冬冬至心
四季十八日肾

又

正月丑	二月戌	三月未
四月辰	五月丑	六月戌
七月未	八月辰	九月丑
十月戌	十一月未	十二月辰

又

春左脇	秋右脇
夏在腎	冬在腰

又

男避除	女避破
男忌戌	女忌己

又

正月丑　二月戌　三月未
四月辰　五月丑　六月戌
七月未　八月辰　九月丑
十月戌　十一月未　十二月辰

又

春左胁　秋右胁
夏在脐　冬在腰

又

男避除　女避破
男忌戌　女忌己

新刊补注铜人腧穴针灸图经

金大定二十六年刻本

[北宋] 王惟一 奉旨编修

[金] 闲邪聩叟 补注　王旭东 校订

本书是《铜人腧穴针灸图经》（本丛书已收载）的另一版本形式。《铜人腧穴针灸图经》成书后，被刻于石碑并木版刊行，后因北宋末年战乱，刊本佚失，石刻仅存残石数块。金大定年间，闲邪聩叟对此书加以增删补注（底本所据不详，或是北宋石刻之拓本），在原书基础上，删去骨度法、脏腑图、穴腧都数，补入经脉循行之注文，针灸避忌人神图、针灸避忌太一之图等，并将经穴图及十四经脉之排列作了较大修改。全部内容重编为五卷本，后世多以此本为底本复刻流传。今以金大定二十六年（1186）刻本为底本校编刊出，该版本珍稀难得，但文字讹误脱衍处甚多，故正文部分多据《素问》《灵枢》及其注本、各类铜人腧穴古籍加以改订。

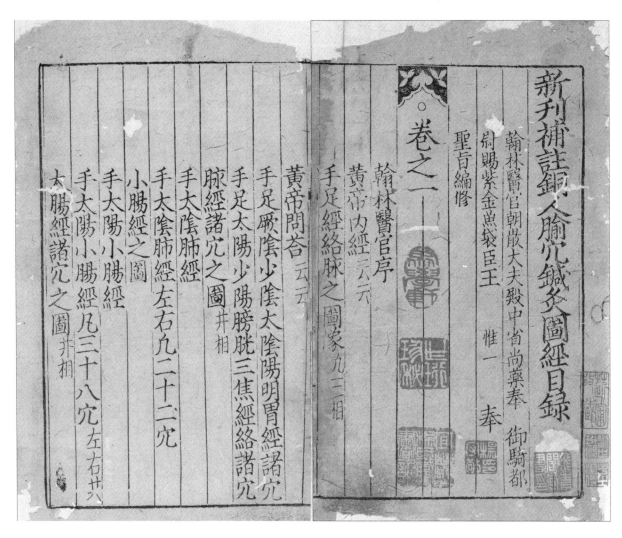

新刊补注铜人腧穴针灸图经目录

翰林医官朝散大夫殿中省尚药奉 御骑都尉赐紫金鱼袋 臣 王惟一 奉圣旨编修

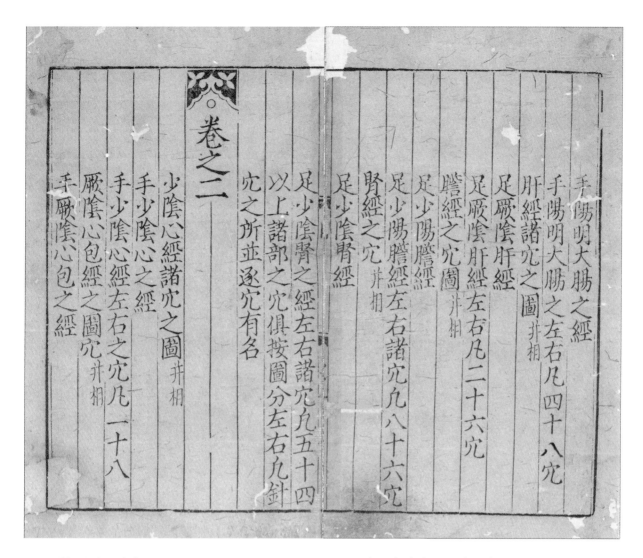

手阳明大肠之经　　　　　　手阳明大肠之左右凡四十八穴

肝经诸穴之图并相　　　　　足厥阴肝经

足厥阴肝经左右凡二十六穴　胆经之穴图并相

足少阳胆经　　　　　　　　足少阳胆经左右诸穴凡八十六穴

肾经之穴并相　　　　　　　足少阴肾经

足少阴肾之经左右诸穴凡五十四

以上诸部之穴俱按图分左右，凡针穴之所并逐穴有名

卷之二

手①少阴心经诸穴之图并相　　手少阴心之经

手少阴心经左右之穴凡一十八　手厥阴心包经之图穴并相

手厥阴心包之经

①手：原无，据体例补。此下凡不合体例者逐改，不另出注。

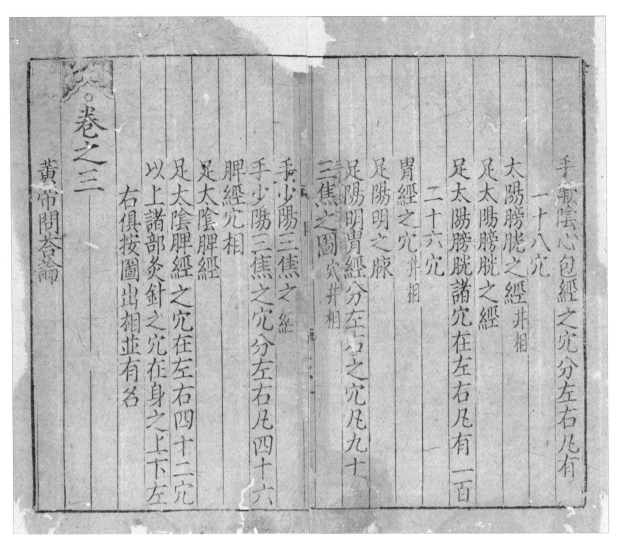

手厥阴心包经之穴分左右凡有一十八穴

足太阳膀胱之经

胃经之穴 并相

足阳明胃经分左右之穴凡九十

手少阳三焦之经

脾经穴相

足太阴脾经之穴在左右四十二穴

以上诸部灸针之穴在身之上下左右，俱按图出相并有名

太阳膀胱之经 并相

足太阳膀胱诸穴在左右凡有一百二十六穴

足阳明之脉

三焦之图 穴并相

手少阳三焦之穴分左右凡四十六

足太阴脾经

卷之三

黄帝问答论

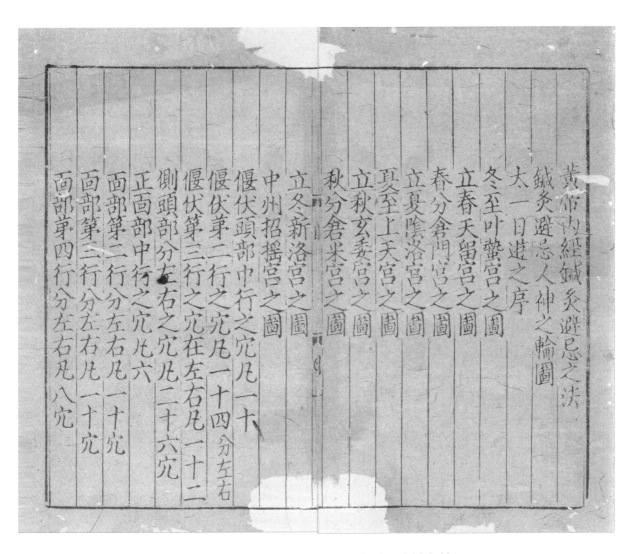

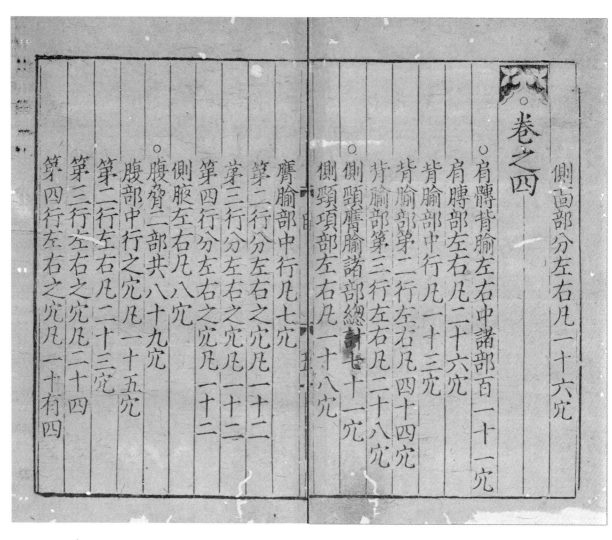

側面部分左右凡一十六穴

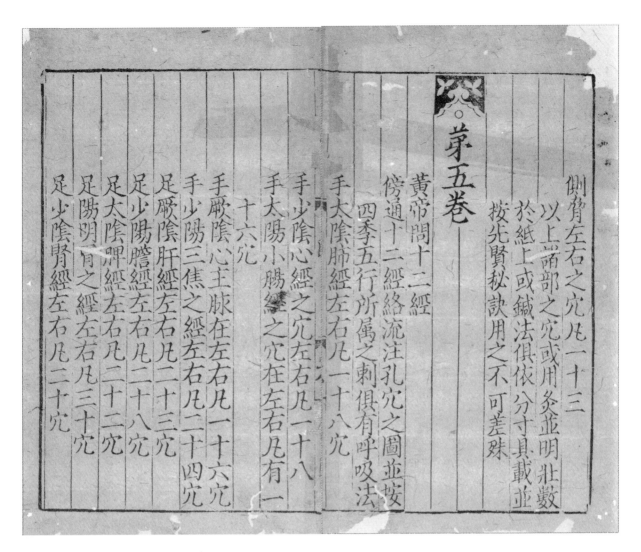

側胁左右之穴凡一十三

以上諸部之穴，或用灸，并明壯數于紙上，或針法，俱依分寸俱載，并按先賢秘訣用之，不可差殊。

卷之五

黃帝問十二經

傍通十二經絡流注孔穴之圖，并按四季、五行所屬之刺，俱有呼吸法。

手太陰肺經左右凡一十八穴　　　　手少陰心經之穴左右凡一十八

手太陽小腸經之穴在左右凡有一十六穴　　手厥陰心主脉在左右凡一十六穴

手少陽三焦之經左右凡二十四穴　　足厥陰肝經左右凡二十三穴

足少陽胆經左右凡二十八穴　　　　足太陰脾經左右凡二十二穴

足陽明胃之經左右凡三十穴　　　　足少陰腎經左右凡二十穴

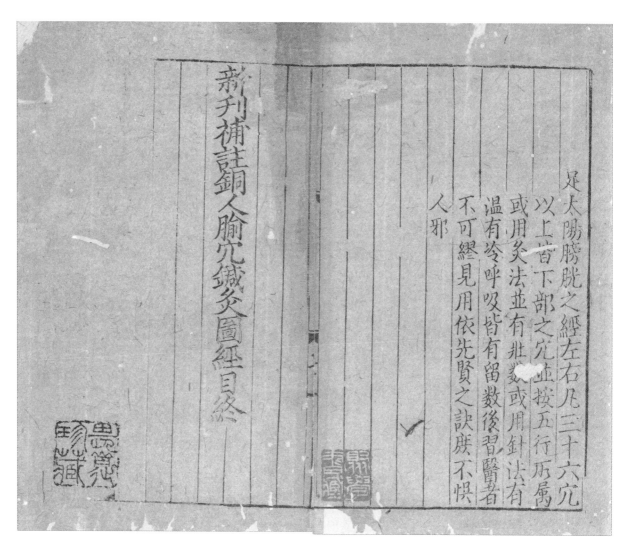

足太阳膀胱之经左右凡三十六穴

以上皆下部之穴，并按五行所属，或用灸法，并有壮数；或用针法，有温有冷，呼吸皆有留数。后习医者不可谬见，用依先贤之诀，庶不误人邪。

新刊补注铜人腧穴针灸图经目终

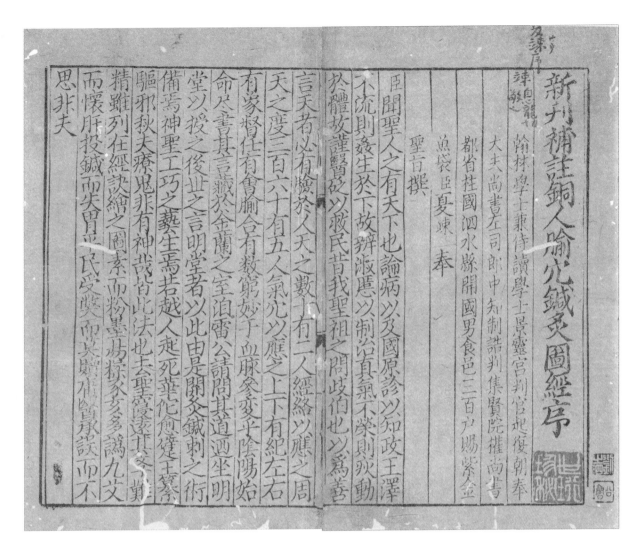

新刊补注铜人腧穴针灸图经序

翰林学士兼侍读学士 景灵宫判官 起复朝奉大夫

尚书左司郎中 知制诰判集贤院 权尚书都省柱国

泗水县开国男食邑三百户 赐紫金鱼袋 臣 夏竦 奉圣旨撰

　　臣闻圣人之有天下也，论病以及国，原诊以知政。王泽不流，则奸生于下，故辨淑慝以制治；真气不荣，则疢动于体，故谨医砭以救民。昔我圣祖之问岐伯也，以为善言天者，必有验于人。天之数十有二，人经络以应之；周天之度，三百六十有五，人气穴以应之。上下有纪，左右有象，督任有会，腧合有数。穷妙于血脉，参变乎阴阳，始命尽书其言，藏于金兰之室。洎雷公请问其道，乃坐明堂以授之，后世之言明堂者以此。由是闭灸针刺之术备焉，神圣工巧之艺生焉。若越人起死，华佗愈蹙，王纂驱邪，秋夫疗鬼，非有神哉，皆此法也。去圣寝远，其学难精。虽列在经诀，绘之图素，而粉墨易糅，豕亥多讹。丸艾而坏肝，投针而失胃。平民受弊而莫赎，庸医承误而不思。非夫圣人，孰救兹患？洪惟我后，勤哀兆庶，迪帝轩之遗烈，祗文母之慈训，命百工以修政令，敕大医以谨方技。深惟针艾之法，旧列王官之守，人命所系，日用尤急，思革其谬，永[1]济于民。殿中省尚药奉御王惟一素授禁方，尤工厉石，竭心奉诏，精意参神。定偃侧于人形，正分寸于腧募，增古今之救验，刊日相之破漏，总会诸说，勒成三篇。上又以古经训诂至精，学者封执多失，传心岂如会目，着辞不若案形，复令创铸铜人为式。内为腑脏，旁注溪谷，井荥所会，孔穴所安，窍而达中，刻题于侧，使观者烂然而有第，疑者涣然而冰释。在昔未臻，惟帝时宪，乃命侍臣为之序引，名曰《新铸铜人腧穴针灸图经》，肇颁四方，景式万代，将使多瘵咸诏，巨刺靡差。案说蠲疴，若对谈于涪水；披图洞视，如旧饮于上池。保我黎烝，介乎寿考。昔夏后叙六极以辨疾，帝炎问百药以惠人，固当让德今辰，归功圣域者矣。

时天圣四年岁次析木秋八月丙申谨上

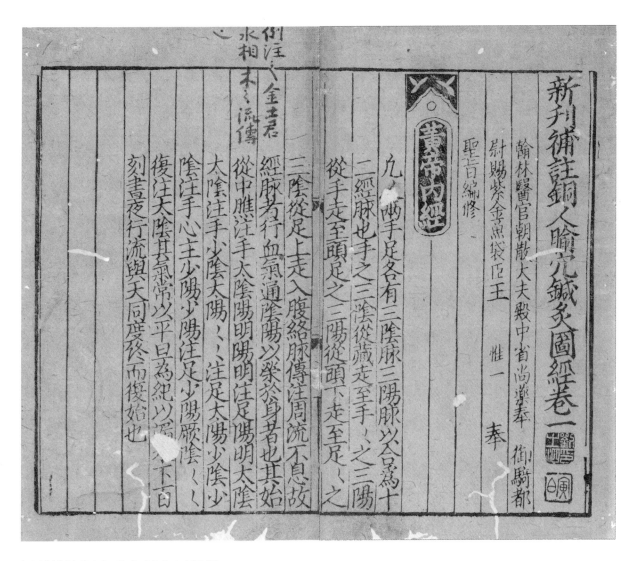

新刊补注铜人腧穴针灸图经卷一

翰林医官朝散大夫殿中省尚药奉 御骑都尉赐紫金鱼袋 臣 王惟一 奉圣旨编修

《黄帝内经》

凡人两手足各有三阴脉、三阳脉，以合为十二经脉也。手之三阴，从脏走至手；手之三阳，从手走至头；足之三阳，从头下走至足；足之三阴，从足上走入腹。络脉传注，周流不息。故经脉者，行血气，通阴阳，以荣于身者也。其始从中焦，注手太阴、阳明，阳明注足阳明、太阴，太阴注手少阴、太阳，太阳注足太阳、少阴，少阴注手心主、少阳，少阳注足少阳、厥阴，厥阴复注太阴。其气常以平旦为纪，以漏水下百刻，昼夜行流，与天同度，终而复始也。

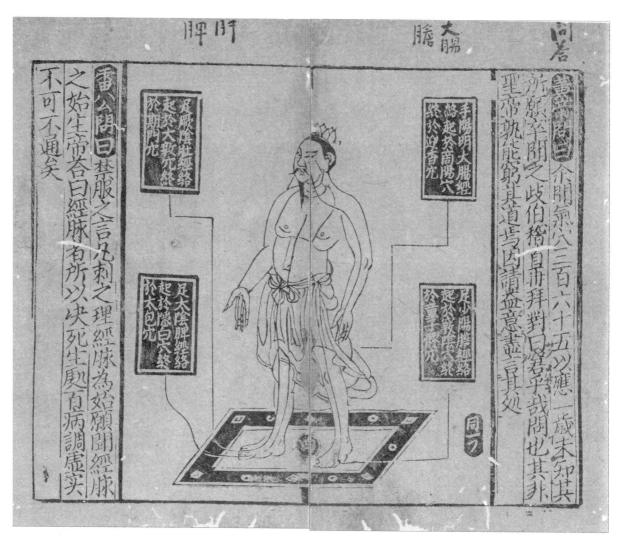

黄帝问曰：

余闻气穴三百六十五，以应一岁，未知其所，愿卒闻之。岐伯稽首再拜对曰：窘乎哉问也！其非圣帝，孰能穷其道焉！因请益意，尽言其处。

(周身经络图，图见上)

手阳明大肠经络，起于商阳穴，终于迎香穴。

足少阳胆经络，起于窍阴穴，终于瞳子髎穴。

足厥阴肝经络，起于大敦穴，终于期门穴。

足太阴脾经络，起于隐白穴，终于大包穴。

雷公问曰：

禁脉[1]之言，凡刺之理，经脉为始，愿闻经脉之始生。帝答曰：经脉者，所以决死生，处百病，调虚实，不可不通矣。

---

①脉：原作"服"，据《灵枢·经脉》《针灸甲乙经》卷二第一上改。

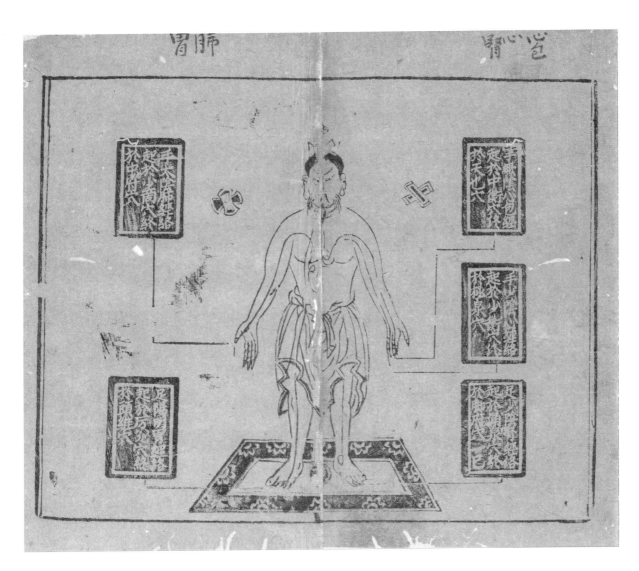

(周身经络图，图见上)

手厥阴心包经络，起于中冲穴，终于天池穴。

手少阴心经络，起于少冲穴，终于极泉穴。

足少阴肾经络，起于涌泉穴，终于输府穴。

手太阴肺经络，起于少商穴，终于中府穴。

足阳明胃经络，起于厉兑穴，终于头维穴。

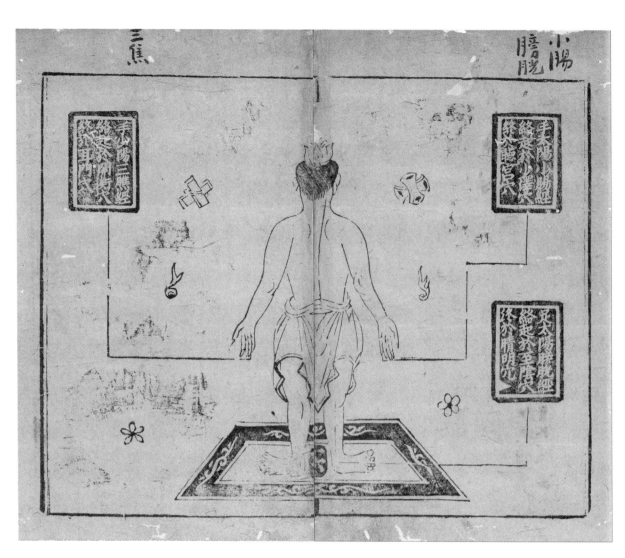

(周身经络图，图见上)

手太阳小肠经络，起于少泽穴，终于听宫穴。

足太阳膀胱经络，起于至阴穴，终于睛明穴。

手少阳三焦经络，起于关冲穴，终于耳门穴。

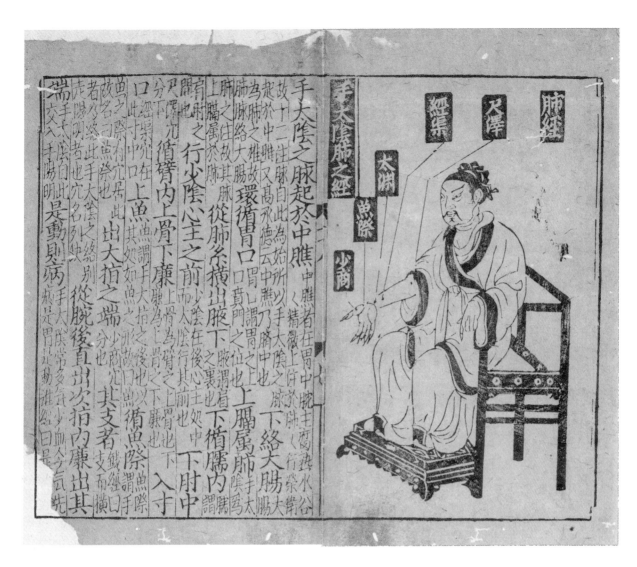

肺经图 （图见上）

手太阴肺之经

　　手太阴之脉，起于中焦，中焦者，在胃中脘，主腐熟水谷。水谷精微，上注于肺。肺行荣卫，故十二经脉，自此为始。所以手太阴之脉，起于中焦。又高丞德云：中焦，乃脐中也。下络大肠，大肠为肺之维，故肺脉络大肠。还循胃口，胃口，谓胃之上口，贲门之位也。上膈属肺，手太阴为肺之主，故其脉上膈属于肺。从肺系横出腋下，腋，谓肩之里也。下循臑内，臑，谓肩肘之间也。行少阴心主之前，少阴在后，心主处中，而太阴行其前也。下肘中，尺泽穴分下。循臂内上骨下廉，上骨为臂之上骨也，下廉为上骨之下廉也。入寸口，经渠穴在此寸口中。上鱼，鱼，谓手大指之后也。以其处如鱼之形，故曰鱼。循鱼际，鱼际，谓手鱼之际，有穴居此，故名曰鱼际也。出大指之端。少商穴分也。其支者，《针经》曰：支而横者为络。此手太阴之络别走阳明者也，穴名列缺。从腕后直出次指内廉，出其端，手太阴自此交入手阳明。是动则病，手太阴常多气少血，今气先病，是谓是动。《难经》曰：是动者[①]

----

　①动者：版蚀脱字，据《难经·二十二难》补。

气也。此之谓乎？肺胀满，膨膨而喘咳，膨膨，谓气不宣畅也。缺盆中痛，缺盆，穴名。在肩下横骨陷中，言其处如缺谿之盆，故名曰缺盆。甚则交两手而瞀，《太素》注云：瞀，低目也。是谓臂厥。肘前曰臂，气逆曰厥。主肺所生病者，邪在气，留而不去，则传之于血也。血既病矣，是气之所生，故云所生病也。《难经》曰：所生病者血也。斯之谓乎？咳嗽上气，喘喝烦心，胸满，臑臂内前廉痛，掌中热。气盛有余，则肩背痛，风汗出，中风，小便数而欠；数，频也。欠，少也。言小便频而少也。气虚则肩背痛寒，少气不足以息，溺色变，卒遗失无度。盛者，寸口大三倍于人迎；虚者，则寸口反小于人迎也。寸口、人迎，诸书不同。有言寸口、人迎者，有言肺口、人迎者，有言气口、人迎者。然则气口脉与寸口脉异乎[1]？同乎？按《五脏别论》注云：寸口可以候气之盛衰，故云气口；可以切脉之动静，故云肺口。由是则肺口、气口，皆寸口也，观丁德用二难图可知矣。气口人迎在头，而法取之手也，左手关前一分，人迎之位也；右手关前一分，气口之位也。候气口以知阴，候人迎以知阳，知阳知阴而盛躁明矣。明盛躁而死生定矣。扁鹊所谓经脉十二、络脉十五，皆因其圆如环之无端，转相激灌，朝于寸口、人迎，以处百病，而决其死生者也，正谓兹矣。人迎主外，寸口主内，两者相应，俱往俱来，若引绳，小大齐寸命之口平，若其不一，谓之有病。《素问》云：人迎盛，病在三阳；寸口盛，病在三阴。若细而言之，则人迎一盛，病在足；少阳一盛，而躁在手；少阳人迎二盛，病在足；太阳二盛，而躁在手；太阳人迎三盛，病在足；阳明三盛，而躁在手；阳明人迎四盛以上，谓之格阳。寸口一盛，病在足；厥阴一盛，而躁在手心主；寸口二盛，病在足；少阴二盛，而躁在手；少阴寸口三盛，病在足；太阴三盛，而躁在手；太阴寸口四盛以上，谓之关阴；若寸口人迎俱盛四倍以上，谓之关格。关格者，不得尽其命而死矣。是以人迎一盛，泻足少阳，补足厥阴，二泻一补，日一取之，躁取之手；人迎二盛，泻足太阳，补足少阴，二泻一补，日一取之，躁取之手；人迎三盛，泻足阳明，补足太阴，二泻一补，日二取之，躁取之手。寸口一盛，泻足厥阴，补足少阳，二补一泻，日一取之，躁取之手；寸口二盛，泻

_____

① 气口脉与寸口脉异乎：原作"气口脉口与寸口异也"，据《普济方》卷四一二改。本书文字刻写错讹较多，均据此订正，不另出注。

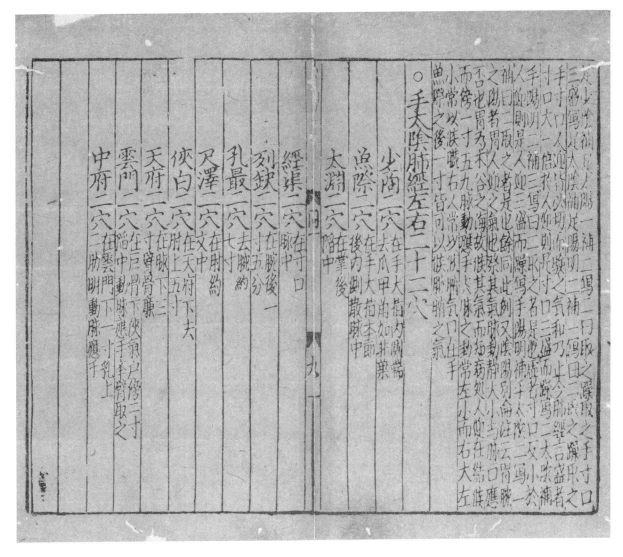

足少阴，补足太阳，一补二泻，日二取之，躁取之手；寸口三盛，泻足太阴，补足阳明，二补一泻，日二取之，躁取之手。寸口人迎，皆宜切而验之，气和乃止。今肺经言盛者，寸口大一倍于人迎，则是寸口二盛而躁，泻手太阴，补手阳明，二补三泻，日二取之者是也。虚者，寸口反小于人迎，则是人迎三盛而躁，泻手阳明，补手太阴，三泻一补，日二取之者是也。余同此例。又《阴阳别论》注云：胃脘之阳者，胃人迎之气也，察其气脉动静大小，与脉相应否也。胃为水谷之海，故候其气，而知病处。人迎在结喉两旁一寸五分，脉动应手，其脉之动，常左小而右大，左小常以候脏，右大常以候腑。气口在手鱼际之后二寸，皆可以候脏腑之气。

手太阴脉经，左右二十二穴

少商二穴：在手大指端内侧端，去爪甲角如韭叶。　　鱼际二穴：在手大指本节后内侧散脉中。

太渊二穴：在掌后陷中。　　经渠二穴：在寸口脉中。

列缺二穴：在腕后一寸五分。　　孔最二穴：去腕上七寸。

尺泽二穴：在肘约纹中。　　侠白二穴：在天府下，去肘上五寸动脉中[1]。

天府二穴：在腋下三寸，举臂取之。　　云门二穴：在巨骨下挟气户旁二寸陷中，动脉应手，举臂取之。

中府二穴：在云门下一寸，乳上三肋间，动脉应手。

---

①动脉中：原无，据《铜人腧穴针灸图经》《针灸资生经》补。又，此下穴处定位颇多错讹脱衍，均据上述文献订证，不另出注。

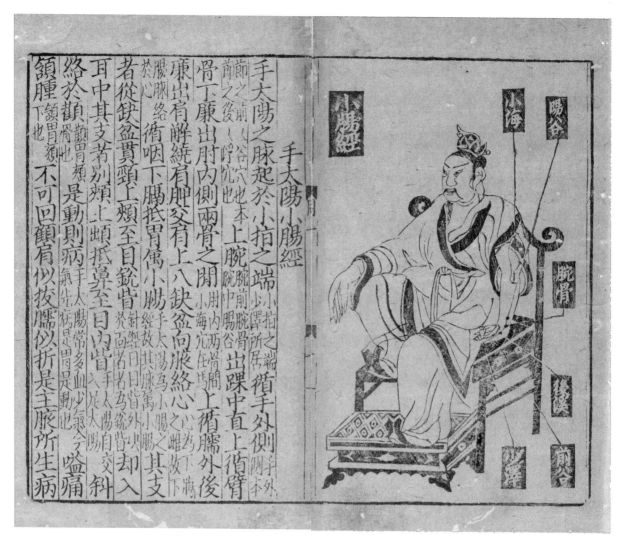

小肠经图（图见上）

手太阳小肠经

　　手太阳之脉，起于小指之端，小指之端，少泽所居。循手外侧，手外侧本节之前，前谷穴也；本节之后，后溪穴也。上腕，腕前腕骨，腕后阳骨。出踝中，直上循臂骨下廉，出肘内侧两骨[1]之间，肘内两骨间，小海穴在焉。上循臑外后廉，出肩解，绕肩胛，交肩上，入缺盆，向腋，络心，心为小肠之维，故小肠脉络于心。循咽下膈，抵胃，属小肠，手太阳为小肠之经，故其脉属小肠。其支者，从缺盆循颈上颊，至目锐眦，《针经》曰：目眦外缺于面者为锐眦。却入耳中。其支者，别颊上䪼，抵鼻，至目内眦，手太阳自此交入足太阳。斜络于颧，颧，谓颊骨也。是动则病，手太阳常多血少气，今气先病，是谓是动也。嗌痛颔肿，颔，谓颔下也。不可以[2]顾，肩似拔，臑似折。是主液所生病

---

①骨：《灵枢·经脉》作"筋"。
②以：原作"回"，据《灵枢·经脉》改。

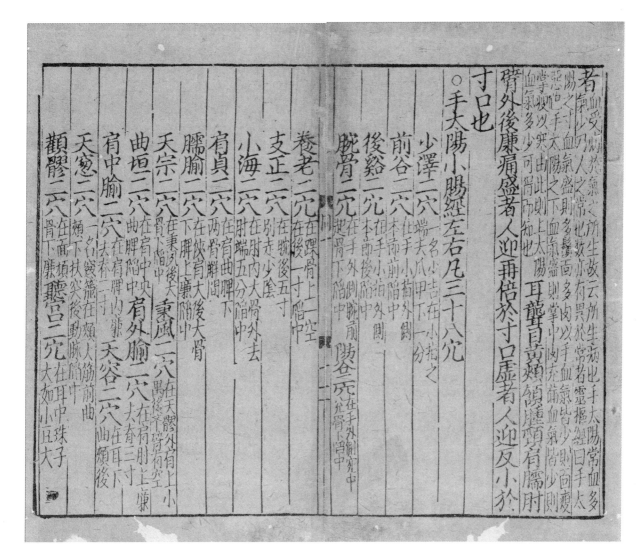

者，血受病于气，是气之所生，故云所生病也。手太阳常血多气少，乃人之常数也，亦有异于常者。《灵枢经》曰：手太阳之上，血气盛，则多须，面多肉，以手血气皆少，则面瘦恶色。手太阳之下，血气盛，则掌中肉盈满；血气皆少，则掌瘦以寒。由此则手太阳血气多少，可得而知也。耳聋，目黄，颊颔肿，颈肩臑肘臂外后廉痛。盛者，人迎再倍于寸口；虚者，人迎反小于寸口也。

手太阳小肠经，左右凡三十八穴

少泽二穴：一名少吉。在手小指之端，去爪甲下一分。

前谷二穴：在手小指外侧本节前陷中。

后溪二穴：在手小指外侧本节后陷中。

腕骨二穴：在手外侧腕前起骨下陷中。

阳谷二穴：在手外侧腕中兑骨下陷中。

养老二穴：在踝骨上一空在后一寸陷中。

支正二穴：在腕后五寸，别走少阴。

小海二穴：在肘内大骨外去肘端五分陷中。

肩贞二穴：在肩曲胛下两骨解间。

臑腧二穴：在挟肩髎后大骨下胛上廉陷中。

天宗二穴：在秉风后大骨下陷中。

秉风二穴：在天髎外肩上下髃后，举臂有空。

曲垣二穴：在肩中央曲胛陷中。

肩外腧二穴：在肩胛上廉去脊三寸。

肩中腧二穴：在肩胛内廉去脊二寸。

天容二穴：在耳下曲颊后。

天窗二穴：一名窗笼。在颈大筋前曲颊下扶突后动脉陷中。

颧髎二穴：在面颊骨下廉兑骨端陷中。

听宫二穴：在耳中珠子大如小豆是。

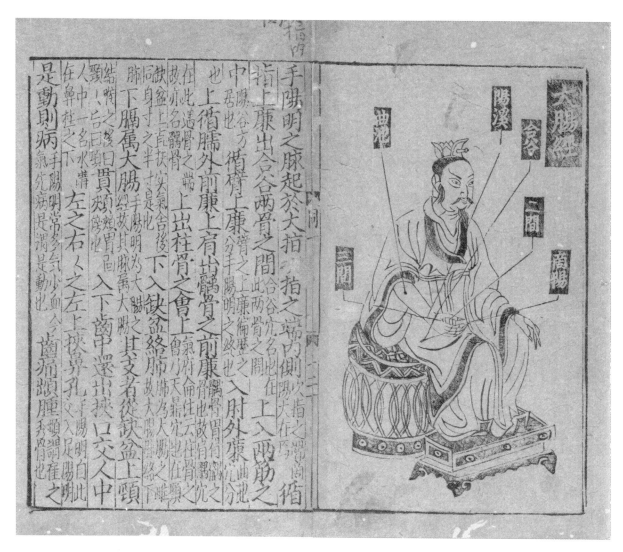

手阳明之脉，起于大指次指之端内侧，循指上廉，出合谷两骨之间，上入两筋之中，循臂上廉，入肘外廉，上循臑外前廉，上肩，出髃骨之前廉，上出柱骨之会上，下入缺盆，络肺，下膈，属大肠。其支者，从缺盆上颈，贯颊，入下齿缝中，还出挟口，交人中，左之右，右之左，上挟鼻孔。是动则病，齿痛颈肿。

大肠经图（图见上）

手阳明大肠经

手阳明之脉，起于大指次指之端内侧，次指之端，商阳穴在焉。循指上廉，出合谷两骨之间，合谷，穴名也，在此两骨之间。上入两筋之中，阳谷方居也。循臂上廉，臂之上廉，遍历之分，手阳明之经也。入肘外廉，曲池穴分也。上循臑外前廉，上肩，出髃骨之前廉，髃骨，谓肩髃之骨也，故肩髃穴在此，遇骨之端，故亦名髃骨。上出柱骨之会上，《气府论》注云：柱骨之会，乃天鼎穴也。在颈缺盆上，直扶突、气舍后同身寸之半寸是也。下入缺盆，络肺，肺为大肠之维，故大肠脉络于肺。下膈，属大肠，手阳明为大肠之经，故其肺属大肠。其支者，从缺盆上颈，结喉之后曰颈，颈后曰项。贯颊，颊，谓面傍也。入下齿缝中，还出挟口，交人中，人中，一名水沟，在鼻柱之下。左之右，右之左，上挟鼻孔，手阳明自此交入足阳明。是动则病，手阳明常多气少血，今气先病，是谓是动也。齿痛，颔肿，颔，谓颊之秀骨也。

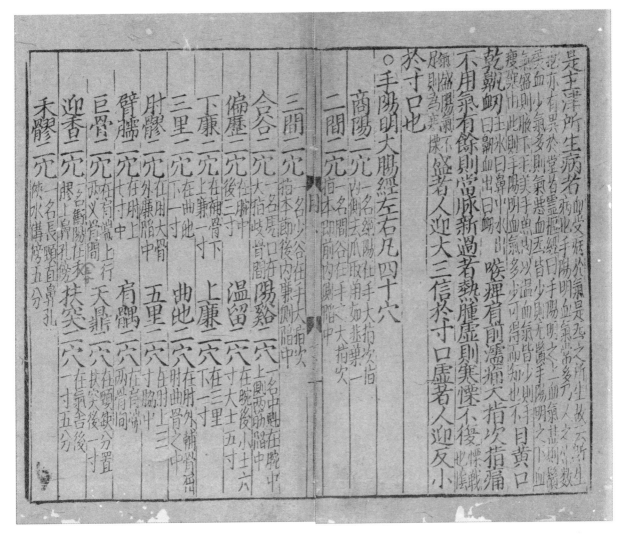

是主津液所生病者，血受病于气，是气之所生，故云所生病也。手阳明血气常多，乃人之常数也，亦有异于常者。《灵枢经》曰：手阳明之上，血气甚则须美，血少气多则气恶，血气皆少则无须。手阳明之下，血气盛，则下腋下毛美，手鱼肉以温；血气皆少，则手瘦寒。由此，则手阳明血气多少，可得而知也。目黄，口干，鼽衄王冰曰：鼻中水出曰鼽，血出曰衄。喉痹，肩前臑痛，大指次指痛不用。气有余，则当脉所过者热肿，虚则寒栗不复。栗，战也。阴气盛，阳气不足，则为寒栗。盛者，人迎大三倍于寸口；虚者，人迎反小于寸口也。

手阳明大肠经，左右凡四十穴

商阳二穴：一名绝阳，在手大指次指内侧，去爪甲角如韭叶。

二间二穴：一名间谷，在手大指次指本节前内侧陷中。

三间二穴：一名少谷，在手大指次指本节后内廉侧陷中。

合谷二穴：一名虎口，在大指歧骨间。

阳溪二穴：一名中魁，在腕中上侧两筋陷中。

偏历二穴：在腕中后三寸。

温溜二穴：在腕后。小士六寸，大士五寸。

下廉二穴：在辅骨下，上廉一寸。

上廉二穴：在三里下一寸。

三里二穴：在曲池下一寸。

曲池二穴：在肘外辅骨屈肘曲骨之中。

肘髎二穴：在肘大骨外廉陷中。

五里二穴：在肘上三寸胻中。

臑臑二穴：在肘上七寸中。

肩髃二穴：在肩端两骨间。

巨骨二穴：在肩端上行两叉骨间。

天鼎二穴：在颈缺盆直扶突后一寸。

迎香二穴：一名冲阳，在禾髎上鼻孔旁。

扶突二穴：在人迎①后一寸五分。

禾髎二穴：一名长频，直鼻孔挟水沟旁五分。

① 人迎：原作"气舍"，据本书卷四改。

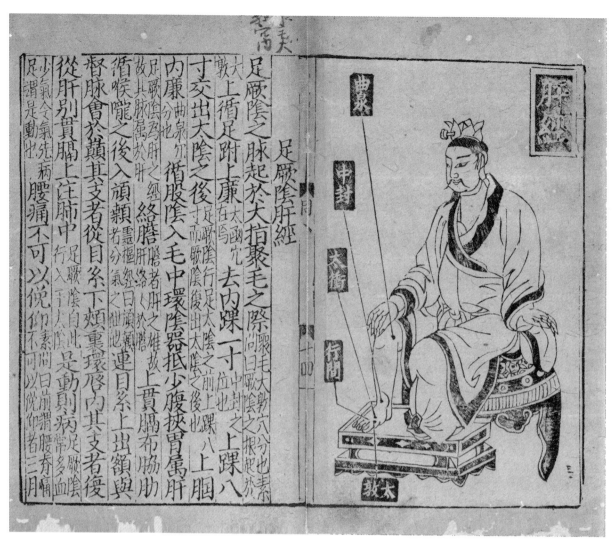

足厥阴肝经

足少阴厥气令气先病腰痛不可以俯仰素问曰前谓腰脊痛常多血不可以俯仰者三月

从肝别贯膈上注肺中足厥阴自此行入手太阴是动则病足厥阴

督脉会于巅其支者从目系下颊里环唇内其支者复

循喉咙之后入颃颡灵枢经曰颃颡者分气之泄池连目系上出额与

内廉曲泉穴分也循股阴入毛中环阴器抵少腹挟胃属肝足厥阴为肝之经故其脉属于肝络胆胆者肝之维故肝脉络于胆上贯膈布胁肋

寸交出太阴之后足厥阴行足太阴之前上踝八寸而厥阴复出太阴之后也上腘

上循足跗上廉太冲穴在焉去内踝一寸中封之位也上踝八

足厥阴之脉起於大指聚毛之际聚毛大敦穴分也素问曰厥阴之根起於大敦

足厥阴肝经

肝经图（图见上）

足厥阴肝经

足厥阴之脉，起于大指聚毛之际，聚毛，大敦穴分也。《素问》曰：厥阴之根，起于大敦。上循足跗上廉，太冲穴在焉。去内踝一寸，中封之位也。上踝八寸，交出太阴之后，足厥阴行足太阴之前，上踝八寸，而厥阴复出太阴之后也。上腘内廉，曲泉穴分也。循股阴，入毛中，环阴器，抵小腹，挟胃属肝，足厥阴为肝之经，故其脉属于肝。络胆，胆者，肝之维，故肝脉络于胆。上贯膈，布胁肋，循喉咙之后，入颃颡，《灵枢经》曰：颃颡者，分气之泄池。连目系，上出额，与督脉会于巅。其支者，从目系下颊里，环唇内。其支者，复从肝别贯膈，上注肺中。足厥阴自此行入手太阴。是动则病，足厥阴常多血少气，今气先病，是谓是动也。腰痛不可以俯仰，《素问》曰：前谓腰脊痛不可以俯仰者，三月

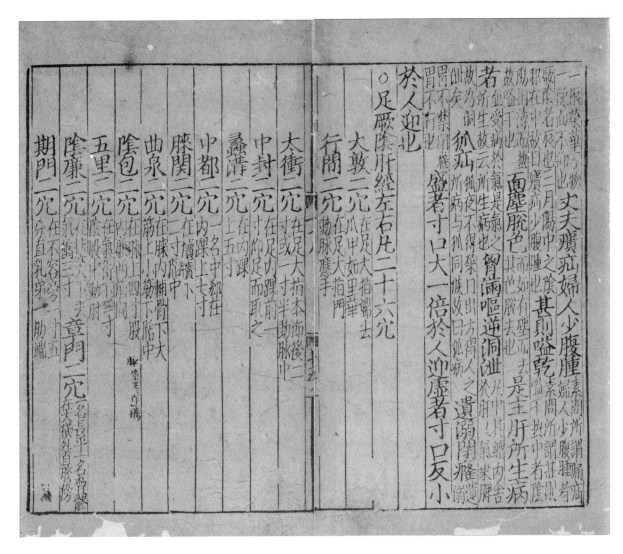

一振，荣华万物，一俯而不仰也。**丈夫㿉疝，妇人少腹肿，**《素问》所谓㿉疝、妇人少腹肿者，厥阴者，辰也，三月，阳中之阴，邪在中，故曰㿉疝、少腹肿也。**甚则嗌干，**《素问》所谓甚则嗌干，热中者，阴阳相搏而热，故嗌干也。**面尘脱色，**面如有尘，而去其色脱去也。**是主肝所生病者，**血受病于气，是气之所生，故云所生病也。**胸满，呕逆洞泄，**凡中其经，内含于肝，肝气乘脾，故为洞泄矣。**狐疝，**狐夜不得尿，日出方得。人之所病与狐同候，故曰狐病。**遗溺，闭癃，**遗溺谓不禁，闭癃谓不行也。**盛者，寸口大一倍于人迎；虚者，寸口反小于人迎也。**

足厥阴肝经，左右凡二十六穴

大敦二穴：在足大指端，去爪甲如韭叶。

太冲二穴：在足大指本节后二寸或一寸半动脉中。

蠡沟二穴：在内踝上五寸。

膝关二穴：在犊鼻下二寸陷中。

阴包二穴：在膝上四寸股内廉两筋间。

阴廉二穴：在羊矢①下，去气冲二寸。

期门二穴：在不容旁一寸五分，直乳第二肋端。

行间二穴：在足大指间动脉应手。

中封二穴：在足内踝前一寸，仰足而取之。

中都二穴：一名中郄，在内踝上七寸。

曲泉二穴：在膝内辅骨下，大筋上小筋下陷中。

五里二穴：在气冲下三寸阴股中动脉。

章门二穴：一名长平，一名胁髎。在大横外直脐旁。

①羊矢：原作"扶突"，据本书卷五改。

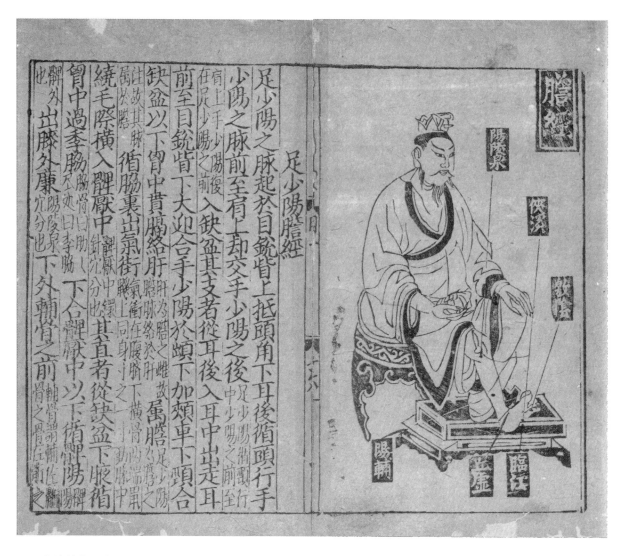

胆经图（图见上）

足少阳胆经

胆足少阳之脉，起于目锐眦，上抵头角，下耳后，循颈行手少阳之脉前，至肩上，却交出手少阳之后，足少阳循颈行手少阳之前，至肩上手少阳后，在足少阳之前。入缺盆。其支者，从耳后入耳中，出走耳前，至目锐眦；其支者，别锐眦[1]，下大迎，合手少阳，抵于頔，下加颊车，下颈，合缺盆，以下胸中，贯膈络肝，肝为胆之维，故胆络于肝。属胆，足少阳为胆之经，故其脉属于胆。循胁里，出气冲，气冲，在腹脐下横骨两端鼠鼷上同身寸之一寸动脉中。绕毛际，横入髀厌中，髀厌中，环跳穴分也。其直者，从缺盆下腋，循胸中，过季胁，胁骨曰肋，肋尽处曰季胁。下合髀厌中，以下循髀阳，髀阳，髀外也。出膝外廉，阳陵泉穴分也。下外辅骨之前，辅骨，谓辅佐骱骨之骨，在骱之

①其支者，别锐眦：原无，据《灵枢·经脉》补。

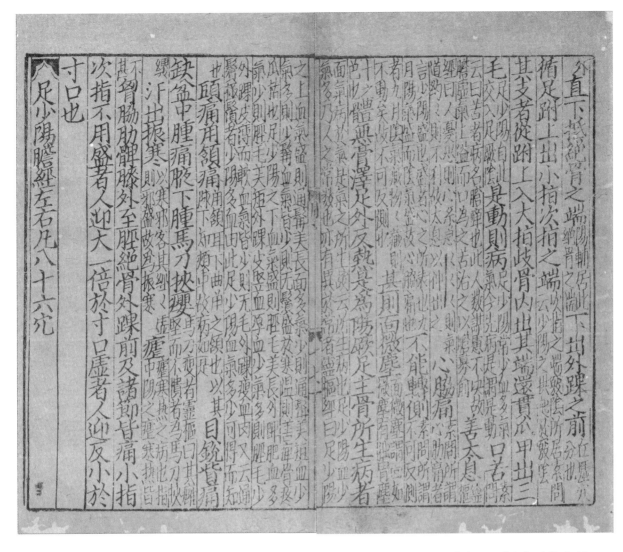

外，直下抵绝骨之端，阳辅居此绝骨之端。下出外踝之前，丘墟穴分也。循足跗上，入①小指次指之端，次指之端，窍阴所居。《素问》云：少阳之拱，起于窍阴。其支者，别跗上，入大指之间，循大指歧骨内，出其端，还贯爪甲，出三毛。足少阳自此交入足厥阴。是动则病，足少阳常少血多气，今气先病，是谓是动。口苦，《素问》云：口苦者，病名胆瘅也。此人素谋虑不决，故胆虚，气上溢，而口为之苦，治之以胆募俞。善太息，《灵枢经》曰：人忧思则心系急，心系急则气道约，约则不利，故太息以仰出之。心胁痛，《素问》所谓心胁痛者，言少阳盛也。盛者，心之所表也。九月阳气盛，而阴气衰，故云心胁痛也。不能转侧，《素问》所谓不可反侧者，九月阴气藏，万物藏则不动矣，故不可反侧也。甚则面微尘，面微尘，谓面如微尘，有独谓尘土之色也。体无膏泽，足外反热，是谓阳厥。是主骨所生病者，血受病于气，是气之所生，故云所生病也。足少阳血少气多，乃人之常数也，亦有异于常者。《灵枢经》曰：足少阳之上，血气盛，则通髯美长；血多气少，则通髯美短；血少气多，则少髯；血气皆少，则无须。盛于寒温，则善痹，骨疼爪枯也。足少阳之下，血气盛，则胫毛美长，外踝肥；血多气少，则胫毛美短，外踝皮坚而厚；血少气多，则胫毛少，外踝皮薄而软；血气皆少，则无毛，外踝瘦血肉。又云：通髯极须者，少阳多血。由此足少阳血气多少，可得而知也。头痛，角颔痛，角颔，耳下曲角之颔也。以其脉下之颊车，故病如是。目锐眦痛，缺盆中肿痛，腋下肿，马刀挟瘿，马刀挟瘿者，《灵枢经》曰：其痛坚而不溃者，为马刀挟瘿。汗出振寒，以寒邪客其经，经虚则邪盛，故为振寒。疟，疟，寒热之病也，指中阳之疟，寒热皆不甚。胸胁肋髀，膝外至胫，绝骨外踝前及诸节皆痛，小指次指不用。盛者，人迎大一倍于寸口；虚者，人迎反小于寸口也。

足少阳胆经，左右凡八十六穴

① 入：原作"出"，据《灵枢·经脉》改。

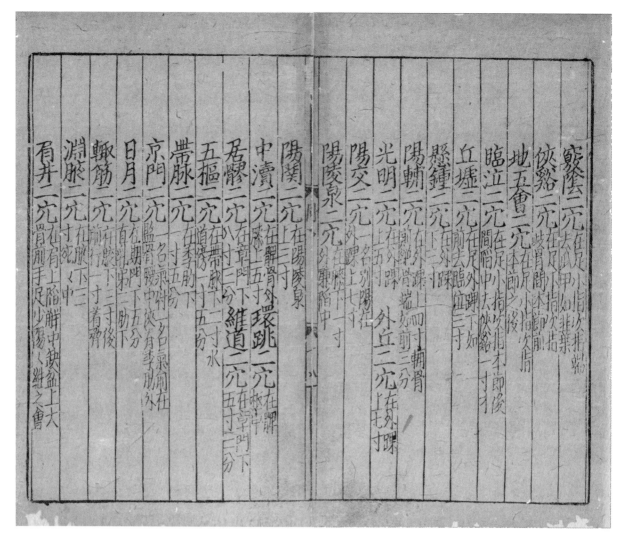

窍阴二穴：在足小指次指端，去爪甲如韭叶。

侠溪二穴：在足小指次指歧骨间本节前。

地五会二穴：在足小指次指本节后。

临泣二穴：在足小指次指本节后间陷中，去侠溪一寸半。

丘墟二穴：在足外踝下，如前去临泣三寸。

悬钟二穴：在外踝上三寸。

阳辅二穴：在外踝上四寸辅骨前绝骨端，如前三分。

光明二穴：在外踝上五寸。

外丘二穴：在外踝上七寸。

阳交二穴：一名别阳。在外踝上七寸。

阳陵泉二穴：在膝下一寸外廉陷中。

阳关二穴：在阳陵泉上三寸。

中渎二穴：在髀骨外膝上五寸。

环跳二穴：在髀枢中。

居髎二穴：在章门下八寸三分。

维道二穴：在章门下五寸三分。

五枢二穴：在带脉下三寸水道旁一寸五分。

带脉二穴：在季肋下一寸八分。

京门二穴：一名气府，一名气俞。在监骨腰中挟脊季肋本。

日月二穴：在期门下五分直乳第二肋下。

辄筋二穴：在腋下三寸腹前行一寸着肋。

渊腋二穴：在腋下三寸宛宛中。

肩井二穴：在肩上陷解中，缺盆上大骨前。手足少阳、阳维之会。

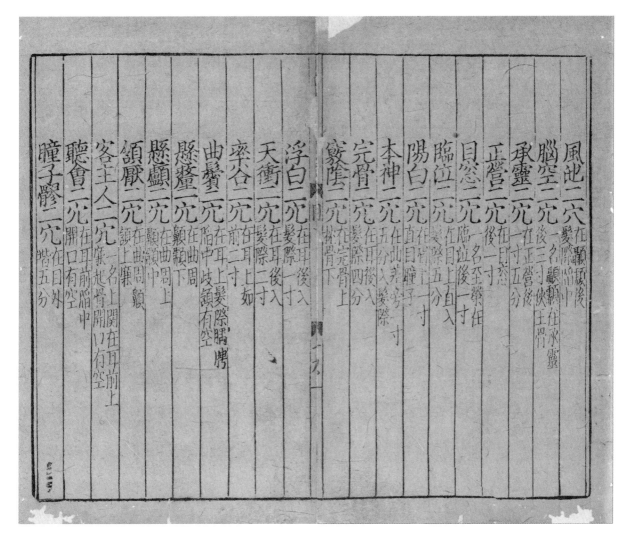

风池二穴：在颞颥后发际陷中。

脑空二穴：一名颞颥。在承灵后一寸五分，挟玉枕[1]骨。

承灵二穴：在正营后一寸五分。

正营二穴：在目窗后一寸。

目窗二穴：一名至荣。在临泣后一寸。

临泣二穴：当目上直入发际五分。

阳白二穴：在眉上一寸，直目瞳子。

本神二穴：在曲差旁一寸五分，入发际四分。

完骨二穴：在耳后入发际四分。

窍阴二穴：在完骨上枕骨下。

浮白二穴：在耳后入发际一寸。

天冲二穴：在耳上如前三分。

率谷二穴：在耳上入发际一寸五分。

曲鬓二穴：在耳上发际曲隅陷中，鼓颔有空。

悬厘二穴：在曲周上颞颥下廉。

悬颅二穴：在曲周上颞颥中。

颔厌二穴：在曲周颞颥上廉。

客主人二穴：一名上关。在耳前上廉起骨，开口有空。

听会二穴：在耳前陷中，开口有空。

瞳子髎二穴：在目外眦五分。

①玉枕："枕"字原无，"玉"字作"王"，据清光绪影金大定本（以下简称"光绪影刻本"）、《针灸甲乙经》卷三第四改、补。

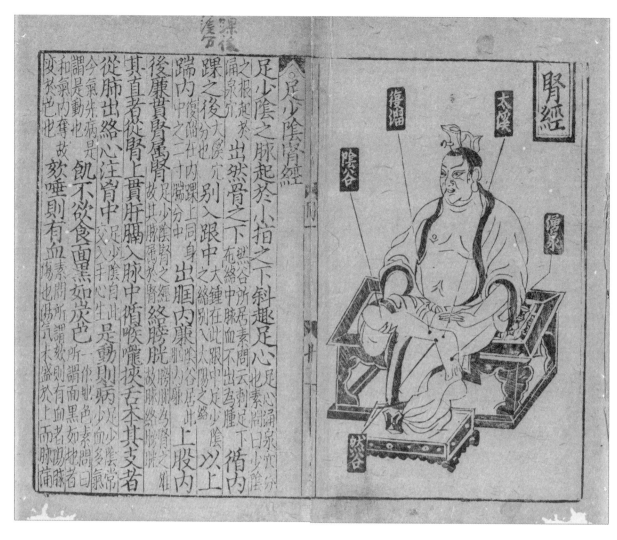

肾经图 （图见上）

足少阴肾经

足少阴之脉，起于小指之下，斜趋足心，足心，涌泉穴分也。《素问》曰：少阴之根，起于涌泉穴。出然谷之下，然谷所居。《素问》云：刺足下包络中脉，血不出为肿。循内踝之后，太溪穴分也。别入跟中，大钟在此跟中。足少阴之络别入太阳之络。以上腨[1]内，复溜在内踝上同身寸之二寸腨分中。出腘内廉，阴谷居此腘内廉。上股内后廉，贯脊属肾，足少阴肾之经，故其脉属于肾。络膀胱，膀胱为肾之维，故脉络膀胱。其直者，从肾上贯肝膈，入脉中，循喉咙，挟舌本。其支者，从肺出络心，注胸中，足少阴自此交入手心主。是动则病，足少阴常少血多气，今气先病，是谓是动也。饥不欲食，面黑如炭色[2]，一作地色。《素问》曰：所谓面黑如地者，和气内夺，故变于色也，咳唾则有血，《素问》所谓咳则有血者，阳脉伤也。阳气未盛于上，而脉满，

---

① 腨：原作"踹"，据《灵枢·经脉》改。以下凡"腨"误作"踹"者，均据改，不另出注。
② 黑如炭色：《灵枢·经脉》作"如漆柴"。

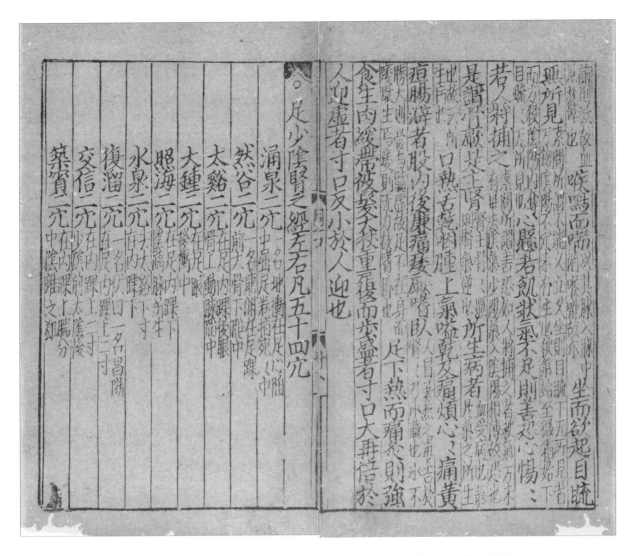

满则咳，故血见于鼻也。喉鸣而喘，以其脉入肺中，循喉咙，故尔。坐而欲起，目𥇀无所见，《素问》所谓不能久立久坐，则目𥇀𥇀无所见者，万物阴阳不定，未有主也。秋气始至，微霜始下，而方杀万物，阴阳内夺，故目𥇀𥇀无所见也。心悬若饥状。气不足则善恐，心惕惕若人将捕之，《素问》所谓善恐，如人将捕之者，秋气方盛，万物未有毕去，阴气少，阳气入，阴阳相搏，故恐也。是谓骨厥。是主肾肾主骨，骨厥则肾气逆也。所生病者，血受病于气，是气之所生也，故云所生病也。口热舌干，咽肿上气，嗌干及痛，烦心心痛，黄疸肠澼，股内后廉痛，痿厥嗜卧，人冒暑热之毒，舍于肾，肾乃小脏也，小不胜大，则骨与髓虚，故足不载身，而痿厥生焉。痿则无力，故嗜卧也。足下热而痛。灸则强食生肉，缓带被发，大杖重履而步。盛者，寸口大再倍于人迎；虚者，寸口反小于人迎也。

足少阴肾之经，左右凡五十四穴

涌泉二穴：一名地冲，在足心陷中屈足卷指宛宛中。　　然谷二穴：一名龙渊，在足内踝前起 大骨下陷中。

太溪二穴：在足内踝后跟骨上动脉陷中。　　大钟二穴：在足跟后冲中。

照海二穴：在足内踝下，阴跷脉所生。　　水泉二穴：去太溪下一寸在内踝下。

复溜二穴：一名伏白，一名昌阳，在足内踝上二寸。　　交信二穴：在内踝上二寸少阴前太阴后。

筑宾二穴：在内踝上腨分中阴维之郄。

①起，原无，据《外台秘要》卷三十九引《明堂》《西方子明堂灸经》卷八补。

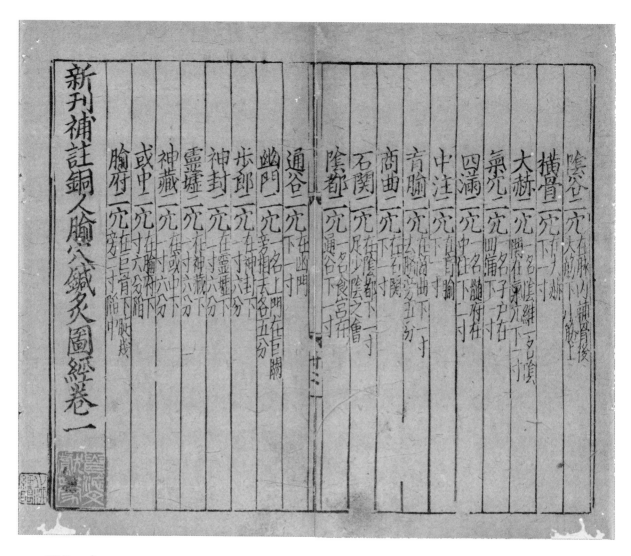

阴谷二穴：在膝内辅骨后大筋下小筋上。

横骨二穴：在大赫下一寸。

大赫二穴：一名阴维，一名阴关。在气穴下一寸。

气穴二穴：一名子户。在四满下一寸。

四满二穴：一名髓府。在中注下一寸。

中注二穴：在肓腧下一寸。

肓腧二穴：在商曲下一寸，去脐旁五分。

商曲二穴：在石关下一寸。

石关二穴：在阴都下一寸，足少阴之会。

阴都二穴：一名食宫，在通谷下一寸。

通谷二穴：在幽门下一寸。

幽门二穴：一名上门。在巨阙旁相去各五分。

步廊二穴：在神封下一寸六分。

神封二穴：在灵墟下一寸六分。

灵墟二穴：在神藏下一寸六分。

神藏二穴：在彧中下一寸六分。

彧中二穴：在腧府下一寸六分陷中。

腧府二穴：在巨骨下璇玑旁二寸陷中。

新刊补注铜人腧穴针灸图经卷一

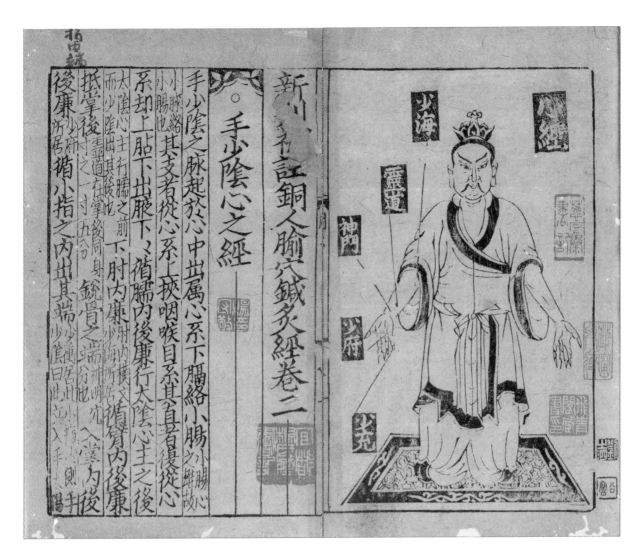

新刊补注铜人腧穴针灸经卷二

心经图（图见上）

手少阴心之经

手少阴之脉，起于心中，出属心系，下膈，络小肠，小肠，心之维，故下膈络小肠也。其支者，从心系上挟咽，系²目系。其直者，复从心系却上肺³，下出腋下，下循臑内后廉，行太阴心主之后，太阴心主行臑之前，而少阴出其后也。下肘内廉，肘内横纹，少海所居。循臂内后廉，抵掌后，灵道在掌后同身寸之一寸五分。锐骨之端，神门穴分也。入掌内后廉，少府所居。循小指之内，出其端，少冲居此小指内侧，手少阴自此交入手太阳

①下膈：原作"小脉"，承上文改。
②系：原作"喉"，据《灵枢·经脉》改。
③肺：原作"胁"，据《灵枢·经脉》改。

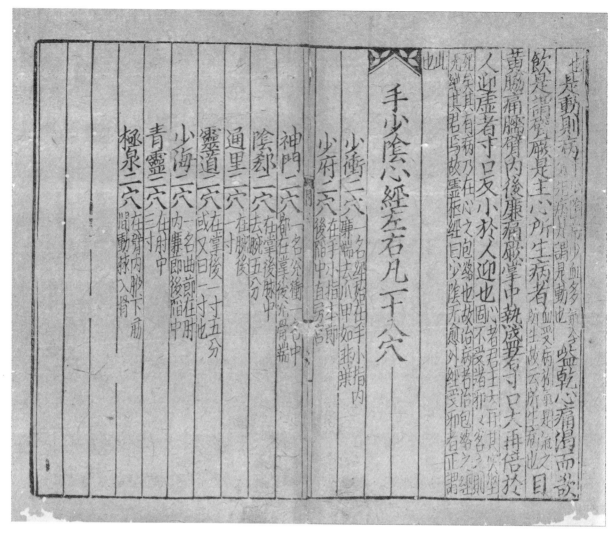

也。是动则病，手少阴常少血多气，今气先病，是为是动也。嗌干心痛，渴而欲饮，是谓臂厥。是主心所生病者，血受病于气，是气之所生，故云所生病也。目黄胁痛，臑臂内后廉痛，厥，掌中热。盛者，寸口大再倍于人迎；虚者，寸口反小于人迎也。心者君主，其[1]实坚固，不受诸邪，邪客之则死矣。其有病，乃在心之包络也。故治病者，治包络之经。无绝其君焉。故《灵枢经》曰：少阴无腧，外经受邪者，正谓此也。

手少阴心经，左右凡一十八穴

少冲二穴：一名经始，在手小指内廉端，去爪甲如韭叶。

神门二穴：一名兑冲，一名中都。在掌后兑骨端。

通里二穴：在腕后一寸。

少海二穴：一名曲节，在肘内廉节后陷中。

极泉二穴：在臂内腋下筋间动脉入胸[3]。

少府二穴：在手小指本节后陷中，直劳宫。

阴郄二穴：在掌后脉中，去腕五分。

灵道二穴：在掌后一寸五分。或曰一寸也。

青灵二穴：在肘上[2]三寸。

---

①其：此上原衍"大再"二字，据《普济方》卷四一二删。

②上：原作"中"，据《铜人腧穴针灸图经》（以下简称"《铜人图经》"）"穴腧都数"改。

③胸：原作"骨"，据《针灸甲乙经》卷三第二十六改。

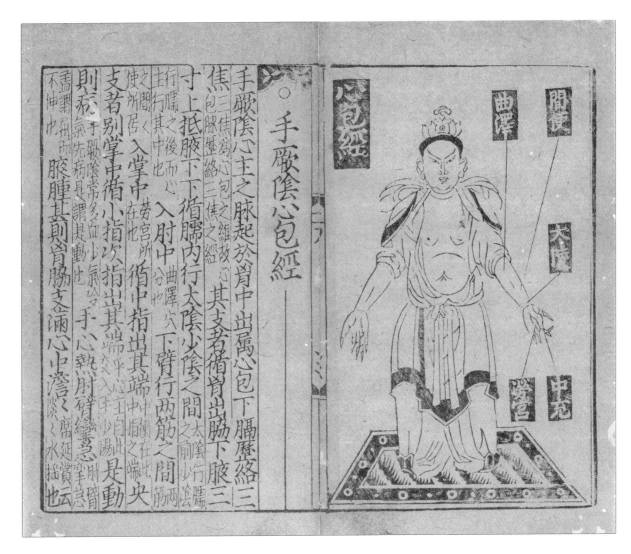

心包经图（图见上）

手厥阴心包经

手厥阴心主之脉，起于胸中，出属心包，下膈，历络三焦。心包为三焦之维，故心包脉历络三焦之经。其支者，循胸出胁，下腋三寸，上抵腋下，下循臑内，行太阴、少阴之间，太阴行臑之前，少阴行臑之后，而心主行其中也。入肘中，曲泽穴分也。下臂行两筋之间，两筋之间，间使所居。入掌中，劳宫所在也。循中指，出其端，中冲在此中指之端。其①支者，别掌中，循小指次指，出其端，手心主自此交入手少阳。是动则病，手厥阴常多血少气，今气先病，是谓是动也。手心热，肘臂挛急，肘臂挛急，盖谓屈而不伸也。腋肿。甚则胸胁支满，心中澹澹席延赏云：澹澹，水摇也。

---

①其：原作"央"，据《灵枢·经脉》改。

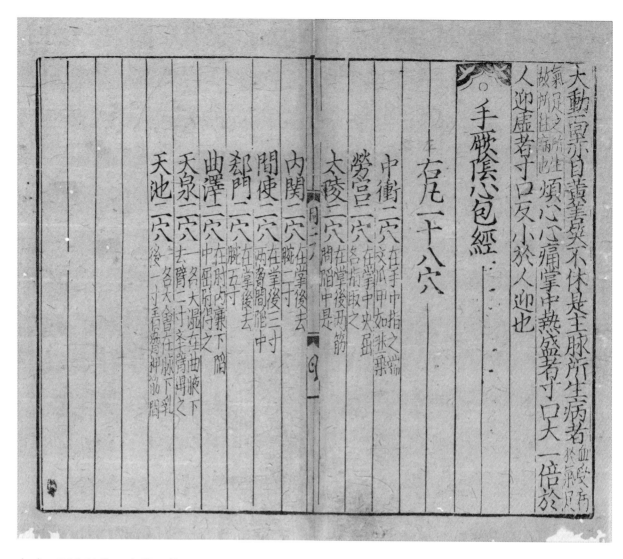

大动，面赤目黄，喜笑不休。是主脉所生病者，血受病于气，是气之①所生，故云所生病也。烦心，心痛，掌中热。盛者，寸口大一倍于人迎；虚者，寸口反小于人迎也。

手厥阴心包经，左右凡一十八穴

中冲二穴：在手中指之端，去②爪甲如韭叶。　　劳宫二穴：在掌中央，屈无③名指取之。

太陵二穴：在掌后两筋间陷中是。　　内关二穴：在掌后去腕二寸。

间使二穴：在掌后三寸两筋④间陷中。　　郄门二穴：在掌后去腕五寸。

曲泽二穴：在肘内廉下陷中，屈肘得之。　　天泉二穴：一名天湿。在曲腋下，去臂二寸，举臂得之。

天池二穴：一名天会。在腋下乳后一寸，着胁直腋撅肋间⑤。

①之：此上原衍"足"字，据光绪影刻本删。
②去：原作"交"，据光绪影刻本、《铜人图经》卷上改。
③无：原脱，据光绪影刻本、《铜人图经》卷上补。
④筋：原作"胁"，据光绪影刻本、《铜人图经》卷上改。
⑤在腋下乳后一寸，着胁直腋撅肋间：原作"在脉下乳后一寸，着胁神筋间"，据《铜人图经》卷上改。

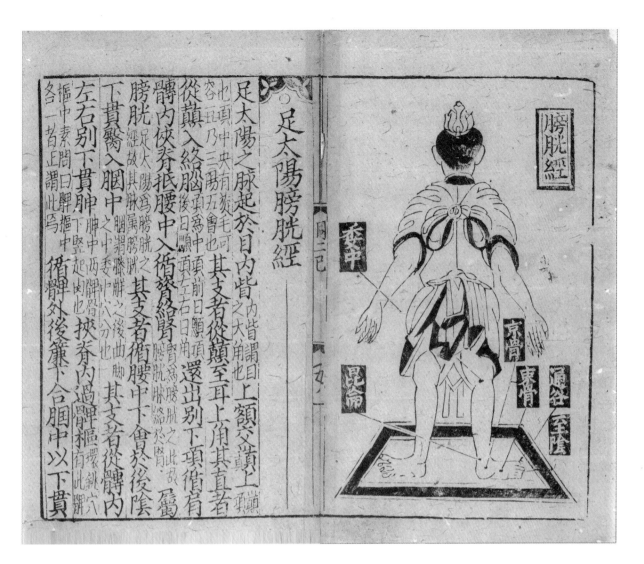

膀胱经图（图见上）

足太阳膀胱经

足太阳之脉，起于目内眦，内眦，谓目之大角也。上额交巅上。巅，顶也，顶中央有旋毛可容豆，乃三阳五会也。其支者，从巅至耳上角。其直者，从巅入络脑，顶为中，顶前曰囟，顶后曰脑，顶左右曰角。还出别下项，循肩膊内，挟脊，抵腰中，入循膂，络肾，肾为膀胱之维[1]，故膀胱脉络于肾。属膀胱。足太阳为膀胱之经，故其脉属膀胱。其支者，循腰中，下会于后阴，下贯臀，入腘中。腘，谓膝解之后，曲脚之中，委中穴分也。其支者，从膊内左右别下贯胛[2]，胛中，两髀骨下竖起肉也。挟脊内，过髀枢，环跳穴有此髀枢中。《素问》曰：髀枢中各一者，正为此焉。循髀外后廉，下合腘中，以下贯

① 维：原作"此"，据《普济方》卷四一二改。
② 胛：原作"胛"，据《灵枢·经脉》改。下一"胛"字同。

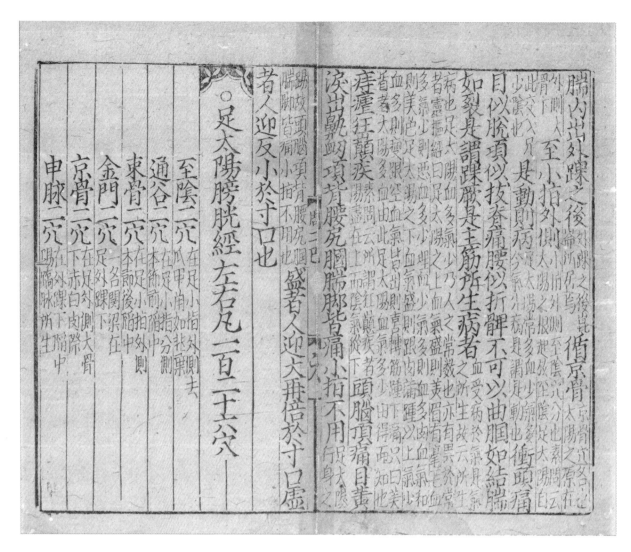

腨内，出外踝之后，外踝之后，昆仑所居焉。循京骨，京骨，穴名也，太阳之原。在外侧大骨下。至小指外侧，小指外侧，至阴穴分也。《素问》云：太阳之根，起于至阴。足太阳自此交入足少阴也。是动则病，足太阳常多血少气，今气先病，是谓是动也。冲头痛，目似脱，项似拔，脊痛，腰似折，髀不可以曲，腘如结，腨如裂，是谓踝厥。是主筋所生病者，血受病于气，是气之所生，故云所生病也。足太阳血多气少，乃人之常数也，亦有异于常者。《灵枢经》曰：足太阳之上血气盛，则美眉，眉有毫毛；血多气少，则恶眉，面多少理[1]；血少气多，则面多肉[2]；血气和，则美色。足太阳之下，血气盛则跟肉满，踵以上气少血多，则瘦跟空。血气皆出，则喜转筋，踵下痛。只曰美眉者，太阳多血。由此足太阳血气多少，可得而知也。痔，疟，狂巅疾，《素问》云：所谓狂巅疾者，阳尽在上，而阴气从下，头囟[3]顶痛，目黄泪出，鼽衄，项、背、腰、尻、腘、腨、脚皆痛，小指不用。足太阳行身之阳。故头、囟、项、背、腰、尻、腘、腨、脚皆痛，小指不用也。盛者，人迎大再倍于寸口；虚者，人迎反小于寸口也。

足太阳膀胱经，左右凡一百二十六穴

至阴二穴：在足小指外侧，去爪甲角如韭叶。

束骨二穴：在足小指外侧本节后陷中。

京骨二穴：在足外侧大骨下赤白肉际。

通谷二穴：在足小指外侧本节前陷中。

金门二穴：一名关梁。在足外踝下。

申脉二穴：在外踝下陷中，阳跷脉所生。

[1] 则美眉，眉有毫毛；血多气少，则恶眉，面多少理：原作"则美眉有毫毛；血多气少，则恶血多少理"，据《灵枢·阴阳二十五人》改。

[2] 面多肉：原作"血多内"，据《灵枢·阴阳二十五人》改。

[3] 囟：原作"脑"，据《灵枢·经脉》改。下一"囟"字同。

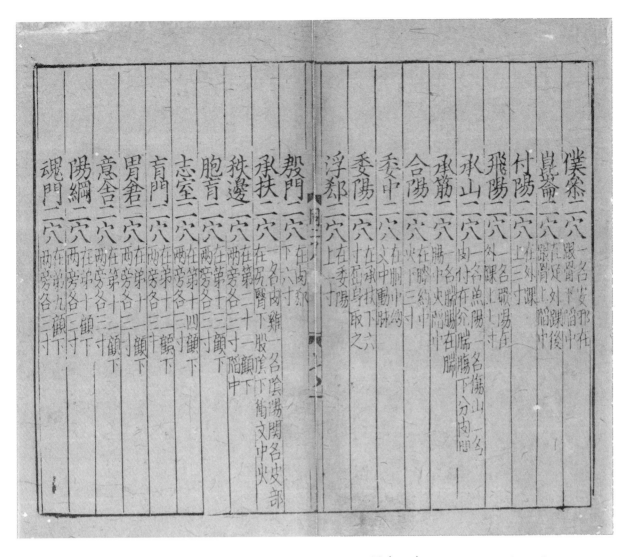

仆参二穴：一名安邪。在跟骨下陷中。　　　　　昆仑二穴：在足外踝后跟骨上陷中。

付阳二穴：在外踝上三寸。　　　　　　　　　　飞阳二穴：一名厥阳。在外踝上七寸。

承山二穴：一名鱼腹，一名伤山，一名肉柱。在兑腨肠下分肉间。

承筋二穴：一名腨肠。在腨肠中央陷中。　　　　合阳二穴：在膝约纹中央下二寸。

委中二穴：在腘中约纹中动脉。　　　　　　　　委阳二穴：在承扶下六寸屈身取之。

浮郄二穴：在委阳上一寸。　　　　　　　　　　殷门二穴：在肉郄下六寸。

承扶二穴：一名肉郄①，一名阴关②，一名皮部。在尻臀下股阴下冲③纹中央。

秩边二穴：在第二十一椎下两旁各三寸陷中。　　胞肓二穴：在第十九④椎下两旁各三寸。

志室二穴：在第十四椎下两旁各三寸。　　　　　肓门二穴：在第十三椎下两旁各三寸。

胃仓二穴：在第十二椎下两旁各三寸。　　　　　意舍二穴：在第十一椎两旁各三寸。

阳纲二穴：在第十椎下两旁各三寸。　　　　　　魂门二穴：在第九椎下两旁各三寸。

---

①郄：原作"鸡"，据《针灸甲乙经》卷三、《外台秘要》卷三十九、《千金要方》卷二十九、《医心方》改。

②阴关：原作"阴阳关"，据《针灸甲乙经》卷三、《外台秘要》卷三十九删"阳"字。

③冲：《针灸甲乙经》医统本卷三作"肿"，《外台秘要》卷三十九、《千金要方》卷二十九、《医心方》卷二无此字，当是。

④十九：原作"十三"，据本书卷四改。以下肓门、胃仓椎数同据此改，不另出注。

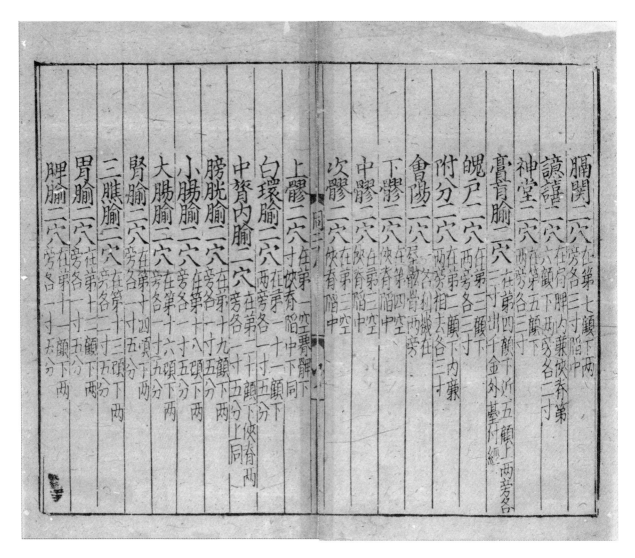

膈关二穴：在第七椎下两旁各三寸陷中。 噫嘻二穴：在肩膊内廉挟脊第六椎下两旁各三[1]寸。

神堂二穴：在第五椎下两旁各三寸。

膏肓腧二穴：在第四椎下近五椎上两旁各三寸。出《千金》《外台》《针经》。

魄户二穴：在第三椎下两旁各三寸。 附分二穴：在第二椎下内廉两旁相去各三寸。

会阳二穴：一名利机，在阴尾骶骨[2]两旁。 下髎二穴：在第四空挟脊陷中。

中髎二穴：在第三空挟脊陷中。 次髎二穴：在第二[3]空挟脊陷中。

上髎二穴：在第一空腰髁下一寸挟脊陷中。下同。 白环腧二穴：在第二十一椎下两旁各一寸五分。

中膂内腧二穴：在第二十椎下挟背两旁各一寸五分。上同。

膀胱腧二穴：在第十九椎下两旁各一寸五分。 小肠腧二穴：在第十八椎下两旁各一寸五分。

大肠腧二穴：在第十六椎下两旁各一寸五分。 肾腧二穴：在第十四椎下两旁各一寸五分。

三焦腧二穴：在第十三椎下两旁各一寸五分。 胃腧二穴：在第十二椎下两旁各一寸五分。

脾腧二穴：在第十一椎下两旁各一寸五分。

①三：原作"二"，据光绪影刻本、《铜人图经》卷上改。
②阴尾骶骨：原作"尾骶骨"，据光绪影刻本、《铜人图经》卷上改。又，《外台秘要》卷三十九第十二、《针灸资生经》卷一作"阴尾骨"。
③二：原作"三"，与中髎位置重复，据《灵枢·刺腰痛》改。

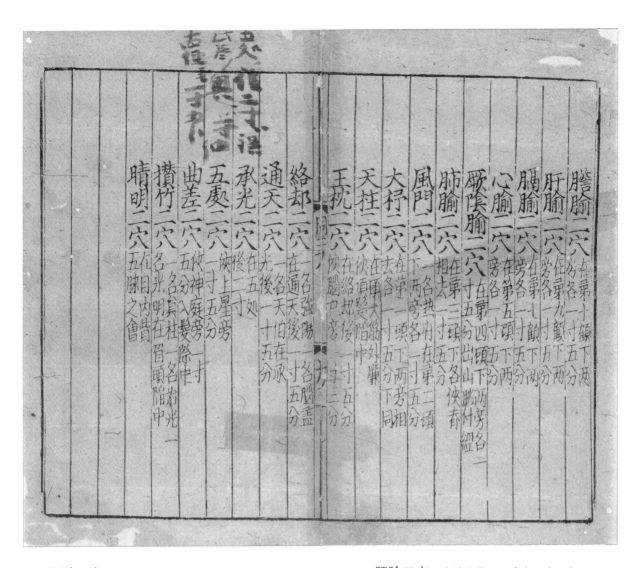

胆腧二穴：在第十椎下两旁各一寸五分。

膈腧二穴：在第七椎下两旁各一寸五分。

厥阴腧二穴：在第四椎下两旁各一寸五分。出《山眺付经》。

风门二穴：一名热府。在第二椎下两旁各一寸五分。

大杼二穴：在第一椎下两旁，相去各一寸五分。下同。

天柱二穴：在颈大筋外廉挟项发陷中。

玉枕二穴：在络却后一寸五分，挟脑户旁一寸三分。

络却二穴：一名强阳，一名脑盖。在通天后一寸五分。

通天二穴：一名天伯。在承光后一寸五分。

五处二穴：挟上星旁一寸五分。

攒竹二穴：一名员柱，一名始光，一名光明。在眉头陷中。

肝腧二穴：在第九椎下两旁各一寸五分。

心腧二穴：在第五椎下两旁各一寸五分。

肺腧二穴：在第三椎下各挟脊相去一寸五分。

承光二穴：在五处后二寸。

曲差二穴：挟神庭旁一寸五分入发际中。

晴明二穴：在目内眦，五脉之会。

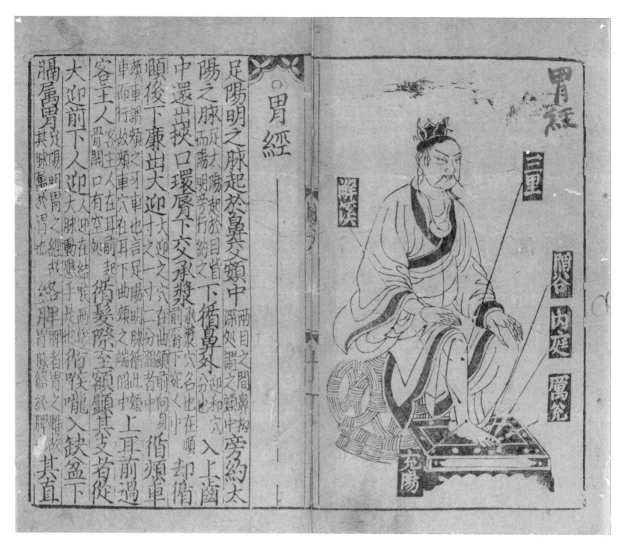

胃经图（图见上）

足阳明胃经

足阳明之脉，起于鼻交頞中，两目之间，鼻拗深处谓之頞中。旁纳太阳之脉，足太阳起于目眦，而阳明旁行纳之。下循鼻外，迎香①穴分也。入上齿中，还出挟口环唇，下交承浆，承浆，穴名也，在颐前唇下宛宛中。却循颐后下廉，出大迎，大迎之穴，在曲颔前同②身寸之一寸二分陷者中，循颊车，颊车，谓颊之牙车也。言足阳明脉循此颊车而行。故颊车在耳下曲颊之端陷中。上耳前，过客主人，客主人在耳前起骨，开口有空处。循发际，至额颅。其支者，从大迎前下人迎，人迎，在结喉两旁大脉动应手是也。循喉咙，入缺盆，下膈，属胃。足阳明胃之经，故其脉属于胃也，络脾，脾者，胃之维③，故胃脉络于脾也。其直

---

①迎香：原作"迎和"，据《普济方》卷四一二改。
②同：原作"向"，据《普济方》卷四一二改。
③维：原作"雌"，据《普济方》卷四一二改。

者，从缺盆下乳内廉，下挟脐，入气街①中。气冲，穴名也，在腹下，挟脐两旁相去同身寸之四寸，鼠鼷上。或云在毛际两旁鼠鼷上。乃三焦之道路，故云气冲。或日在归来下同身寸之一寸。其支者，起胃下口，胃下口，即小肠上口也，此处名幽门。循腹里，下至气街中而合，以下髀关，抵伏兔，伏兔穴，在膝上同身寸之六寸。下入膝膑中，膑，谓膝之盖骨也。下循骱外廉，骱外廉，三里穴分也。下足跗，跗，谓足上也，冲阳穴在焉。入中指内间。其支者，下膝三寸而别，以下入中指外间。其支者，别跗上，入大指间，出其端。大指间，次指之端也，厉兑所居焉。《素问》云：阳明根起于厉兑，足阳明自此交入足太阴。是动则病，足阳明常多气多血，今气先病，是谓是动也。凄凄然凄凄然，不乐之貌。振寒，寒气客于经，则阴气盛，阳气虚，故为振寒。善伸，伸，谓伸努筋骨也。数欠，颜黑，颜，额也。病至则恶人足阳明厥，则喘而惋，惋则恶人也。与火，足阳明气血常盛，邪客之则热，热甚则恶火。闻木音则惕然而惊，胃，土也，木能克土，故闻木音则惕然而惊。心动，谓心不安也。欲独闭户牖而处，处居也。阴阳相薄，阳尽阴盛，故欲独闭户牖而居，以其恶喧尔。甚则欲上高而歌，甚，谓盛也。阳盛则四肢实，则能登高也。歌者，以阳主喜，故其声为歌耳。弃衣而走，热盛于身，故弃衣也。以阳主动，故走也。贲响腹胀，是谓骭厥。骭，胫之别名也。是主血所生病者，血受病于气，是象之所生，故云所生病也。足阳明血气常多，乃人之常数也。亦有异于常者。《灵枢经》曰：足阳明之上，血气盛，则髯短；气少血多，则髯少；血气皆少，则无髯，两吻多尺。足阳明之下，血气盛，则下毛美，长至胸；血多气少，则下毛美，短至脐。行则善高举足，足指少肉，足善瘃。血气皆少，则无毛，有则稿，抽悴善瘘，厥，足痹。又云：美髯者，阳明多血。由此，则足阳明血气多少，可得而知也。狂疟，足阳明病发，则多狂妄。温淫汗出，其体温壮，浸淫

①街：《灵枢·经脉》作"冲"，下同。

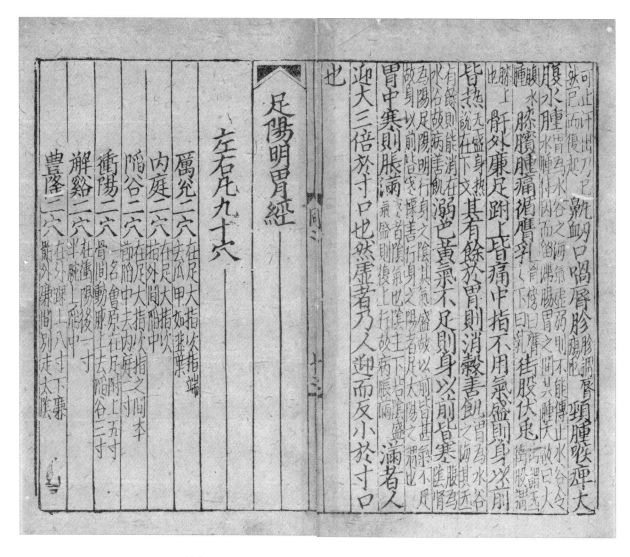

可止，汗出乃已。然已而复起。**鼽衄，口喎唇胗，**胗，谓唇疡也。**颈肿喉痹，大腹水肿，**胃为水谷之海，气虚弱，则不能传止水谷，令水肿待，因而留滞肠胃之间。其肿大，故曰大腹水肿。**膝膑肿痛，循膺乳、**胸旁曰膺，膺下曰乳。**街、股、伏兔、**街谓气街，股谓膝上也。**骭外廉、足跗上皆痛，中指不用。气盛，则身以前皆热，**气盛身热，说在下文。**其有余于胃，则消谷善饥，**胃为水谷之海，其气有余，则能消在水谷，故病善饥。**溺色黄；气不足，则身以前皆寒，**腹为阴，背[1]为阳，足阳明行身之阴，其气盛，故身以前皆热[2]；气不足，故身以前皆寒栗。善行身之阳者，足太阳之谓也。**胃中寒，则胀满。**寒者，阴气也，阴主下。若阴气盛，则复上行，故病胀满。**盛者，人迎大三倍于寸口也；虚者，乃人迎而反小于寸口也。**

足阳明胃经，左右凡九十穴

厉兑二穴：在足大指次指端，去爪甲如韭叶。　　**内庭二穴：**在足大指次指外间陷中。

陷谷二穴：在足大指次指之间本节陷中，去内庭二寸。

冲阳二穴：一名会原。在足跗上五寸骨间动脉上，去陷谷三寸。

解溪二穴：在冲阳后一寸半腕上陷中。　　**丰隆二穴：**在外踝上八寸下廉，骭外廉间，别走太阴。

①背：原作"肾"，据《普济方》卷四一二改。
②身以前皆热："身"字原脱，据以上正文补；"热"，原作"甚"，承上文改。

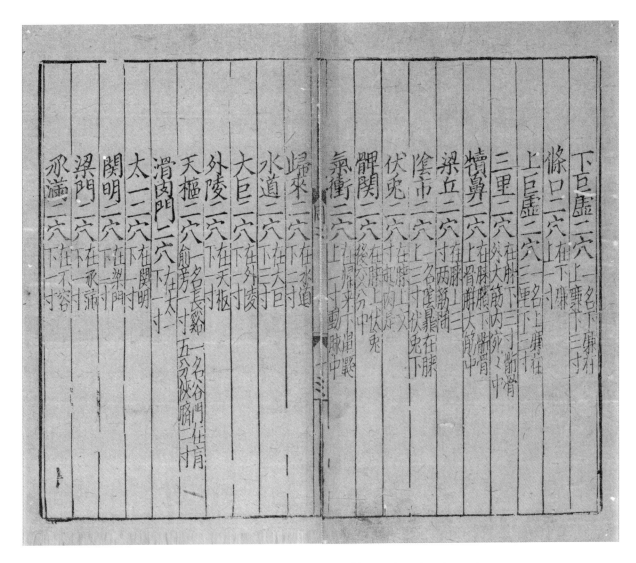

下巨虚二穴：一名下廉。在上廉下三寸。

上巨虚二穴：一名上廉。在三里下三寸。

犊鼻二穴：在膝膑下骱骨上骨解大筋中。

阴市二穴：一名阴鼎。在膝上三寸伏兔下。

髀关二穴：在膝上伏兔后交分中。

归来二穴：在水道下二寸。

大巨二穴：在外陵下一寸。

天枢二穴：一名长溪，一名谷门。在肓俞旁一寸五分，挟脐二寸。

滑肉门二穴：在太一下一寸。

关门二穴：在梁门下一寸。

承满二穴：在不容下一寸。

条口二穴：在下廉上一寸。

三里二穴：在膝下三寸骱骨外大筋内宛宛中。

梁丘二穴：在膝上三寸两筋间。

伏兔二穴：在膝上六寸起肉是。

气冲二穴：在归来下，鼠鼷上一寸动脉中。

水道二穴：在大巨下三寸。

外陵二穴：在天枢下一寸。

太一二穴：在关门①下一寸。

梁门二穴：在承满下一寸。

①关门：原作"关明"，据光绪影刻本、《铜人图经》卷上改。下一"关门"同。

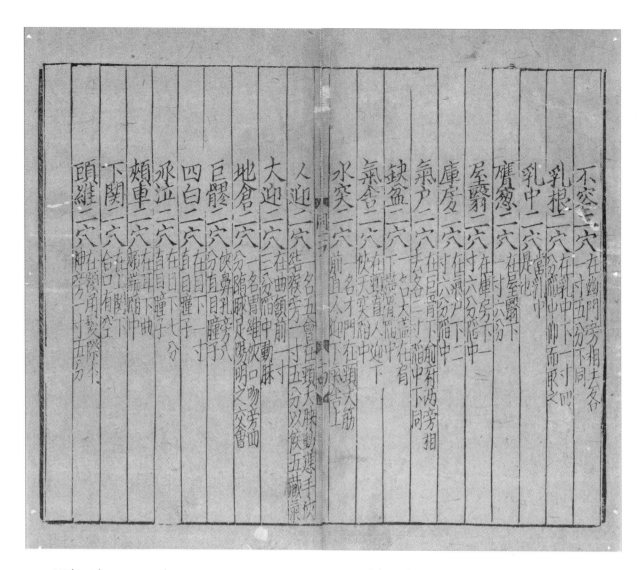

不容二穴：在幽门旁相去各一寸五分。下同。

乳中二穴：当乳中是也。

屋翳二穴：在库房下一寸六分陷中。

气户二穴：在巨骨下腧府两旁，相去各二寸陷中。下同。

缺盆二穴：一名天盖。在肩下横骨陷中。

水突二穴：一名水门[1]，在颈大筋前，直人迎下，气舍上。

人迎二穴：一名五会，在颈大脉动应手，挟结喉旁一寸五分，以候五脏气。

大迎二穴：在曲颔前一寸三分陷中动脉。

地仓二穴：一名胃维。挟口吻旁四分，跷脉、手足阳明之交会。

巨髎二穴：挟鼻孔旁八分，直目瞳子。

承泣二穴：在目下七分，直目瞳子。

下关二穴：在上关下，合口有空。

乳根二穴：在乳中下一寸四分陷中，仰而取之。

膺窗二穴：在屋翳下一寸六分。

库房二穴：在气户下一寸六分陷中。

气舍二穴：在颈直人迎下挟天突陷中。

四白二穴：在目下一寸，直目瞳子。

颊车二穴：在耳下曲颊端陷中。

头维二穴：在额角发际，本神旁一寸五分。

---

①水门：原作"才门"，据光绪影刻本、《铜人图经》卷上改。

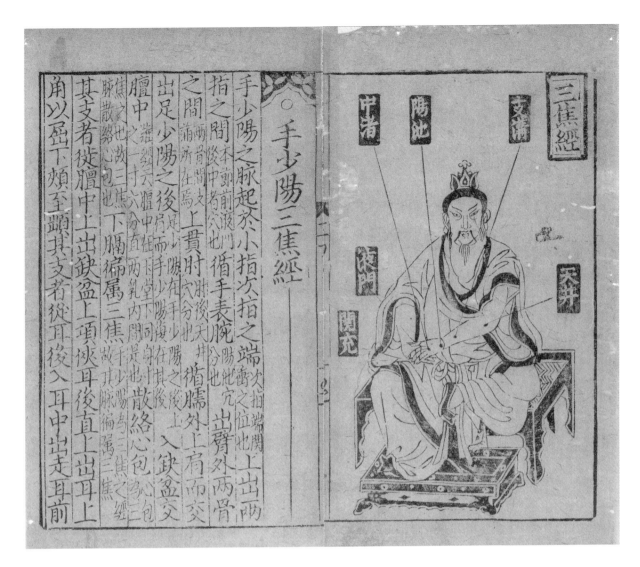

手少阳三焦经
其支者徒膻中上出缺盆上項狹耳後直上出耳上
角以屈下頰至顪其支者徒耳後入耳中出走耳前
脉散絡心包也故三焦下膈徧屬三焦也其支者徒膻
膻中之一寸六分直两乳内中是也散絡心包也故三焦
出足少陽之後入缺盆交膻上
指之間從本節前腋門後中渚穴在
手少陽之脉起於小指次指之端闗衝之位也上出两
○手少陽三焦經

三焦经图（图见上）

手少阳三焦经

手少阳之脉，起于小指、次指之端，次指端，关冲之位也。上出两指之间，本节前，腋门后，中渚①穴也。循手表腕，阳池穴分也。出臂外两骨之间，两骨间，支沟②所在焉。上贯肘，肘后，天井穴分也。循臑外上肩，而交出足少阳之后，足少阳，在手少阳之后上肩，而手少阳复在其后。入缺盆，交膻中，《难经》云：膻中在玉堂下同身寸之一寸六分，直两乳内间是也。散络心包，心包为三焦之维③也，故三焦脉散络心包也。下膈，遍④属三焦。手少阳为三焦之经，故其脉遍属三焦。其支者，从膻中上出缺盆，上项，挟耳后直上，出耳上角，以屈下颊至颛。其支者，从耳后入耳中，出走耳前，

①渚：原作"者"，据《普济方》卷四一二改。
②沟：原作"满"，据《普济方》卷四一二改。
③维：原脱，据《普济方》卷四一二补。
④遍：《灵枢·经脉》作"循"。

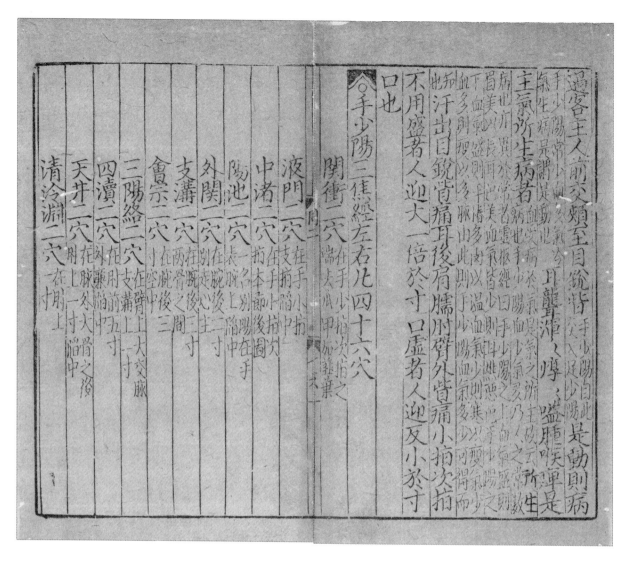

过客主人前，交颊，至目锐眦。手少阳自此交入足少阳。是动则病，手少阳常少血多气，今气生病，是谓是动也。耳聋，浑浑焞焞，嗌肿喉痹。是主气所生病者，血受病于气，是气之所生，故云所生病也。手少阳血少气多，乃人之常数也，亦有异于常者。《灵枢经》曰：手少阳之上，血气盛，则眉美以长，耳色美；血气皆少，则耳焦恶色。手少阳之下，血气盛，则手椿多肉以温；血气少，则寒以瘦。气少血多，则瘦以多脉。由此，则手少阳血气多少，可得而知之也。汗出，目锐眦痛[1]，耳后、肩、臑、肘、臂、外眦痛，小指次指不用。盛者，人迎大一倍于寸口；虚者，人迎反小于寸口也。

手少阳三焦经，左右凡四十六穴

关冲二穴：在手小指次指之端，去爪甲如韭叶。

中渚二穴：在手小指次指本节后间[3]。

外关二穴：在腕后二寸，别走心主。

会宗二穴：在腕后三寸空中。

四渎二穴：在肘前五寸外廉陷中。

清冷渊二穴：在肘上二寸。

液门二穴：在手小指次[2]指陷中。

阳池二穴：一名别阳。在手表腕上陷中。

支沟二穴：在腕后三寸两骨之间。

三阳络二穴：在臂上大交脉，支沟上一寸。

天井二穴：在肘外大骨之后，肘上一寸陷中。

①痛：此下《灵枢·经脉》有"颊痛"二字。

②次：原作"支"，据光绪影刻本、《铜人图经》卷上改。

③间：原作"图"，据光绪影刻本、《铜人图经》卷上改。

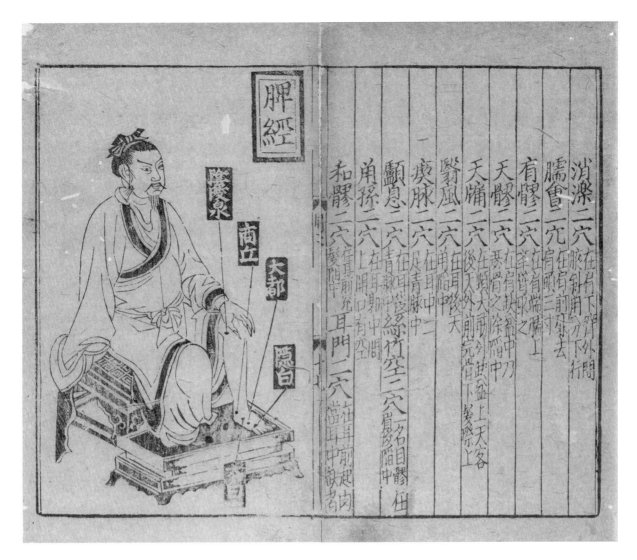

脾经图（图见上）

消泺二穴：在肩下臂外间腋斜肘①分下行。

肩髎二穴：在肩端臑上，举臂取之。

天牖二穴：在颈大筋外，缺盆上，天容后，天柱前③，完骨下，发际上。

翳风二穴：在耳后尖④角陷中。

颅息二穴：在耳后青脉中。

角孙二穴：在耳郭中间上，开口有空。

耳门二穴：在耳前起肉，当耳中缺者。

臑会二穴：在肩前廉，去肩头三寸。

天髎二穴：在肩缺盆中，上毖骨②之际陷中。

瘈脉二穴：在耳本鸡足青脉⑤中。

丝竹空二穴：一名目髎。在眉后陷中。

和髎二穴：在耳前兑发陷中。

---

①肘：原作"用"，据《素问·气穴论》改。

②上毖骨：原作"乃瑟骨"，据《千金要方》卷二十九第三、《外台秘要》卷三十九引《明堂》改。

③天容后，天柱前：原作"天容后，天外前"，据《素问·气穴论》改。

④尖：原作"天"，据光绪影刻本、《铜人图经》卷上改。

⑤耳本鸡足青脉：原作"耳中二足青脉"，据《千金要方》卷二十九引《伏人明堂图》改。

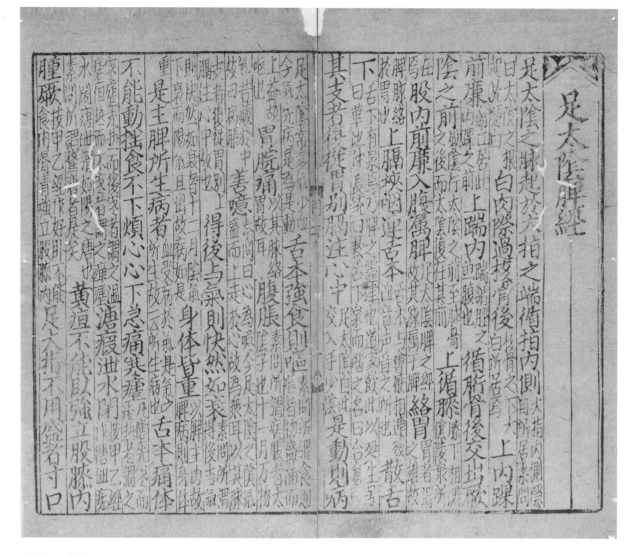

足太阴脾经

足太阴之脉，起于大指之端，循指内侧大指内侧，隐白所居。《素问》曰：太阴之根，起于隐白。白肉际，过核骨后，核骨之下，太白所居焉。上内踝前廉，商丘居此内踝之前。上腨内，腨，谓胫之鱼腹也。循胻骨后，交出厥阴之前，厥阴行太阴之前，至胻骨之后，而太阴复其前。上循膝，膝下相侧，阴陵泉所在焉。股内前廉，入腹，属脾，足太阴脾之经，故其脉属于脾。络胃，胃者，脾之维，故脾脉络于胃也。上膈，挟咽，连舌本，舌本，与会厌相连，发泄音声，音之所也。散舌下。舌下有泉焉，乃脾之灵津也，道家饮此以延生，号曰华池。仲长统曰：漱舌下泉而咽之，名曰台仓。其支者，复从胃别上[1]膈，注心中。足太阴自此交入手少阴。是动则病，足太阴常多气少血，今气先病，是为动。舌本强，食则呕，《素问》所谓食则呕者，物盛满而上溢，故呕也。胃脘痛，以其脉络胃，故耳。腹胀，《素问》所谓病胀者，太阴子也。十一月万物气皆藏于中，故曰病胀。善噫[2]，《素问》曰：心为噫。今足太阴之阴气盛，而上走于心，故为噫[2]耳。以其脉支者复从胃别上膈，注心中故也。得后与气则快然如衰，《素问》所谓得后与气则快然如衰者，十二月阴气下衰，而阳气且出，故病如是。身体皆重。以脾主肉，故脾病则身体重。是主脾所生病者，血受病于气，是气之所生，故云所生病也。舌本痛，体不能动摇，食不下，烦心，心下急痛，寒疟，凡疟先寒而后热者，谓之寒疟；先热而后寒者，谓之温疟；但热而不寒者，谓之瘅疟。溏瘕泄，水闭，按《甲乙经》作溏泄，病水湿[3]。溏泄，谓如汤之溏也，《素问》所谓鹜溏者是矣。黄疸，不能卧，强立，股膝内肿，厥，按《甲乙经》作好卧不能食肉，唇青，强立，股膝内。足大指不用。盛者，寸口

① 上：原脱，据《灵枢·经脉》补。
② 噫：原作"众"，承正文改。
③ 病水湿：原作"瘤水阔"，据《普济方》卷四一二改。

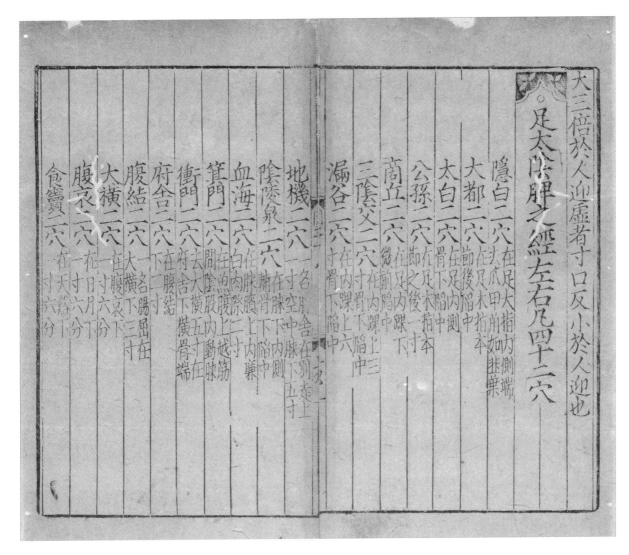

大三倍于人迎；虚者寸口反小于人迎也。

足太阴脾之经，左右凡四十二穴

隐白二穴：在足大指端内侧端，去爪甲角如韭叶。

太白二穴：在足内侧核①骨下陷中。

商丘二穴：在足内踝下微前陷中。

漏谷二穴：在内踝上六寸骨下陷中。

阴陵泉二穴：在膝下内侧辅骨下陷中。

箕门二穴：在鱼腹上越筋间阴股内动脉。

府舍二穴：在腹结下三②寸。

大横二穴：在腹哀下三寸五分④。

食窦二穴：在天溪下一寸六分。

大都二穴：在足大指本节后陷中。

公孙二穴：在足大指本节之后一寸。

三阴交二穴：在内踝上三寸骨下陷中。

地机二穴：一名脾舍。在别走上一寸空中，膝下五寸。

血海二穴：在膝膑上内廉，白肉际二寸。

冲门二穴：去大横五寸，在府舍下横骨端。

腹结二穴：一名肠窟③，在大横下三寸。

腹哀二穴：在日月下一寸六分。

---

① 核：原脱，据光绪影刻本、《铜人图经》卷上补。

② 三：原作"二"，据光绪影刻本、《铜人图经》卷上改。

③ 窟：原作"屈"，据光绪影刻本、《铜人图经》卷上改。

④ 三寸五分：原作"一寸六分"，据光绪影刻本、《铜人图经》卷上改。

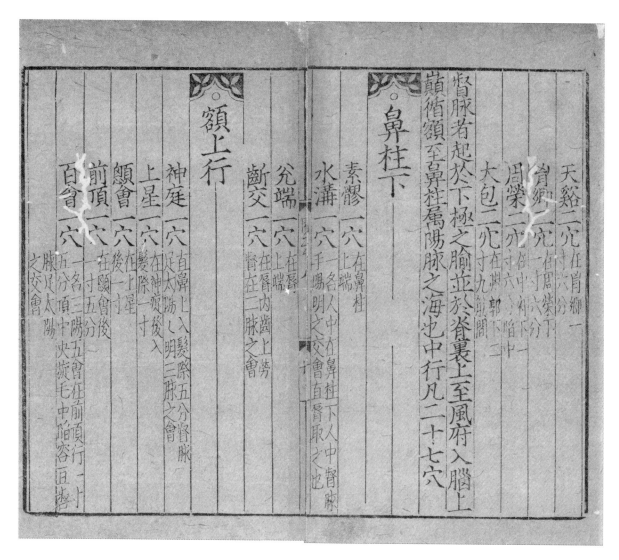

天溪二穴：在胸乡下一寸六分。

胸乡二穴：在周荣下一寸六分。

周荣二穴：在中府下一寸六分陷中。

大包二穴：在渊腋下三寸九肋间①。

督脉者，起于下极之腧，并于脊里，上至风府，入脑，上巅，循额，至鼻柱，属阳脉之海也。中行凡二十七穴。

鼻柱下

素髎一穴：在鼻柱上端。

水沟一穴：一名人中。在鼻柱下人中。督脉、手阳明之交会。直臂取之也。

兑端一穴：在唇上端。

龈交一穴：在唇内齿上龈缝②。督、任③二脉之会。

额上行

神庭一穴：直鼻上入发际五分。督脉、足太阳、阳明三脉之会。

上星一穴：在神庭后，入发际一寸。

囟会一穴：在上星后一寸。

前顶一穴：在囟会后一寸五分。

百会一穴：一名三阳五会。在前顶后④一寸五分，顶中央旋毛中陷容豆。督脉、足太阳之交会。

---

① 渊腋下三寸九肋间：原作"渊郭下二寸九筋间"，据光绪影刻本、《铜人图经》卷上改。

② 龈缝：原作"劳"，据光绪影刻本改。

③ 任：原作"在"，据光绪影刻本改。此字底本多处作"在"或"住"，以下迳改，不另出注。

④ 后：原作"行"，据光绪影刻本、《铜人图经》卷上改。

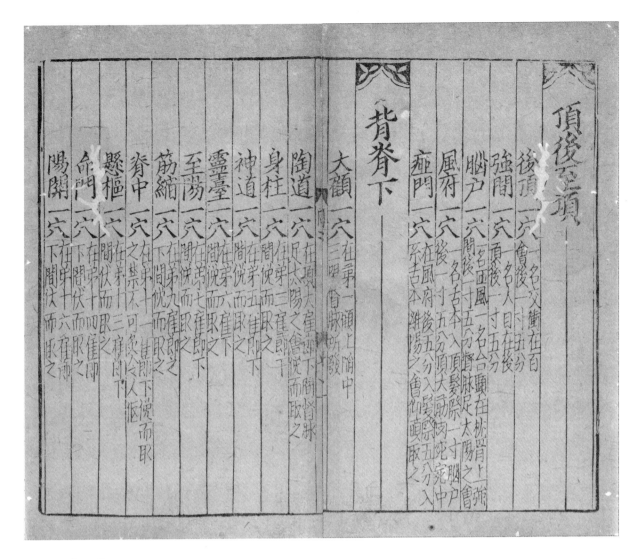

顶后至项

后顶一穴：一名交冲。在百会后一寸五分。　　　强间一穴：一名大羽[1]。在后顶后一寸五分。

脑户一穴：一名匝风，一名合颅。在枕骨上强间后一寸五分，督脉、足太阳之会。

风府一穴：一名舌本。入项发际一寸，脑户后一寸五分，项大筋内宛宛中。

哑门一穴：在风府后五分，入发际五分，入系舌本，阳维[2]之会。仰头取之。

背脊下

大椎一穴：在第一椎上陷中，三阳、督脉所发。

陶道一穴：在项大椎节下间，督脉、足太阳之会，俯而取之。

身柱一穴：在第三椎节下间，俯而取之。　　　神道一穴：在第五椎节下间，俯而取之。

灵台一穴：在第六椎节下间，俯而取之。　　　至阳一穴：在第七椎节下间，俯而取之。

筋缩一穴：在第九椎节下间，俯而取之。

脊中一穴：在第十一椎节下间，俯而取之。禁不可灸，令人伛偻[3]。

悬枢一穴：在第十三椎节下间，伏而取之。　　命门一穴：在第十四椎节下间，伏而取之。

阳关一穴：在第十六椎节下间，伏而取之。

①太羽：原作"人目"，据本书卷三改。
②阳维：原倒作"维阳"，据光绪影刻本、《铜人图经》卷上改。
③偻：原无，据光绪影刻本、《铜人图经》卷上补。

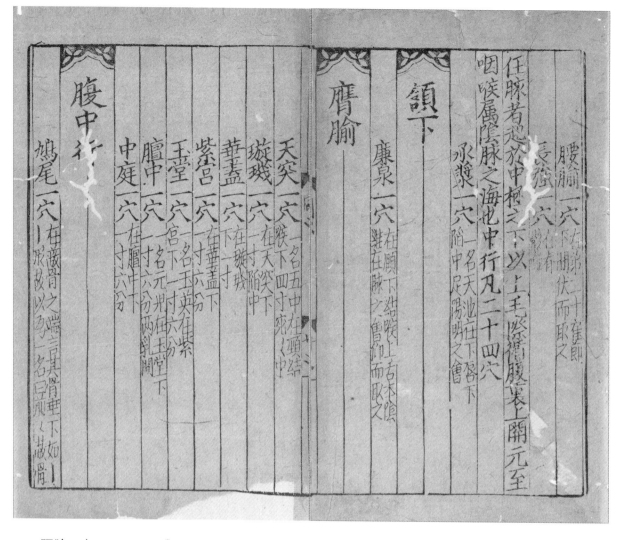

腰腧一穴：在第二十一[1]椎节下间，伏而取之。　　　　长强一穴：在脊骶端。

任脉者，起于中极之下，以上毛际，循腹里，上关元，至咽喉，属阴脉之海也。

中行凡二十四穴

颐前[2]

承浆一穴：一名天池。在下[3]唇下陷中。足阳明之会。

颔下

廉泉一穴：在颐下结喉上，一名舌本[4]，阴维、任脉之会。仰而取之。

膺腧

天突一穴：一名五户[5]。在颈结喉下四寸宛宛中。　　　璇玑一穴：在天突下一寸陷中。

华盖一穴：在璇玑下一寸。　　　　　　　　　　　　　紫宫一穴：在华盖下一寸六分。

玉堂一穴：一名玉英。在紫宫下一寸六分。　　　　　膻中一穴：一名元儿。在玉堂下一寸六分，两乳间。

中庭一穴：在膻中下一寸六分。

腹中行

鸠尾一穴：在蔽骨之端，言其骨垂下如鸠尾形，故以为名[6]。臆前[7]蔽骨

---

①二十一：原作"二十"，据光绪影刻本、《铜人图经》卷上改。

②颐前：原无，据光绪影刻本、《铜人图经》卷上补。

③下：光绪影刻本、《铜人图经》卷上作"颐前"。

④一名舌本：原无"一名"二字，据光绪影刻本改。又，《铜人图经》卷上作"舌本下"。

⑤户：原作"中"，据光绪影刻本、《铜人图经》卷上改。

⑥名：此上原衍"一"字，此下原衍"曰"字，据光绪影刻本、《铜人图经》卷上删。

⑦臆前：原作"前前"，据光绪影刻本、《铜人图经》卷上改。

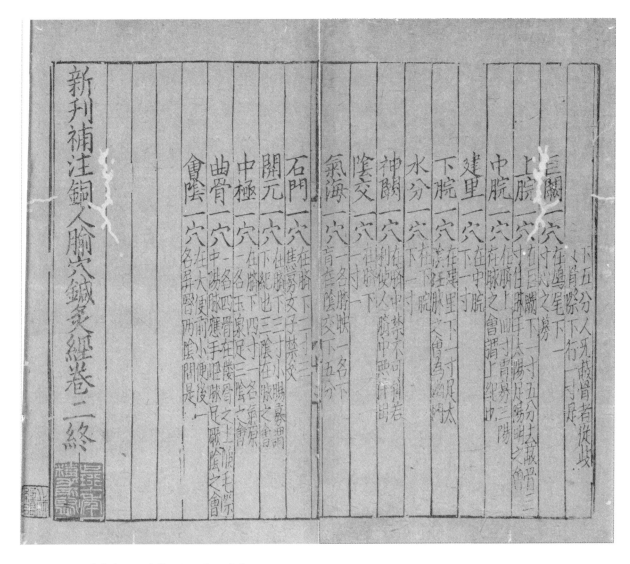

下五分，人无蔽骨者，从歧骨之际下行一寸是。

巨阙一穴：在鸠尾下一寸。心之募。

上脘一穴：在巨阙下一寸五分，去蔽骨三寸。任脉、手太阳、足阳明之会。

中脘一穴：在脐上四寸，胃募。三阳、任脉之会，谓上纪也。　　建里一穴：在中脘下一寸。

下脘一穴：在建里下一寸。足太阴、任脉之会，为幽门。　　水分一穴：在下脘下一寸。

神阙一穴：在脐中。禁不可针，若刺，使人脐中恶汁出。　　阴交一穴：在脐下一寸。

气海一穴：一名脖胦，一名下肓。在阴交下五分。　　石门一穴：在脐下二寸，三焦募。女子禁灸。

关元一穴：在脐下三寸，小肠募。谓下纪也。三阴、任脉之会。

中极一穴：在脐下四寸。一名气原，一名玉泉。足三阴之会。

曲骨一穴：一名回①骨。在横②骨之上陷毛际中，动③脉应手。任④脉、足厥阴之会。

会阴一穴：在大便前、小便后。一名屏翳⑤。两阴间是。

新刊补注铜人腧穴针灸经卷二终

---

①回：原作"四"，据光绪影刻本、《铜人图经》卷上改。

②横：原作"楼"，据光绪影刻本、《铜人图经》卷上改。

③动：原作"阳"，据光绪影刻本、《铜人图经》卷上改。

④任：原作"胫"，据光绪影刻本、《铜人图经》卷上改。

⑤翳：原作"医"，据光绪影刻本、《铜人图经》卷上改。

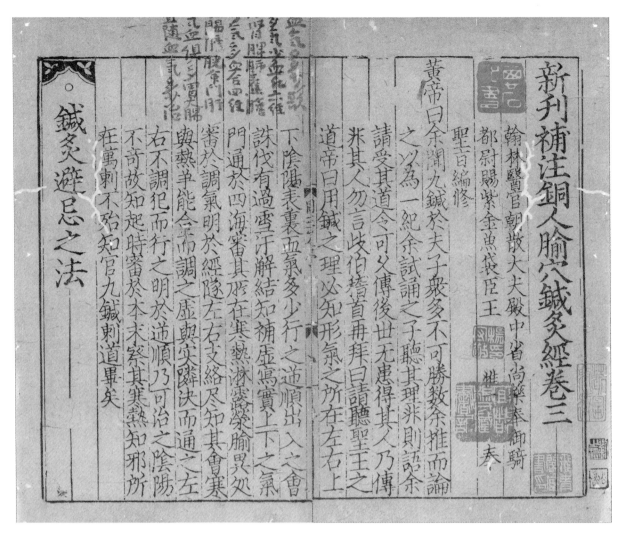

新刊补注铜人腧穴针灸经卷三

翰林医官朝散大夫殿中省尚药奉　御骑都尉　赐紫金鱼袋　臣　王惟一　奉圣旨编修

黄帝曰：余闻九针于夫子，众多不可胜数。余推而论之，以为一纪。余试诵之，子听其理，非则语余，请受其道，令可久传后世无患，得其人乃传，非其人勿言。

岐伯稽首再拜曰：请听圣王之道。帝曰：用针之理，必知形气之所在，左右上下，阴阳表里，血气多少，行之逆顺，出入之会。诛伐有过，雪污解结，知补虚泻实。上下之气门通于四海，审其所在，寒热淋露，荥腧异处，审于调气，明于经隧，左右支络，尽知其会。寒与热争，能合而调之；虚与实邻，决而通之；左右不调，犯而行之；明于逆顺，乃可治之。阴阳不奇，故知起时；审于本末，察其寒热，知邪所在，万刺不殆。知官九针，刺道毕矣。

针灸避忌之法

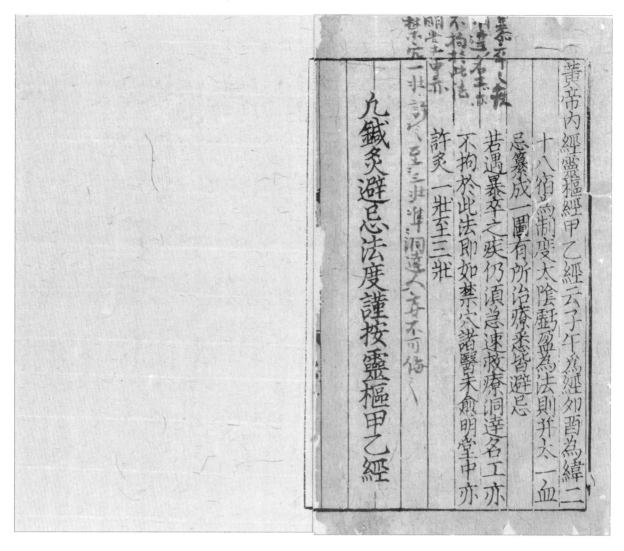

《黄帝内经·灵枢》《甲乙经》云：子午为经，卯酉为纬，二十八宿为制度，太阴亏盈为法则，并太一血忌，纂成一图，有所治疗，悉皆避忌。

若遇暴卒之疾，仍须急速救疗，洞达名工，亦不拘于此法。即如禁穴，诸医未愈，《明堂》中亦许灸一壮至三壮。

凡针灸避忌法度，谨按《灵枢》《甲乙经》。

針灸避忌太一之圖序

經曰太乙一日遊以冬至之日始
居於叶蟄之宮從其宮數所在
日徙一處至九日復反於一常
如是無已周而復始此乃太一
日遊之法也其旨甚明別無所隱
陰祭行鍼之士無有知者縱有
知者祕而不傳致使聖人之法
罕行於世良可歎哉僕雖非醫
流平昔嘗留心於醫書之間備
知其詳知而不述豈仁乎輒以
短見遂將逐節太一所直之日

针灸避忌太一之图序

经曰：太一日游，以冬至之日，始居于叶蟄之宫。从其宫数所在，日徙一处，至九日复反于一。常如是无已，周而复始，此乃太一日游之法也。其旨甚明，别无所隐。奈[1]行针之士，无有知者；纵有知者，秘而不传，致使圣人之法，罕行于世，良可叹哉。仆虽非医流，平昔尝留心于医书之间，备知其详。知而不述岂仁乎？辄以短见，遂将逐节太一所直之日，

---

①奈：原作"祭"，据光绪影刻本改。

編次成圖。其圖始自八節，得主之日，從其宮至所在之處，首一終九，日徙一宮，至九日復反於一，周而復始。如是次而行之。計每宮各得五日，九之則一節之日悉備。今一一條次，備細開具於逐宮之內，使觀者臨圖，即見逐節太一所直之日在何宮內，乃知人之身體所忌之處，庶得行針之士知避之，俾人無忤犯太一之凶，此僕之本意也。僕誠非沽名者，以年齒衰朽，恐身歿

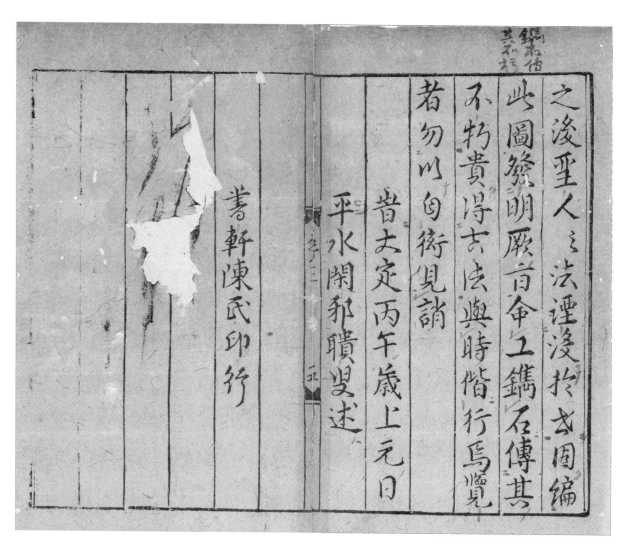

之后，圣人之法湮没于世，固编此图，发明厥旨，命工镌石，传其不朽，贵得其法，与时偕行焉，览者勿以自炫见诮。

时大定丙午岁上元日，平水闲邪瞆叟述

书业陈氏印行

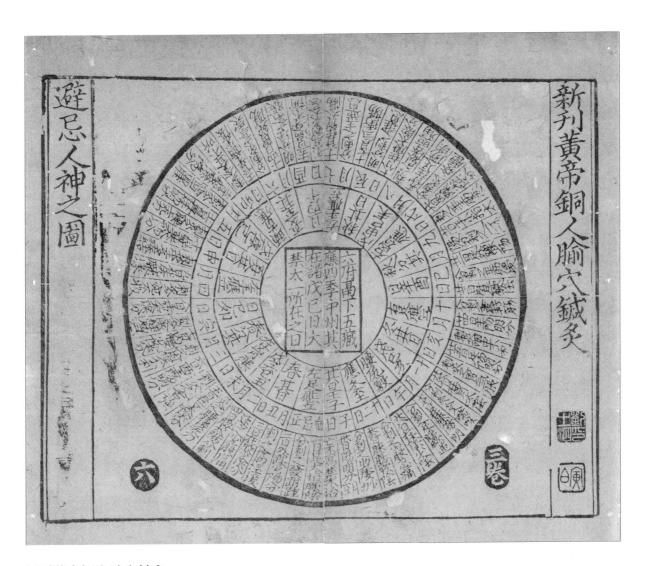

新刊黄帝铜人腧穴针灸

避忌人神之图（图见上）

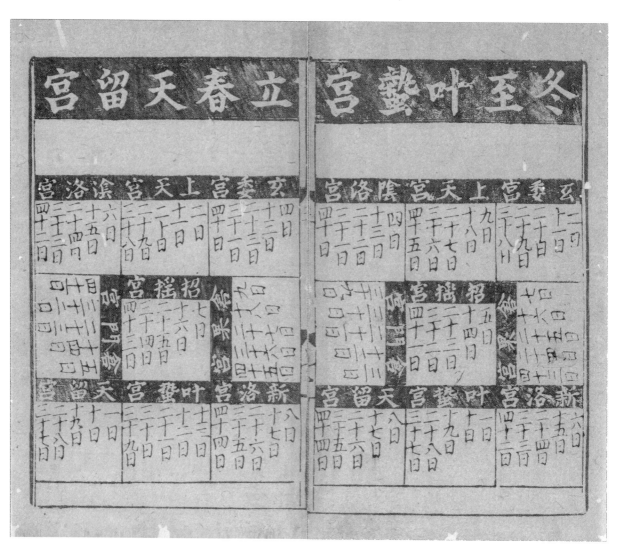

冬至叶蛰宫

立春天留宫（图见上）

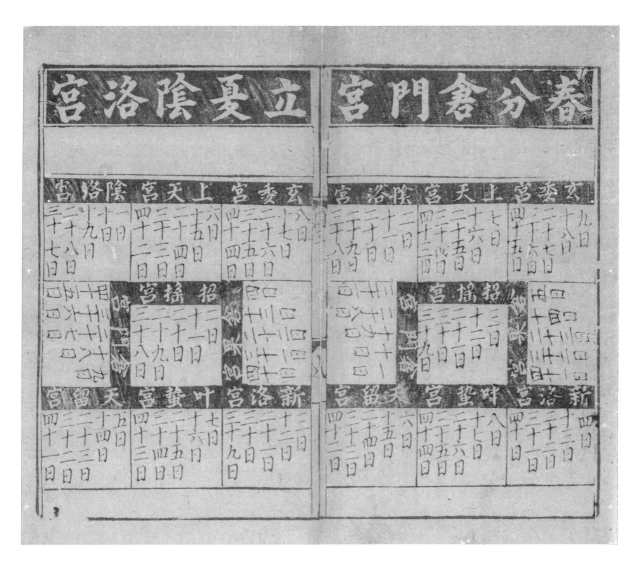

春分仓门宫

立夏阴洛宫（图见上）

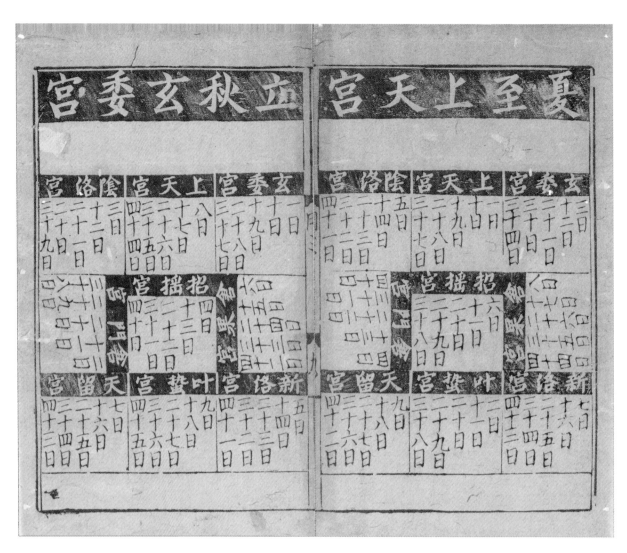

夏至上天宫

立秋玄委宫（图见上）

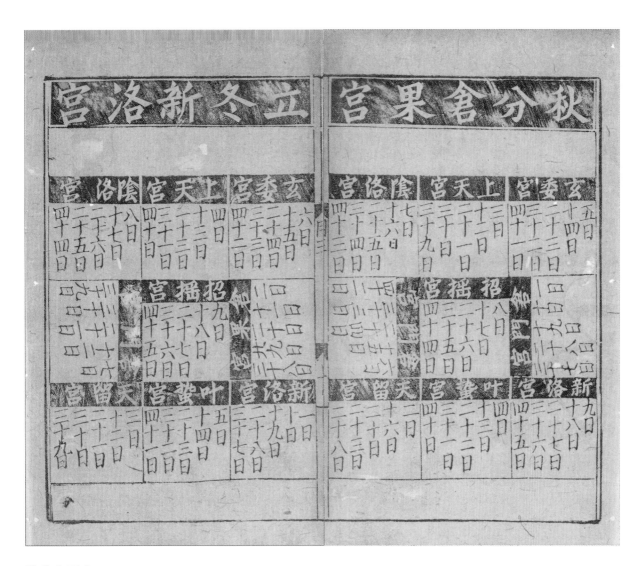

秋分仓果宫

立冬新洛宫 （图见上）

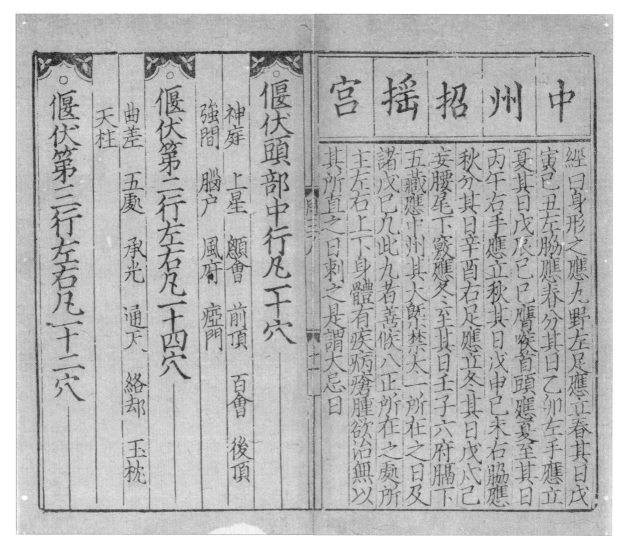

中州招摇宫

经曰：身形之应九野，左足应立春，其日戊寅、己丑；左胁应春分，其日乙卯；左手应立夏，其日戊辰、己巳；膺、喉、首、头应夏至，其日丙午；右手应立秋，其日戊申、己未；右胁应秋分，其日辛酉；右足应立冬，其日戊戌、己亥[1]；腰尻[2]下窍应冬至，其日壬子。六腑、膈下三[3]脏应中州，其大禁，大禁[4]太一所在之日，及诸戊己。凡此九者，善候八正所在之处，所主左右上下身体有疾病[5]疮肿欲治之[6]，无以其所直之日，溃治之[7]，是谓天忌日[8]。

偃伏头部中行，凡一十穴

神庭　上星　囟会　前顶　百会　后顶　强间　脑户　风府　哑门

偃伏第二行，左右凡一十四穴

曲差　五处　承光　通天　络却　玉枕　天柱

偃伏第三行，左右凡一十二穴

①亥：原作"妄"，据《灵枢·九针》改。
②尻：原作"尾"，据《灵枢·九针》改。
③三：原作"五"，据《灵枢·九针》改。
④大禁，大禁：原作"大概，禁"，据《灵枢·九针》改。
⑤疾病：《灵枢·九针》无此二字。
⑥之：原无，据《灵枢·九针》补。
⑦溃治之：原作"刺之"，据《灵枢·九针》《针灸甲乙经》卷十一第九下改。
⑧天忌日：原作"大忌日"，据《灵枢·九针》《针灸甲乙经》卷十一第九下改。

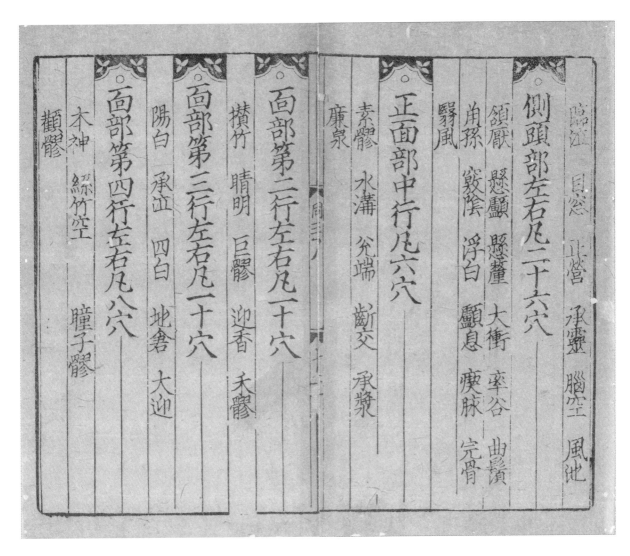

临泣　目窗　正营　承灵　脑空　风池

侧头部，左右凡二十六穴

　　颔厌　悬颅　悬厘　天冲　率谷　曲鬓　角孙　窍阴　浮白　颅息　瘈脉　完骨　翳风

正面部中行，凡六穴

　　素髎　水沟　兑端　龈交　承浆　廉泉

面部第二行，左右凡一十穴

　　攒竹　睛明　巨髎　迎香　禾髎

面部第三行，左右凡一十穴

　　阳白　承泣　四白　地仓　大迎

面部第四行，左右凡八穴

　　本神　丝竹空　瞳子髎　颧髎

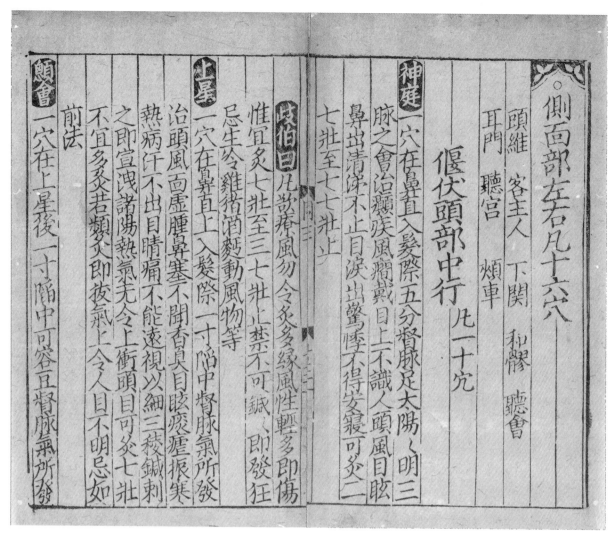

侧面部，左右凡十六穴

　　头维　客主人　下关　和髎　听会　耳门　听宫　颊车

偃伏头部中行 凡一十穴

　　神庭一穴：在鼻直入发际五分，督脉、足太阳、阳明三脉之会。治癫疾风痫，戴目上，不识人，头风目眩，鼻出清涕不止，目泪出，惊悸不得安寝。可灸二七壮，至七七壮止。

　　岐伯曰：凡欲疗风，勿令灸多，缘风性轻，多即伤，惟宜灸七壮至三七壮止。禁不可针，针即发狂。忌生冷、鸡、猪、酒、面、动风物等。

　　上星一穴：在鼻直上，入发际一寸陷中，督脉气所发。治头风，面虚肿，鼻塞不闻香臭，目眩，痰疟，振寒热，病汗不出，目睛痛，不能远视。以细三棱针刺之，即宣泄诸阳热气，无令上冲头目。可灸七壮，不宜多灸。若频灸，即拔气上，令人目不明。忌如前法。

　　囟会一穴：在上星后一寸陷中，可容豆，督脉气所发。

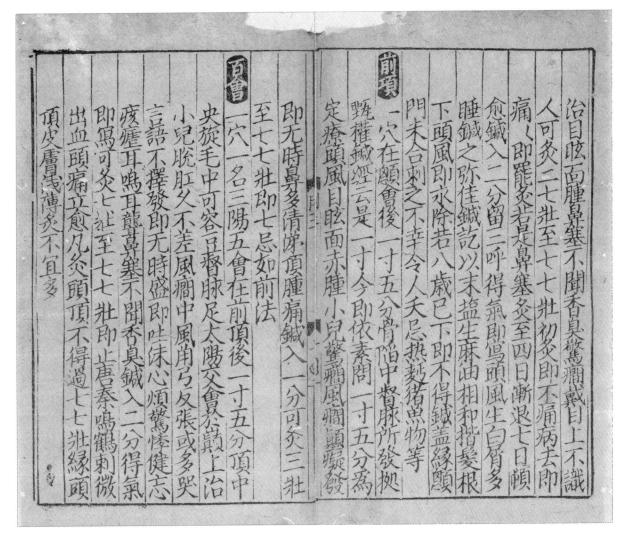

治目眩面肿，鼻塞不闻香臭，惊痫，戴目上，不识人。可灸二七壮，至七七壮。初灸即不痛，病去即痛，痛即罢灸。若是鼻塞，灸至四日渐退，七日顿愈。针入二分，留三呼，得气即泻。头风，生白屑，多睡，针之弥佳。针讫，以末盐、生麻油相和，揩发根下，头风即永除。若八岁以下，即不得针，盖缘囟门未合，刺之不幸令人夭。忌热面、猪鱼物等。

前顶[1]一穴：在囟会后一寸五分骨陷中，督脉气[2]所发。据甄权《针经》云是一寸。今即依《素问》一寸五分为定。疗头风目眩，面赤肿，小儿惊痫、风痫，瘛疭[3]，发即无时，鼻多清涕，顶肿痛。针入一分，可灸三壮，至七七壮即止[4]。忌如前法。

百会一穴：一名三阳五会。在前顶后一寸五分，顶中央旋毛中，可容豆，督脉、足太阳交会于巅上。治小儿脱肛久不差，风痫中风，角弓反张，或多哭，言语不择，发即无时，盛即吐沫，心烦，惊悸健忘，瘈疭，耳鸣耳聋，鼻塞不闻香臭。针入二分，得气即泻。可灸七壮，至七七壮即止。唐秦鸣鹤刺微出血，头痛立愈。凡灸头顶，不得过七七壮，缘头顶皮肤浅薄，灸不宜多。

---

①顶：原作"项"，据《铜人图经》卷中改。
②气：原无，据《针灸甲乙经》卷三第二补。
③瘛疭：原作"颠痫"，据《铜人图经》卷中改。
④止：原作"七"，据光绪影刻本、《铜人图经》卷中改。

后顶一穴：一名交冲。在百会后一寸五分，枕骨上，督脉气所发。治目䀮䀮，颈项恶风寒，目眩，头偏痛。可灸五壮，针入二分。

强间一穴：一名大羽。在后顶后一寸五分，督脉气所发。治脑旋目运，头痛不可忍，烦心，呕吐涎沫，发即无时，颈项强，左右不得回顾。可灸七壮，针二分。

脑户一穴：一名合颅[1]。在枕骨上，强间后一寸五分，督脉、足太阳之会。禁不可针，针之令人哑，不能言。治目睛痛，不能远视，面赤目黄头肿。可灸七壮，亦不可妄灸，令人失音。

风府一穴：一名舌本。在项发际上一寸，大筋内宛宛中，疾言，其肉立[2]起，言休立下。督脉、阳维之会。禁不可灸，不幸使人失音。治头痛，颈急，不得回顾，目眩鼻衄，喉咽痛，狂走，目妄视。针入三分。

哑门一穴：一作瘖门[3]，一名舌横，一名舌厌。在项中央入发际五分宛宛中，督脉、阳维之会。入系舌本，仰头取之，禁不可灸，灸之令人哑。治颈项强，舌缓不能言，诸阳热气盛，鼻衄血不止，头痛风汗不出，寒热风痓，脊强反折，瘈疭，癫[4]疾，头重。针二分。

①颅：原作"鸪"，据《铜人图经》卷中改。
②立：此上原衍"上"，据光绪影刻本、《铜人图经》卷中删。
③门：原脱，据《针灸甲乙经》卷三第六补。
④癫：原无，据光绪影刻本、《铜人图经》卷中补。

国灸 ｜ 大成   二〇四

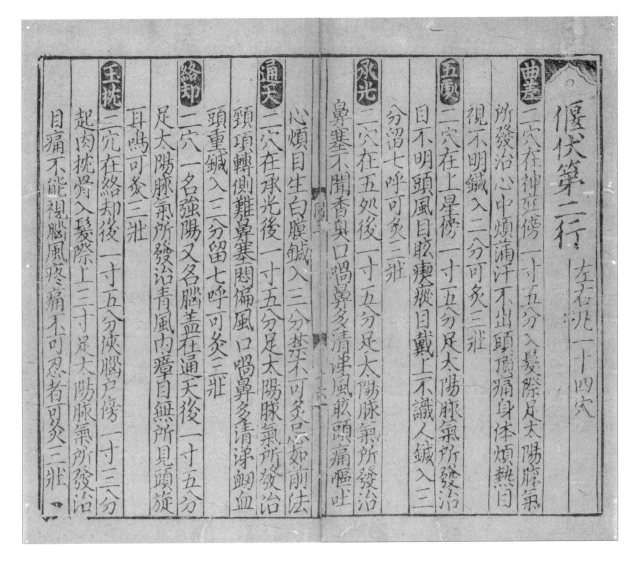

偃伏第二行 左右凡一十四穴

曲差二穴：在神庭旁一寸五分，入发际，足太阳脉气所发。治心中烦满，汗不出，头顶痛，身体烦热，目视不明。针入二分，可灸三壮。

五处二穴：在上星旁一寸五分，足太阳脉气所发。治目不明，头风目眩，瘈疭，目戴上，不识人。针入三分，留七呼，可灸三壮。

承光二穴：在五处后一寸五分，足太阳脉气所发。治鼻塞不闻香臭，口喎，鼻多清涕，风眩头痛，呕吐心烦，目生白膜。针入三分，禁不可灸。忌如前法。

通天二穴：在承光后一寸五分，足太阳脉气所发。治颈项转侧难，鼻塞闷，偏风口喎，鼻多清涕，衄血，头重。针入三分，留七呼，可灸三壮。

络却二穴：一名强阳，又名脑盖。在通天后一寸五分，足太阳脉气所发。治青风内障，目无所见，头眩耳鸣。可灸三壮。

玉枕二穴：在络却后一寸五分，挟脑户旁一寸三分起肉，枕骨入发际上三寸，足太阳脉气所发。治目痛不能视，脑风疼痛不可忍者。可灸三壮。

天柱二穴：挟项后发际大筋外廉陷中，足太阳脉气所发。治足不任身体，肩背痛欲折，目瞑视。今附：治颈项筋急，不得回顾，头旋脑痛。针入五分，得气即泻，立愈。

偃伏第三行左右凡一十二穴

临泣二穴：在目上直入发际五分陷中，足太阳、少阳之会。治卒中风，不识人，目眩鼻塞，目生白翳，多泪。针入三分，留七呼，得气即泻。忌如前法。

目窗二穴：在临泣后一寸，足少阳、阳[1]维之会。治头面浮肿，痛引目外眦赤痛，忽头旋，目䀮䀮，远视不明。针入三分，可灸五壮。今附：三度刺，目大明。

正营二穴：在目窗后一寸，足少阳、阳维之会。治牙齿痛，唇吻急强，齿龋痛，头项偏痛。针入三分，可灸[2]五壮。

承灵二穴：在正营后一寸五分，足少阳、阳维之会。治脑风头痛，恶风寒，衄鼻塞，息不利。可灸三壮。

脑空二穴：一名颞颥。在承灵后一寸五分，挟玉枕骨下陷中，足少阳、阳维之会。治脑风头痛不可忍，目瞑心悸，发即为癫风，引目眇，劳疾羸瘦，体热，

①阳：原无，据《铜人图经》卷中补。
②灸：原作"壮"，据光绪影刻本改。

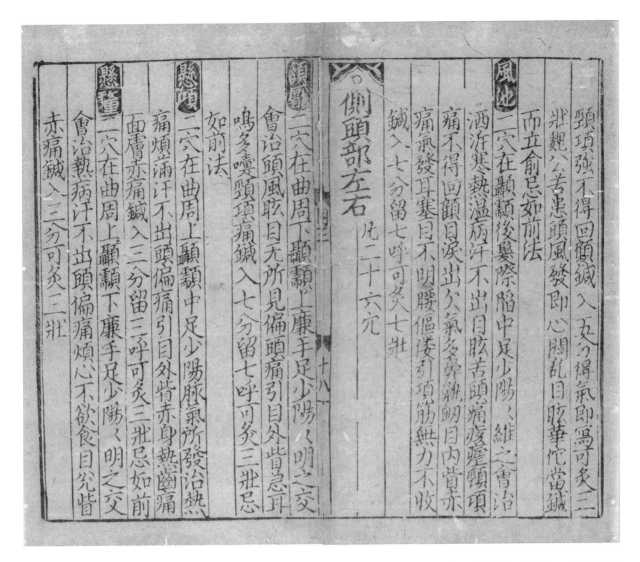

颈项强，不得回顾。针入五分，得气即泻，可灸三壮。魏公苦患头风，发即心闷乱，目眩，华佗当针而立愈。忌如前法。

　　风池二穴：在颞颥后发际陷中，足少阳、阳维之会。治洒淅寒热，温病汗不出，目眩，苦头痛，痎疟，颈项痛，不得回顾，目泪出，欠气多，鼻衄鼽，目内眦赤痛，气发耳塞，目不明，腰伛偻引项，筋无力不收。针入七分，留七呼，可灸七壮。

　　侧头部左右凡二十六穴

　　颔厌二穴：在曲周下，颞颥上廉，手足少阳、阳明之交会。治头风眩，目无所见，偏头痛，引目外眦急，耳鸣多嚏，颈项痛。针入七分，留七呼，可灸三壮。忌如前法。

　　悬颅二穴：在曲周上，颞颥中，足少阳脉气所发。治热病烦满，汗不出，头偏痛，引目外眦赤，身热齿痛，面肤赤痛。针入三分，留三呼，可灸三壮。忌如前。

　　悬厘二穴：在曲周上，颞颥下廉，手足少阳、阳明之交会。治热病汗不出，头偏痛，烦心不欲食，目锐眦赤痛。针入三分，可灸三壮。

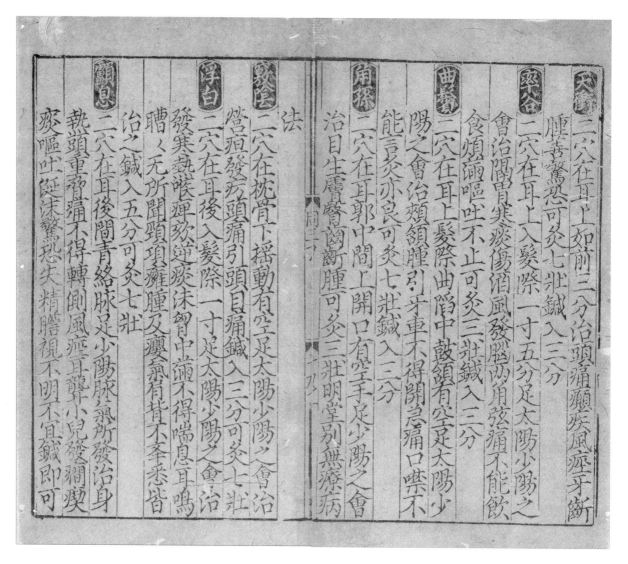

天冲二穴：在耳上如前三分①。治头痛，癫疾，风痉，牙龈肿，善惊恐。可灸七壮，针入三分。

率谷二穴：在耳上入发际一寸五分，足太阳、少阳之会。治膈胃寒痰，伤酒风发，脑两角弦痛，不能饮食，烦满，呕吐不止。可灸三壮，针入三分。

曲鬓二穴：在耳上发际曲陷中，鼓颔有空，足太阳、少阳之会。治颊颔肿，引牙车不得开，急痛，口噤不能言。灸亦良。可灸七壮，针入三分。

角孙二穴：在耳郭中间，上开口有空，手足少阳之会。治目生肤翳，齿龈肿。可灸三壮。《明堂》别无疗病法。

窍阴二穴：在枕骨下，摇动有空，足太阳、少阳之会。治营疽发厉，项②痛引头目痛。针入三分，可灸七壮。

浮白二穴：在耳后入发际一寸，足太阳、少阳之会。治发寒热，喉痹，咳逆痰沫，胸中满，不得喘息，耳鸣瞶瞶无所闻，颈项痛肿，及瘿气，肩背不举，悉皆治之。针入五分，可灸七壮。

颅息二穴：在耳后间青络脉，足少阳脉气所发。治身热头重，胁痛不得转侧，风痉耳聋，小儿发痫瘈疭，呕吐涎沫，惊恐失精，瞻视不明。不宜针，即可

---

①耳上如前三分：《铜人图经》卷中作"耳后入发际二寸"。
②项：原作"头"，据光绪影刻本、《铜人图经》卷中改。

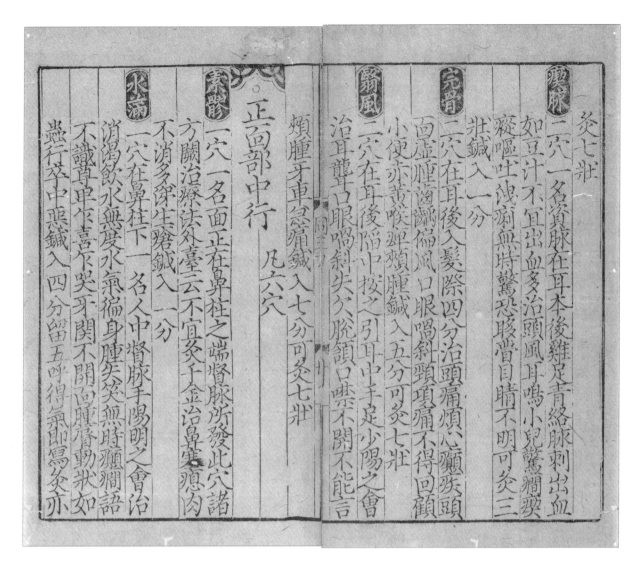

灸七壮。

瘈脉二穴：一名资脉。在耳本后鸡足青络脉，刺出血如豆汁，不宜出血多。治头风耳鸣，小儿惊痫瘈疭，呕吐泄痢无时，惊恐，眵䁾，目睛不明。可灸三壮，针入一分。

完骨二穴：在耳后入发际四分。治头痛烦心，癫疾，头面虚肿，齿龋，偏风，口眼㖞斜，颈项痛不得回顾，小便赤黄，喉痹颊肿。针入五分，可灸七壮。

翳风二穴：在耳后陷中，按之引耳中，手足少阳之会。治耳聋，口眼㖞斜，失欠脱颔，口噤不开，不[1]能言，颊肿，牙车急痛。针入七分，可灸七壮。

正面部中行凡六穴

素髎一穴：一名面正[2]。在鼻柱之端，督脉所发。此穴诸方阙治疗法，《外台》云不宜灸；《千金》治鼻塞，息肉不消，多涕生疮。针入一分。

水沟[3]一穴：在鼻柱下，一名人中。督脉、手阳明之会。治消渴，饮水无度，水气遍身肿，失笑无时，癫痫，语不识尊卑，乍喜乍哭，牙关不开，面肿唇动，状如虫行，卒中恶。针入四分，留五呼，得气即泻。灸亦

①不：此上光绪影刻本、《铜人图经》卷中有"吃"字。
②正面：《外台秘要》卷三十九引《明堂》作"面王"。
③沟：原作"满"，据光绪影刻本、《铜人图经》卷中改。

得，然不及针。若灸，可小雀粪大为艾炷，日可灸三壮至七壮，即罢。风水面肿，针此一穴，出水尽，即顿①愈。忌如前法。

兑端一穴：在唇上端。治癫疾吐沫，小便黄，舌干消渴，衄血不止，唇吻强，齿龈痛。针入二分，可灸三壮，炷如大麦。出《千金》《外台》《甲乙经》。

龈交一穴：在唇内齿上龈缝筋中。治面赤，心烦痛，颈项急，不得回顾。新附：治小儿面疮癣久不除，点烙亦佳；鼻塞不利，目泪眵汁，内眦赤痒痛，生白肤翳，鼻中息肉蚀疮。针入三分，可灸三壮。

承浆一穴：一名悬浆。在颐前唇下宛宛中，足阳明、任脉之会。疗偏风口㖞，面肿消渴，口齿疳蚀生疮。灸亦佳，日可灸七壮至七七壮止。灸即血脉通宣，其风应时立愈。其艾炷不用大，一依小竹筋头作炷，脉粗细状如细线，艾炷破肉，但令当脉灸，亦能愈疾。凡灸脐下久冷，疝瘕痃癖气块，伏梁积气，宜艾炷大，故《小品诸方》云：腹背宜灸五百壮。四肢则但去风邪，不宜多灸，七壮至七七壮止，不得过，随年③数。如巨阙④、鸠尾，虽是胸腹之穴，灸不过七七壮，艾炷不须大，以竹筋头作炷，正

---

① 顿：原作"烦"，据光绪影刻本、《铜人图经》卷中改。
② 七：原脱，据光绪影刻本、《铜人图经》卷中补。
③ 年：原作"手"，据光绪影刻本、《铜人图经》卷中改。
④ 巨阙：原作"豆关"，据《铜人图经》卷中改。

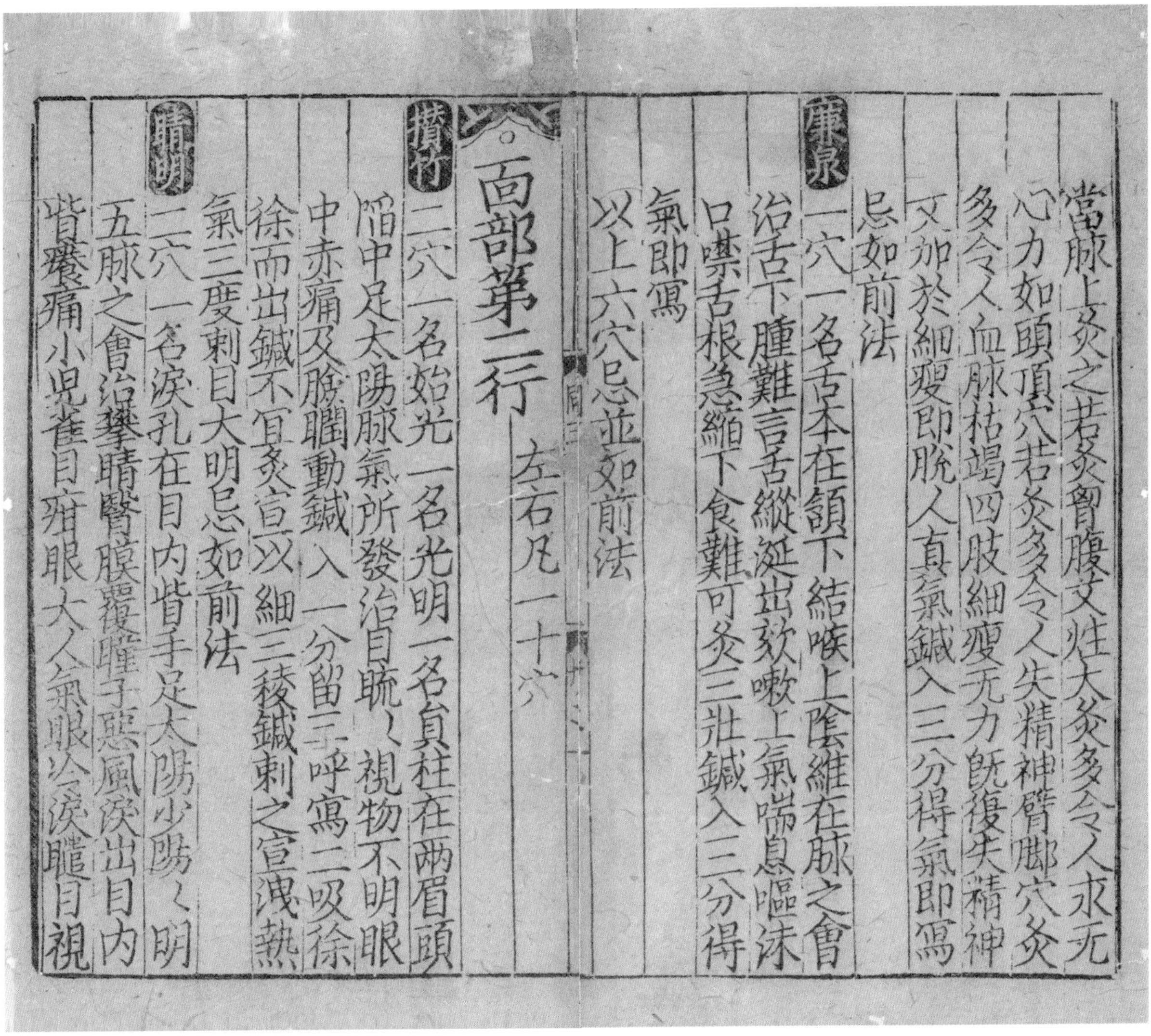
當脉上灸之若灸胷腹艾炷大灸多令人永无
心力如頭頂穴若灸多令人失精神臂脚穴灸
多令人血脉枯竭四肢細瘦无力既復失精神
又加於細瘦即脫人真氣鍼入三分得氣即寫
忌如前法
廉泉 一穴一名舌本在頷下結喉上陰維在脉之會
治舌下腫難言舌縱涎出欬嗽上氣喘息嘔沫
口噤舌根急縮下食難可灸三壯鍼入三分得
氣即寫
以上六穴忌並如前法
面部第二行 左右凡一十六穴
攢竹 二穴一名始光一名光明一名貟柱在兩眉頭
陷中足太陽脉氣所發治目䀮䀮視物不明眼
中赤痛及瞼瞤動鍼入一分留三呼寫二吸徐
徐而出鍼不宜灸宜以細三稜鍼刺之宣洩熱
氣三度刺目大明忌如前法
睛明 二穴一名淚孔在目內眥手足太陽少陽足陽明
五脉之會治攀睛瞖膜覆瞳子惡風淚出目內
眥癢痛小兒雀目疳眼大人氣眼冷淚䁾目視

当脉上灸之。若灸胸腹，艾炷大，灸多，令人永无心力。如头顶穴若灸多，令人失精神。臂脚穴灸多，令人血脉枯竭，四肢细瘦无力，既复失精神，又加于细瘦，即脱人真气。针入三分，得气即泻。忌如前法。

廉泉一穴：一名舌本。在颔下结喉上，阴维、任脉之会。治舌下肿，难言，舌纵涎出，咳嗽上气，喘息呕沫，口噤，舌根急缩，下食难。可灸三壮，针入三分，得气即泻。

以上六穴，忌并如前法。

面部第二行 *左右凡一十六穴*

攒竹二穴：一名始光，一名光明，一名员柱。在两眉头陷中，足太阳脉气所发。治目䀮䀮，视物不明，眼中赤痛，及睑瞤动。针入一分，留三呼，泻三[1]吸，徐徐而出针。不宜灸，宜以细三棱针刺之，宣泄热气，三度刺，目大明。忌如前法。

睛明二穴：一名泪孔，在目内眦，手足太阳、少阳、足阳明五脉之会。治攀睛翳膜覆瞳子，恶风泪出，目内眦痒痛，小儿雀目疳眼，大人气眼冷泪，䁾目，视

①三：原作“二”，据光绪影刻本、《铜人图经》卷中改。

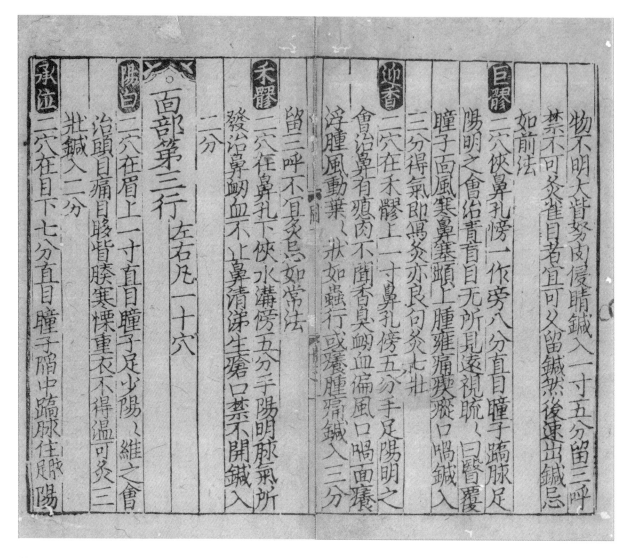

物不明，大眦胬肉侵睛。针入一寸五分，留三呼，禁不可灸。雀目者宜可久留针，然后速出针。忌如前法。

巨髎二穴：挟鼻孔傍一作旁八分，直目瞳子，跷脉、足阳明之会。治青盲目无所见，远视䀮䀮，白翳覆瞳子，面风寒，鼻塞，颊上肿壅痛，瘼疭口㖞。针入三分，得气即泻。灸亦良，可①灸七壮。

迎香二穴：在禾髎上一寸，鼻孔旁五分，手足阳明之会。治鼻有息肉，不闻香臭，衄血，偏风口㖞，面痒浮肿，风动叶叶，状如虫行，或痒肿痛。针入三分，留三呼，不宜灸。忌如常法。

禾髎二穴：在鼻孔下挟水沟旁五分，手阳明脉气所发。治鼻衄血不止，鼻清涕生疮，口噤不开。针入二分。

面部第三行左右凡一十穴

阳白二穴：在眉上一寸，直目瞳子，足少阳、阳维之会。治头目痛，目眵，背②膝寒栗，重衣不得温。可灸三壮，针入二分。

承泣二穴：在目下七分，直目瞳子陷中，跷脉、任脉、足阳

① 可：原作"句"，据光绪影刻本、《铜人图经》卷中改。
② 背：原作"眦"，据光绪影刻本、《铜人图经》卷中改。

四白

二穴在目下一寸足陽明脈氣所發治頭痛目
眩眼生白翳微風目瞤動不息可灸七壯鍼入
三分凡用鍼穩審方得下鍼若鍼深即令人目
烏邑

地倉

二穴俠口吻傍四分外如近下有脈微微動蹺
脈手陽明之交會若久患風其脈亦有不動者
治偏風口㖞目不得閉失音不語飲食不收水
漿漏落眼瞤動不止病左治右病右治左鍼入
三分留五呼得氣即瀉灸亦得日可灸二七
壯重者七七壯其艾作炷大小狀如麤釵脚大
灸炷若大口轉㖞却灸承漿七七壯即愈慎猪
魚熱麵房勞等

大迎

二穴在曲頷前一寸二分骨陷中動脈又以口
下當兩肩足陽明脈氣所發治寒熱頸痛瘰
疬口㖞齒齲痛數欠氣風痙口噤牙疼頰頷腫惡
寒舌強不能言鍼入三分留七呼可灸三壯今
附風壅面浮腫目不得閉唇吻瞤動不止當鍼

明之会。治口眼㖞斜，目瞤，面叶叶动，牵口眼，目视䀮䀮，冷泪，眼眦赤痛。禁不宜针，针之令人目乌色。可灸三①壮，炷如大麦。忌如常法。

四白二穴：在目下一寸，足阳明脉气所发。治头痛目眩，眼生白翳，微风，目瞤动不息。可灸七壮，针入三分。凡用针稳审方得下针，若针深，即令人目乌色。

地仓二穴：挟口吻旁四分外，如近下有脉微微动，跷脉、手足②阳明之交会。若久患风，其脉亦有不动者。治偏风口㖞，目不得闭，失音不语，饮食不收，水浆漏落，眼瞤动不止。病左治右，病右治左。针入三分，留五呼，得气即泻；灸亦得，日可灸二七壮，重者七七壮。其艾作炷，大小状如粗钗脚大，灸炷若大，口转㖞，却灸承浆七七壮即愈。慎猪鱼、热面、房劳等。

大迎二穴：在曲颔前一寸二分骨陷中动脉，又以口下当两肩，足阳明脉气所发。治寒热颈痛，瘰疬，口㖞，齿龋痛，数欠气，风痉口噤，牙疼，颊颔肿，恶寒，舌强不能言。针入三分，留七呼，可灸三壮。今附：风壅面浮肿，目不得闭，唇吻瞤动不止，当针

①三：原作"二"，据光绪影刻本、《铜人图经》卷中改。
②足：原无，据《铜人针灸经》卷三补。

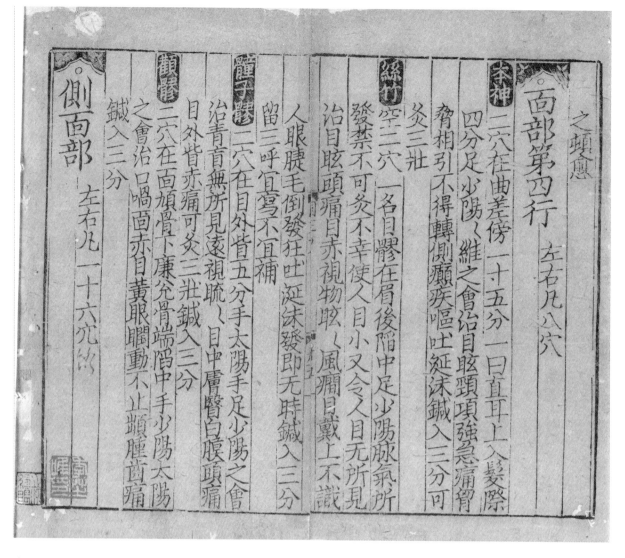

之，顿愈。

面部第四行左右凡八穴

本神二穴： 在曲差旁一寸五分，一曰直耳上，入发际四分，足少阳、阳维之会。治目眩，颈项强急痛，胸胁相引，不得转侧，癫疾，呕吐涎沫。针入三分，可灸七[1]壮。

丝竹空二穴： 一名目髎。在眉后陷中，足少阳脉气所发，禁不可灸，不幸使人目小，又令人目无所见。治目眩头痛，目赤，视物䀮䀮，风痛，目戴上，不识人，眼睫毛倒，发狂吐涎沫，发即无时。针入三分，留三呼。宜泻不宜补。

瞳子髎二穴： 在目外眦五分，手太阳、手足少阳之会。治青盲目无所见，远视䀮䀮，目中肤翳白膜，头痛，目外眦赤痛。可灸三壮，针入三分。

颧髎二穴： 在面頄骨下廉兑骨端陷中，手少阳、太阳之会。治口㖞，面赤目黄，眼睑动不止，頄肿齿痛。针入三分。

侧面部左右凡一十六穴

① 七：原作"三"，据光绪影刻本、《铜人图经》卷中改。

頭維二穴[1]：在額角入发际本神旁一寸五分，足少阳、阳明脉之交会。治头偏痛，目视物不明。今附：治微风，眼睑瞤动不止，风泪出。针入三分，禁不可灸。

客主人二穴：一名上关，在耳前起骨上廉，开口有空，动脉宛宛中，足阳明、少阳之会。治唇吻强，耳聋，瘈疭，口沫出，目眩，牙车不开，口噤，嚼食鸣，偏风，口眼喎斜，耳中状如蝉声。可灸七壮，艾炷不用大，筋头作炷。若针，必须侧卧，张口取之乃得。禁不可针深。问曰：何以不得针深？岐伯曰：上关若刺深，令人欠而不得呿[2]；下关不得久留针，即呿而不得欠，牙关急。是故上关不得刺深，下关不得久留针也。

下关二穴：在客主人下，耳前动脉下廉，合口有空，开口即闭，足阳明、少阳之会。疗聤耳有脓汁出，偏风口目喎，牙车脱臼，其穴侧卧闭口取之，针入四分，得气即泻，禁不可灸。牙龈肿处，张口以三棱针出脓血，多含盐汤，即不畏风。慎如前法。

和髎二穴：在耳前锐发下横动脉，手少阳脉气所发。治牙车引急，头重痛，耳中瑹瑹，颌颊肿。针入七

---

①头维二穴：此下至本卷末底本缺页，据光绪影刻本配补书影两叶。
②呿：原作"劫"，据下文"呿而不得欠"改。

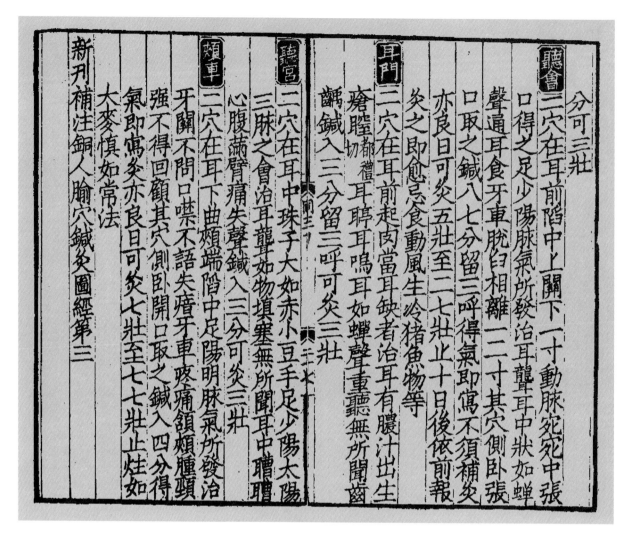

分，可灸三壮。

听会二穴：在耳前陷中，上关下一寸动脉宛宛中，张口得之，手[1]少阳脉气所发。治耳聋，耳中状如蝉声，通耳食，牙车急，疼痛不得嚼[2]食，牙车脱臼，相离一二寸，其穴侧卧张口取之。针入七分，留三呼，得气即泻，不须补。灸亦良，日可灸五壮至二七壮止。十日后依前报灸之，即愈。忌食动风、生冷、猪鱼等物。

耳门二穴：在耳前起肉当耳缺者。治耳有脓汁出，生疮，瞳都礼切耳、聤耳、耳鸣如蝉声，重听无所闻，齿龋。针入三分，留三呼，可灸三壮。

听宫二穴：在耳中珠子大如赤小豆，手足少阳、太阳三脉之会。治耳聋，如物填塞，无所闻，耳中嘈嘈，心腹满，臂痛失声。针入三分，可灸三壮。

颊车二穴：在耳下曲颊端陷中，足阳明脉气所发。治牙关不开，口噤不语，失音，牙车疼痛，颌颊肿，颈强不得回顾。其穴侧卧开口取之，针入四分，得气即泻。灸亦良，日可灸七壮至七七壮止，炷如大麦。慎如常法。

新刊补注铜人腧穴针灸图经第三

① 手：原作"足"，据《铜人图经》卷中改。
② 牙车急，疼痛不得嚼：此八字原脱，据《太平圣惠方》卷九十九引《甄权针经》补。

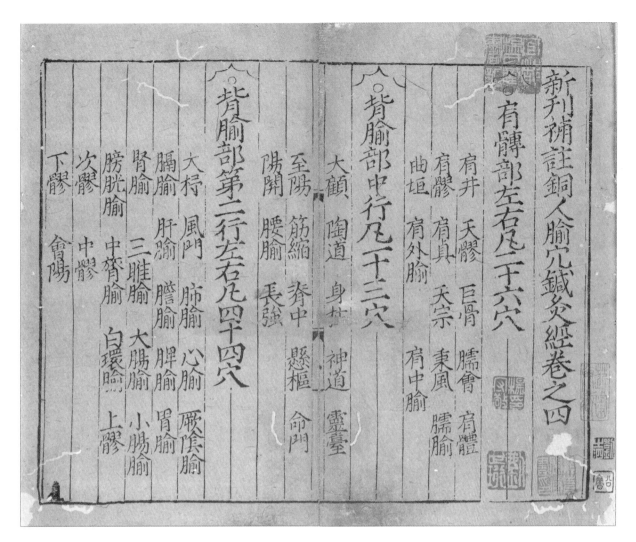

新刊补注铜人腧穴针灸经卷四

肩髆部，左右凡二十六穴

肩井　　天髎　　巨骨　　臑会　　肩髃　　　肩髎　　肩贞

天宗　　秉风　　臑腧　　曲垣　　肩外腧　　肩中腧

背腧部中行，凡一十三穴

大椎　　陶道　　身柱　　神道　　灵台　　至阳　　筋缩

脊中　　悬枢　　命门　　阳关　　腰腧　　长强

背腧部第二行，左右凡四十四穴

大杼　　风门　　肺腧　　心腧　　厥阴腧　　膈腧　　肝腧　　胆腧

脾腧　　胃腧　　肾腧　　三焦腧　　大肠腧　　小肠腧　　膀胱腧

中膂腧　　白环腧　　上髎　　次髎　　中髎　　下髎　　会阳

背腧部第三行，左右凡二十八穴

附分	魄户	神堂	噫嘻	膏肓腧	膈关	魄门
阳纲	意舍	胃仓	肓门	志室	胞肓	秩边

肩髆部 左右凡二十六穴

肩井二穴：在肩上陷，缺盆上大骨前一寸半，以三指按取之，当中指下陷中者是。一名髆井。手足少阳、阳维之会。治五劳七伤，颈项不得回顾，背髆闷，两手不得向头，或因扑伤，腰髋疼，脚气上攻。《甲乙经》云：只可针入五分。此髆井足阳明之会，乃连入五脏气。若刺深，则令人闷倒不识人，即速①须三里下气，先补不泻，须臾平复如故。凡针肩井，皆以三里下其气。若妇人堕胎后手足厥逆，针肩井立愈。若灸，更胜针，可灸七壮。

天髎二穴：在肩缺盆中，上毖骨之际陷中央，手少阳、阳维之会。治肩肘痛引头项急，寒热，缺盆中痛，汗不出，胸中烦满。针入八分，可灸三壮。

巨骨二穴：在肩端上行两叉骨间陷中，手阳明、跷脉

---

① 速：原作"述"，据光绪影刻本、《铜人图经》卷中改。

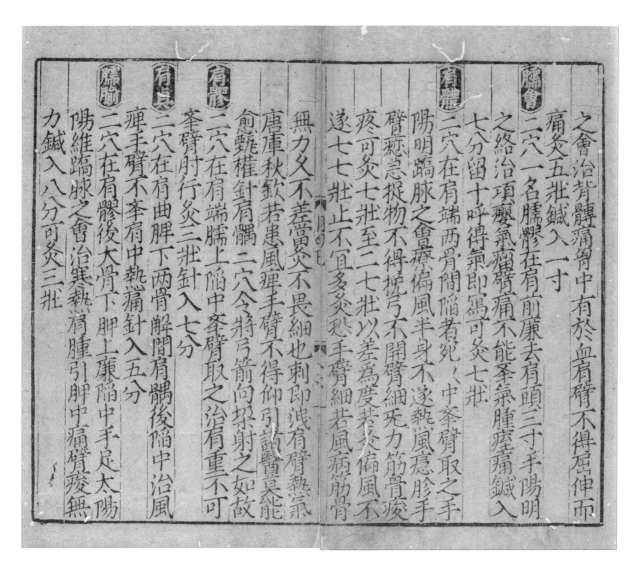

之会。治背膊痛，胸中有瘀[1]血，肩臂不得屈伸而痛。灸五壮，针入一寸。

　　臑会二穴：一名臑髎。在肩前廉，去肩头三寸，手阳明之络。治项瘿气瘤，臂痛不能举，气肿痠痛。针入七分，留十呼，得气即泻，可灸七壮。

　　肩髃二穴：在肩端两骨间陷者宛宛中，举臂取之，手阳明、跷脉之会。疗偏风，半身不遂，热风瘾疹，手臂挛急，捉物不得，挽弓不开，臂细无力，筋骨痠疼，可灸七壮至二七壮，以差为度。若灸偏风不遂，七七壮止，不宜多灸，恐手臂细，若风病，筋骨无力，久不差，当灸不畏细也。刺即泄肩臂热气，唐库狄[2]钦若患风痹，手臂不得伸[3]引，诸医莫能愈，甄权针肩髃二穴，令将弓箭向垛射之，如故。

　　肩髎二穴：在肩端臑上陷中，举臂取之。治肩重不可举臂肘。可[4]灸三壮，针入七分。

　　肩贞二穴：在肩曲胛下两骨解间，肩髃后陷中。治风痹，手臂不举，肩中热痛。针入五分。

　　臑腧二穴：在肩髎后大骨下胛上廉陷中，手足太阳、阳维、跷脉之会。治寒热肩肿，引胛中痛，臂痠无力。针入八分，可灸三壮。

---

①瘀：原作"於"，据光绪影刻本、《铜人图经》卷中改。

②狄：原作"秋"，据《针灸资生经》卷一改。

③伸：原作"仰"，据光绪影刻本、《铜人图经》卷中改。

④可：原作"行"，据光绪影刻本、《铜人图经》卷中改。

天宗　二穴在秉風後大骨下陷中手太陽脈氣所發治肩胛痛臂肘外後廉痛頰頷腫可灸三壯鍼

秉風　二穴在肩上小髃後舉臂有空手太陽陽明手足少陽之會治肩痛不能舉可灸五壯鍼入五

曲垣　二穴在肩中央曲胛陷中按之應手痛治肩痛周痹氣注肩膊拘急疼悶可灸三壯鍼入五分

肩外腧　二穴在肩胛上廉去脊三寸陷中治肩胛痛熱而寒至肘可灸三壯鍼入六分

肩中腧　二穴在肩胛內廉去脊二寸陷中治寒熱目視不明欬嗽上氣唾血鍼入三分留七呼可灸十壯

背腧部第二

大椎　二穴一本作椎令從頁作顀餘皆倣此在第一椎上陷中手足三陽督脈之會療五勞七傷溫瘧痎瘧氣注背膊拘急頸項強不得回顧風勞食氣鍼入五分留三呼瀉五吸若灸以年為壯甲乙經云大椎下至尾骶骨二十一椎長三尺

天宗二穴：在秉风后大骨下陷中，手太阳脉气所发。治肩胛痛，臂肘外后廉痛，颊颔肿。可灸三壮，针入五分，留六呼。

秉风二穴：在肩上小髃后，举臂有空，手太阳、阳明、手足少阳之会。治肩痛不能举。可灸五壮，针入五分。

曲垣二穴：在肩中央曲胛陷中，按之应手痛。治肩痛，周痹，气注，肩膊拘急疼闷。可灸三壮，针入五分。

肩外腧二穴：在肩胛上廉，去脊三寸陷中。治肩胛痛，热而寒至肘。可灸三壮，针入六分。

肩中腧二穴：在肩胛内廉，去脊二寸陷中。治寒热，目视不明，咳嗽上气，唾血。针入三分，留七呼，可灸十壮。

背腧部中行 凡一十三穴①

大椎②一穴：一本作椎，今从页作顀，余皆仿此。在第一椎上陷中，手足三阳、督脉之会。疗五劳七伤，温疟、痎疟，气疰，背膊拘急，颈项强，不得回顾，风劳食气。针入五分，留三呼，泻五吸。若灸，以年为壮。《甲乙经》云：大椎下至尾骶骨二十一椎，长三尺，

---

①背腧部中行 凡一十三穴：原作"背腧部第二"，据目录、光绪影刻本、《铜人图经》卷中改。

②顀："椎"之异体字，下文自注"一本作椎"，且原书均以"顀"为"椎"。今依异体字校注规范，以下仍律齐为规范简体字"椎"。

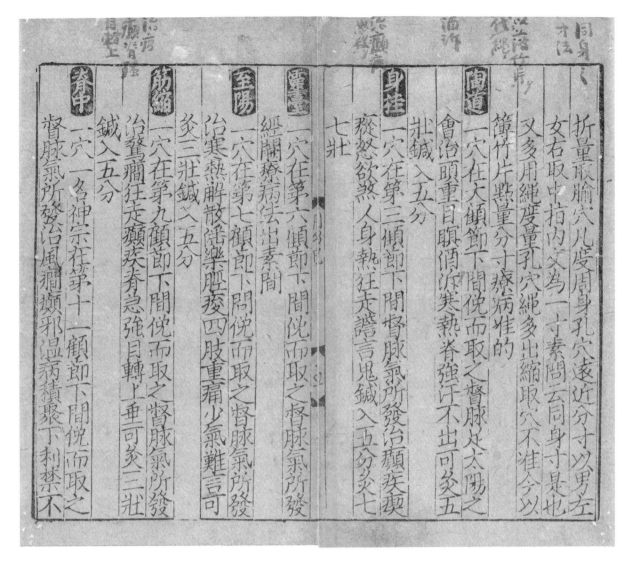

折量取腧穴，凡度周身孔穴远近分寸，以男左女右，取中指内纹为一寸，《素问》云同身寸是也。又多用绳度量孔穴，绳多出缩，取穴不准，今以薄竹片，点量分寸，疗病准的。

陶道一穴：在大椎节下间，俯而取之，督脉、足太阳之会。治头重目瞑，洒淅寒热，脊强，汗不出。可灸五壮，针入五分。

身柱一穴：在第三椎节下间，督脉气所发。治癫疾，瘛疭，怒欲杀人，身热狂走，谵言见[1]鬼。针入五分，灸七七壮。

神道一穴[2]：在第五椎节下间，俯而取之，督脉气所发。治寒热头痛，进退往来，疟疾，恍惚悲愁，健忘，惊悸。可灸七七壮至百壮止。小儿风痫瘛疭，可灸七壮。

灵台一穴：在第六椎节下间，俯而取之，督脉气所发。经阙疗病法，出《素问》。

至阳一穴：在第七椎节下间，俯而取之，督脉气所发。治寒热解散，淫泺胫酸，四肢重痛，少气难言。可灸三壮，针入五分。

筋缩一穴：在第九椎节下间，俯而取之，督脉气所发。治惊痫狂走，癫疾，脊急强，目转上垂。可灸三壮，针入五分。

脊中一穴：一名神宗。在第十一椎节下间，俯而取之，督脉气所发。治风痫癫邪，温病，积聚下利。禁不

①见：原无，据光绪影刻本、《铜人图经》卷中补。
②神道一穴：底本无此条，据光绪影刻本、《铜人图经》卷中补出。

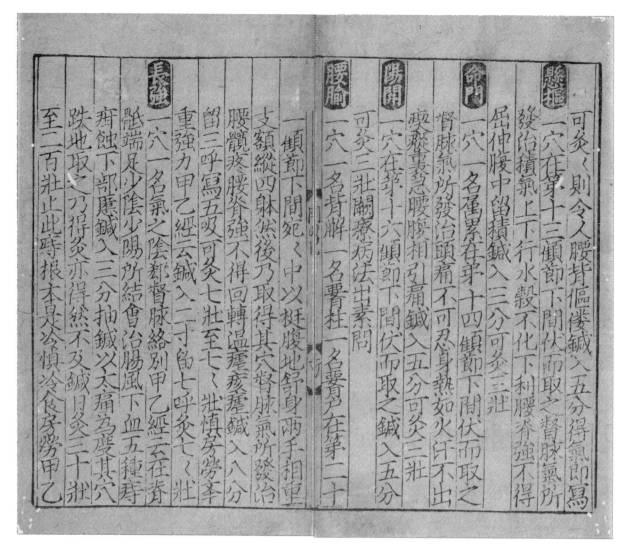

可灸，灸则令人腰背伛偻。针入五分，得气即泻。

　　悬枢一穴：在第十三椎节下间，伏而取之，督脉气所发。治积气上下行，水谷不化，下利，腰脊强，不得屈伸，腹中留积。针入三分，可灸三壮。

　　命门一穴：一名属累，在第十四椎节下间，伏而取之，督脉气所发。治头痛不可忍，身热如火，汗不出，瘈疭里急，腰腹相引痛。针入五分，可灸三壮。

　　阳关一穴：在第十六椎节下间，伏而取之。针入五分，可灸三壮。阙疗病法，出《素问》。

　　腰腧一穴：一名背解，一名腰柱，一名腰户。在第二十一椎节下间宛宛中，以挺腹地舒身，两手相重支额，纵四体，然后乃取得其穴。督脉气所发。治腰髋疼，腰脊强，不得回转，温疟、痎疟。针入八分，留三呼，泻五吸，可灸七壮，至七七壮。慎房劳、举重、强力。《甲乙经》云：针入二寸，留七呼，灸七七壮。

　　长强一穴：一名气之阴郄。督脉络别，《甲乙经》云在脊骶端。足少阴、少阳所结会。治肠风下血，五种痔，痔蚀，下部匶。针入三分，抽针以大痛为度，其穴跌①地取之乃得。灸亦得，然不及针，日灸三十壮，至二百壮止。此痔根本是冷，慎冷食、房劳。《甲乙

---

　　①跌：《圣济总录》卷一九二作"伏"。

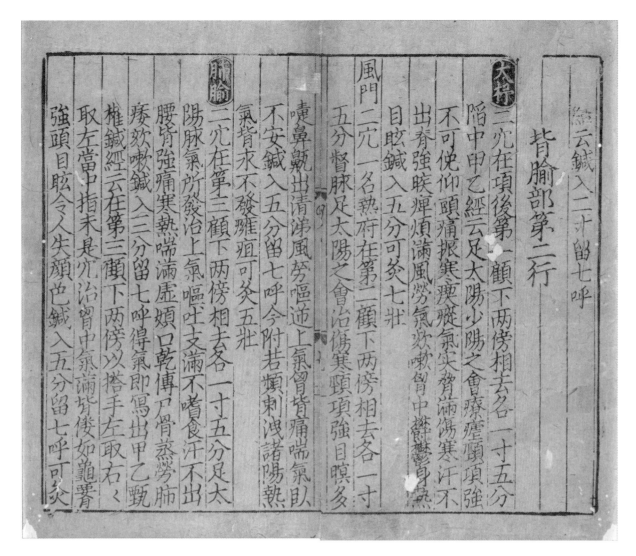

《绘云针入二寸留七呼

背腧部第二行

大杼二穴在项后第一顀下两傍相去各一寸五分陷中甲乙经云足太阳少阳之会疗疟颈项强不可使俯仰头痛振寒瘈疭气实胁满伤寒汗不出脊强喉痹烦满风劳气咳嗽胸中郁郁身热目眩针入五分可灸七壮

风门二穴一名热府在第二顀下两傍相去各一寸五分督脉足太阳之会治伤寒颈项强目瞑多嚏鼻鼽出清涕风劳呕逆上气胸背痛喘气卧不安针入五分留七呼今附若频刺泄诸阳热气背永不发痈疽可灸五壮

肺腧二穴在第三顀下两傍相去各一寸五分足太阳脉气所发治上气呕吐支满不嗜食汗不出腰背强痛寒热喘满虚烦口乾传尸骨蒸劳肺痿咳嗽针入三分留七呼得气即泻出甲乙甄权针经云在第三顀下两傍以搭手左取右右取左当中指末是穴治胸中气满背偻如龟腰强头目眩令人失颜色针入五分留七呼可灸

经》云：针入二寸，留七呼。

背腧部第二行左右凡四十四穴[①]

大杼二穴：在项后第一椎下，两旁相去各一寸五分陷中，《甲乙经》云足太阳、少阳之会。疗疟，颈项强，不可俯仰，头痛振寒，瘈疭，气实胁满，伤寒汗不出，脊强喉痹，烦满，风劳气，咳嗽，胸中郁郁，身热目眩。针入五分，可灸七壮。

风门二穴：一名热府。在第二椎下，两旁相去各一寸五分，督脉、足太阳之会。治伤寒颈项强，目瞑，多嚏，鼻鼽，出清涕，风劳，呕逆上气，胸背痛，喘气卧不安。针入五分，留七呼。今附：若频刺，泄诸阳热气，背永不发痈疽，可灸五壮。

肺腧二穴：在第三椎下，两旁相去各一寸五分，足太阳脉气所发。治上气呕吐，支满不嗜食，汗不出，腰背强痛，寒热喘满，虚烦口干，传尸骨蒸劳，肺痿咳嗽。针入三分，留七呼，得气即泻。出《甲乙》。甄权《针经》云：在第三椎下两旁，以搭手左取右，右取左，当中指末是穴，治胸中气满，背偻如龟，腰强，头目眩，令人失颜色。针入五分，留七呼，可灸

---

①左右凡四十四穴：原无，据目录补。

新刊补注铜人腧穴针灸图经 二三

金大定二十六年刻本

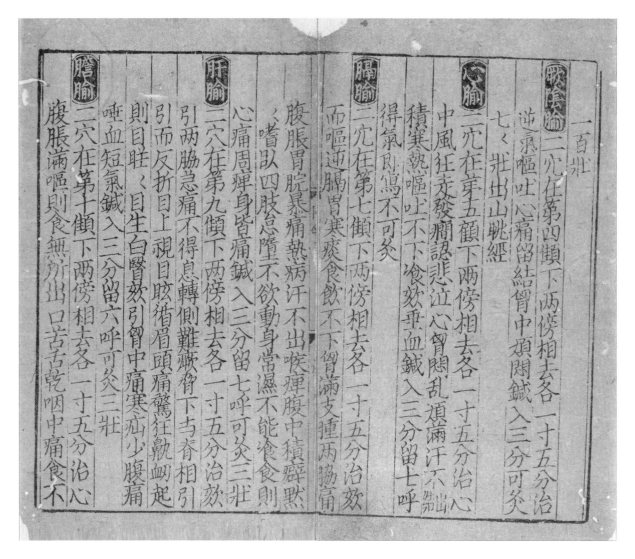

一百壮。

厥阴腧二穴：在第四椎下，两旁相去各一寸五分。治逆气呕吐，心痛留结，胸中烦闷。针入三分，可灸七七壮。出《山眺经》。

心腧二穴：在第五椎下，两旁相去各一寸五分。治心中风，狂走发痫，语①悲泣，心胸闷乱烦满，汗不出，结积寒热，呕吐不下食，咳唾血。针入三分，留七呼，得气即泻，不可灸。

膈腧二穴：在第七椎下，两旁相去各一寸五分。治咳而呕逆，膈胃寒痰，食饮不下，胸满支肿，两胁痛，腹胀，胃脘暴痛，热病汗不出，喉痹，腹中积癖，默默嗜卧，四肢怠惰，不欲动，身常湿，不能食，食则心痛，周痹，身皆痛。针入三分，留七呼，可灸三壮。

肝腧二穴：在第九椎下，两旁相去各一寸五分。治咳引两胁急痛，不得息，转侧难，瘕胁下与脊相引而反折，目上视，目眩，循眉头痛，惊狂，衄蚵，起则目䀮䀮，目生白翳，咳引胸中痛，寒疝少腹痛，唾血短气。针入三分，留六呼，可灸三壮。

胆腧二穴：在第十椎下，两旁相去各一寸五分。治心腹胀满，呕则食无所出，口苦舌干，咽中痛，食不

---

① 语：原作"认"，据光绪影刻本、《铜人图经》卷中改。

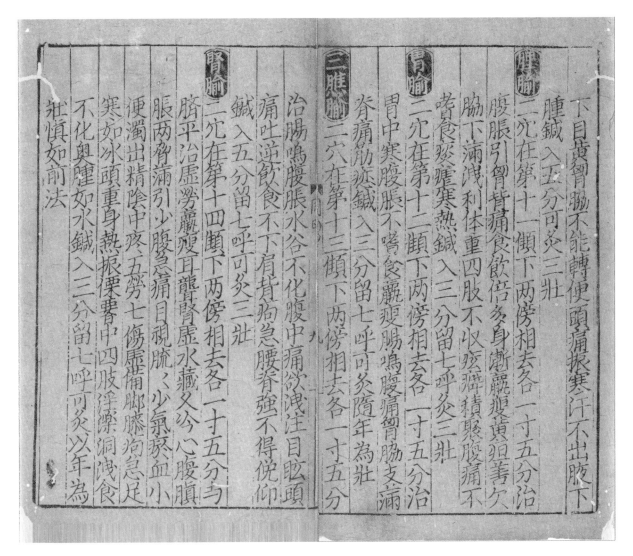

下，目黄，胸胁不能转侧[1]，头痛振寒，汗不出，腋下肿。针入五分，可灸三壮。

脾腧二穴：在第十一椎下，两旁相去各一寸五分。治腹胀引胸背痛，食饮倍多，身渐羸瘦，黄疸，善欠，胁下满，泄利，体重，四肢不收，痃癖积聚，腹痛不嗜食，痎疟寒热。针入三分，留七呼，灸三壮。

胃腧二穴：在第十二椎下，两旁相去各一寸五分。治胃中寒，腹胀不嗜食，羸瘦，肠鸣腹痛，胸胁支满，脊痛筋挛。针入三分，留七呼；可灸，随年为壮。

三焦腧二穴：在第十三椎下，两旁相去各一寸五分。治肠鸣腹胀，水谷不化，腹中痛，欲泄注，目眩头痛，吐逆，饮食不下，肩背拘急，腰脊强，不得俯仰。针入五分，留七呼，可灸三壮。

肾腧二穴：在第十四椎下，两旁相去各一寸五分，与脐平。治虚劳羸瘦，耳聋肾虚，水脏久冷，心腹膜胀，两胁满，引少腹急痛，目视䀮䀮，少气溺[2]血，小便浊出精，阴中疼，五劳七伤，虚惫，脚膝拘急，足寒如冰，头重身热，振栗，腰中四肢淫泺，洞泄食不化，身[3]肿如水。针入三分，留七呼；可灸，以年为壮。慎如前法。

①侧：原作"便"，据光绪影刻本、《铜人图经》卷中改。
②溺：原作"瘝"，据光绪影刻本、《铜人图经》卷中改。
③身：原作"奥"，据光绪影刻本、《铜人图经》卷中改。

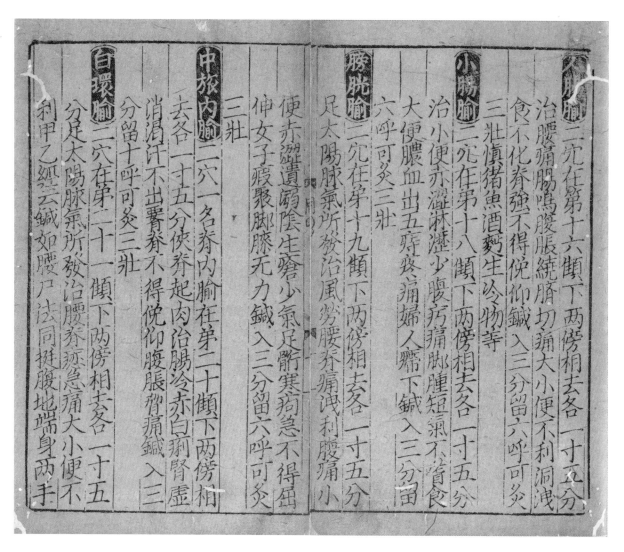

　　大[1]肠腧二穴：在第十六椎下，两旁相去各一寸五分。治腰痛，肠鸣腹胀，绕脐切痛，大小便不利，洞泄食不化，脊强不得俯仰。针入三分，留六呼，可灸三壮。慎猪鱼、酒面、生冷物等。

　　小肠腧二穴：在第十八椎下，两旁相去各一寸五分。治小便赤涩淋沥，少腹疗痛，脚肿，短气，不嗜食，大便脓血出，五痔疼痛，妇人带下。针入三分，留六呼，可灸三壮。

　　膀胱腧二穴：在第十九椎下，两旁相去各一寸五分，足太阳脉气所发。治风劳腰脊痛，泄利腹痛，小便赤涩，遗溺，阴生疮，少气，足膊寒，拘急不得屈伸，女子瘕聚，脚膝无力。针入三分，留六呼，可灸三壮。

　　中膂内腧二穴：一名脊内腧。在第二十椎下，两旁相去各一寸五分，挟脊起肉。治肠冷赤白痢，肾虚消渴，汗不出，腰脊不得俯仰，腹胀胁痛。针入三分，留十呼，可灸三壮。

　　白环腧二穴：在第二十一椎下，两旁相去各一寸五分，足太阳脉气所发。治腰脊挛急痛，大小便不利，《甲乙经》云：针如腰户法同。挺腹地端身，两手

---

① 大：原作"人"，据光绪影刻本、《铜人图经》卷中改。

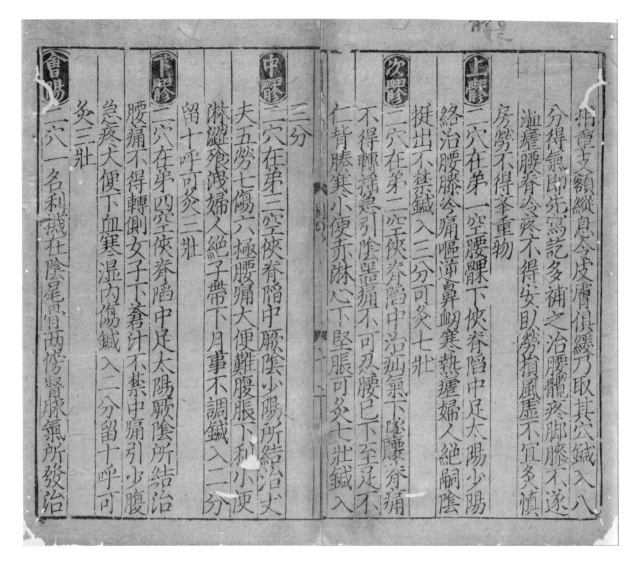

相重支額，縱息，令皮肤俱缓，乃取其穴。针入八分，得气即先泻，讫，多补之。治腰髋疼，脚膝不遂，温疟，腰脊冷疼，不得安卧，劳损风虚。不宜灸，慎房劳，不得举重物。

上髎二穴：在第一空腰髁下，挟脊陷中，足太阳、少阳络。治腰膝冷痛，呕逆，鼻衄，寒热疟，妇人绝嗣，阴挺出不禁。针入三分，可灸七壮。

次髎二穴：在第二空挟脊陷中。治疝气下坠，腰脊痛不得转摇，急引阴器，痛不可忍，腰以下至足不仁，背膝寒，小便赤淋，心下坚胀。可灸七壮，针入三分。

中髎二穴：在第三空挟脊陷中，厥阴、少阳所结。治丈夫五劳七伤六极，腰痛，大便难，腹胀下利，小便淋涩，飧泄，妇人绝子带下，月事不调。针入二分，留十呼，可灸三壮。

下髎二穴：在第四空挟脊陷中，足太阳、厥阴所结。治腰痛不得转侧，女子下苍汁不禁，阴[①]中痛，引少腹急疼，大便下血，寒湿内伤。针入二分，留十呼，可灸三壮。

会阳二穴：一名利机。在阴尾骨两旁，督脉气所发。治

①阴：原脱，据光绪影刻本、《铜人图经》卷中补。

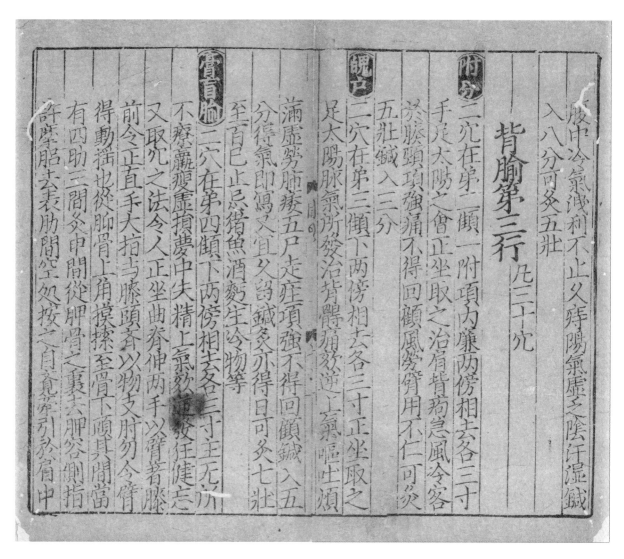

腹中冷气，泄利不止，久痔，阳气虚乏，阴汗湿。针入八分，可灸五壮。

背腧部第三行 左右凡二十八穴[1]

附分二穴：在第二椎下[2]，附项内廉，两旁相去各三寸，手足太阳之会。正坐取之。治肩背拘急，风冷客于腠，颈项强痛，不得回顾，风劳，臂肘[3]不仁。可灸五壮，针入三分。

魄户二穴：在第三椎下，两旁相去各三寸，正坐取之，足太阳脉气所发。治背膊痛，咳逆上气，呕吐烦满，虚劳肺痿，五尸走注，项强不得回顾。针入五分，得气即泻。又宜久留针，灸亦得，日可灸七壮，至百壮[4]止。忌猪鱼、酒面、生冷物等。

膏肓腧二穴：在第四椎下，两旁相去各三寸。主无所不疗，羸瘦虚损，梦中失精，上气咳逆，发狂健忘。又，取穴之法，令人正坐，曲脊，伸两手，以臂着膝前，令正直，手大指与膝头齐，以物支肘，勿令臂得动摇也。从胛[5]骨上角，摸索至骨下头，其间当有四肋三间，灸中间。从胛骨之里，去胛容侧指许，摩脊，去表肋间空处，按之自觉牵引于肩中，

---

① 背腧部第三行　左右凡二十八穴：原作"背腧第三行凡三十穴"，据本卷目录、光绪影刻本改。
② 下：原作"一"，据光绪影刻本、《铜人图经》卷中改。
③ 肘：原作"用"，据光绪影刻本、《铜人图经》卷中改。
④ 壮：原作"已"，据光绪影刻本、《铜人图经》卷中改。
⑤ 胛：原作"胂"，据光绪影刻本、《铜人图经》卷中改。

灸两胛中一处，至百壮，多至三百壮。当觉下咙咙似流水之状，亦当有所下出[1]，若得痰疾，则无所不下也。如病人已困，不能正坐，当令侧卧，挽[2]上臂令前，取穴灸之。又，以右手从左肩上住，指头所不及者，是穴也，左取亦然。乃以前法灸之。若不能久坐，当伸两臂，令人挽两胛骨挟相离，不尔，即胛骨覆其穴，灸之无验。此灸讫后，令人阳气康盛，当消息以自补养。论曰：昔在和缓，不救晋侯之疾。以其在膏之上、肓之下，针药不能及，即此穴是也。人不能求得此穴，所以宿病难遣，若能用心此方，便求得灸之，无疾不愈。出《千金》《外台》。

神堂二穴：在第五椎下，两旁相去各三寸，正坐取之，足太阳脉气所发。治肩痛，胸腹满，洒淅寒热，背脊强急。可灸五壮，针入三分。

噫嘻二穴：在肩膊内廉，挟第六椎下，两旁相去各三寸，正坐取之，足太阳脉气所发。以手痛按之，病者言噫嘻。针入六分，留三呼，泻五吸[3]，治腋拘挛，暴脉急引胁痛，热病汗不出，温疟，肩背痛，目眩鼻衄，喘[4]逆腹胀，肩膊内廉痛，不得俯仰。可灸二七[5]

①出：原无，据光绪影刻本、《铜人图经》卷中补。
②挽：原作"俛"，据光绪影刻本、《千金要方》卷三十第七改。下一个"挽"字同。
③吸：原作"及"，据光绪影刻本、《铜人图经》卷中改。
④喘：原无，据光绪影刻本、《铜人图经》卷中补。
⑤七：原作"十"，据光绪影刻本改。

壮①，至百壮止。忌苋菜、白酒物等。

膈关二穴：在第七椎下，两旁相去各三寸陷中，正坐取之，足太阳脉气所发。治背痛恶寒，脊强，俯仰难，食饮不下，呕哕多涎唾，胸中噎闷。可灸五壮，针入五分。

魂门二穴：在第九椎下，两旁相去各三寸陷中，正坐取之，足太阳脉气所发。治食饮不下，腹中雷鸣，大便不节，小便赤黄。可灸三壮，针入五分。

阳纲二穴：在第十椎下，两旁相去各三寸陷中，正坐取之，足太阳脉气所发。治腹满膜胀，大便泄②利，小便赤涩，身热目黄。可灸三壮，针入五分。

意舍二穴：在第十一椎下，两旁相去各三寸陷中，正坐取之，足太阳脉气所发。治腹满虚胀，大便滑泄，背痛恶风寒，食饮不下，呕吐不止，消渴目黄。可灸五十壮至一百壮，针入五分。

胃仓二穴：在第十二椎下，两旁相去各三寸，足太阳脉气所发。治腹内虚胀，水肿，饮食不下，恶寒，背脊不得俯仰。可灸五七壮，针入五分。

肓门二穴：在第十三椎下，两旁相去各三寸叉肋间，异经云与鸠尾相直。治心下肓大坚，妇人乳有

①壮：此上原有"一一"二字，据光绪影刻本删。
②泄：原作"浪"，据光绪影刻本、《铜人图经》卷中改。

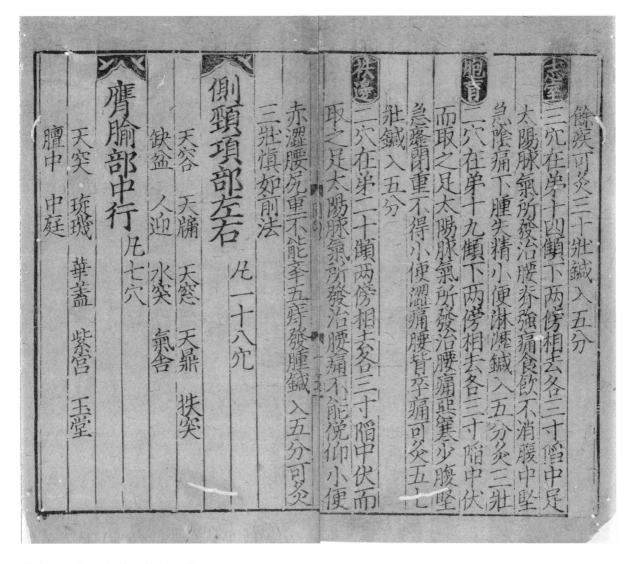

余疾。可灸三十壮，针入五分。

志室二穴：在第十四椎下，两旁相去各三寸陷中，足太阳脉气所发。治腰脊强痛，食饮不消，腹中坚急，阴痛下肿，失精，小便淋沥，针入五分，灸三壮。

胞肓二穴：在第十九椎下，两旁相去各三寸陷中，伏而取之，足太阳脉气所发。治腰痛恶寒，少腹坚急，癃闭重，不得小便，涩痛，腰背卒痛，可灸五七壮，针入五分。

秩边二穴：在第二十椎两旁，相去各三寸陷中，伏而取之，足太阳脉气所发。治腰痛不能俯仰，小便赤涩，腰尻重，不能举，五痔发肿。针入五分，可灸三壮。慎如前法。

侧颈项部，左右凡一十八穴

天容　天牖　天窗　天鼎　扶突　缺盆　人迎　水突　气舍

膺腧部中行，凡七穴

天突　璇玑　华盖　紫宫　玉堂　膻中　中庭

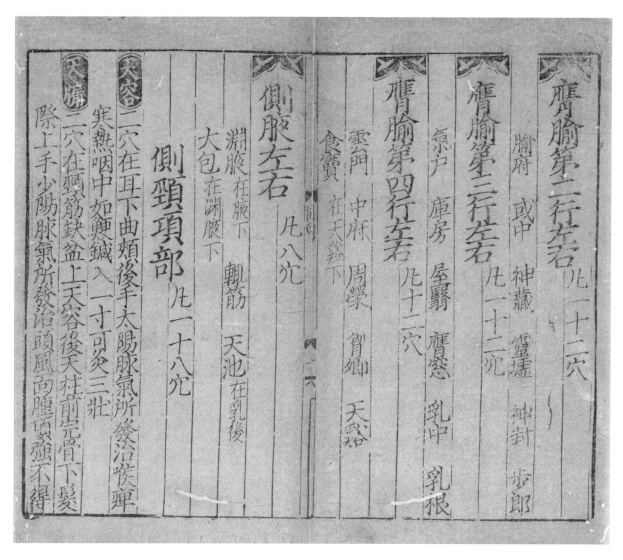

膺腧第二行，左右凡一十二穴

    腧府　或中　神藏　灵墟　神封　步廊

膺腧第三行，左右凡一十二穴

    气户　库房　屋翳　膺窗　乳中　乳根

膺腧第四行，左右凡一十二穴

    云门　中府　周荣　胸乡　天溪　食窦 在天溪下

侧腋，左右凡八穴

    渊腋 在腋下　辄筋　天池 在乳后　大包 在渊液下

侧颈项部 凡一十八穴

    天容二穴：在耳下曲颊后，手太阳脉气所发。治喉痹寒热，咽中如鲠。针入一寸，可灸三壮。

    天牖二穴：在颈筋缺盆上，天容后，天柱前，完骨下，发际上，手少阳脉气所发。治头风面肿，项强不得

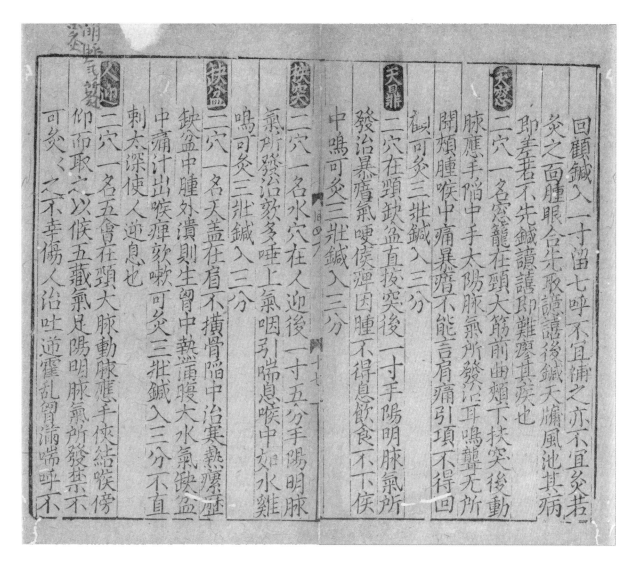

回顾。针入一寸，留七呼。不宜补之，亦不宜灸，若灸之，面肿眼合。先取噫嘻，后针天牖、风池，其病即差。若不先针噫嘻，即难瘳其疾也。

天窗二穴：一名窗笼，在颈大筋前，曲颊下，扶突后，动脉应手陷中，手太阳脉气所发。治耳鸣聋无所闻，颊肿，喉中痛，暴瘖不能言，肩痛引项，不得回顾。可灸三壮，针入三分。

天鼎二穴：在颈缺盆直扶[1]突后一寸，手阳明脉气所发。治暴瘖气哽，喉痹咽肿[2]不得息，饮食不下，喉中鸣。可灸三壮，针入三分。

扶突二穴：一名水穴，在人迎后一寸五分，手阳明脉气所发。治咳多唾，上气咽引喘息，喉中如水鸡鸣。可灸三壮，针入三分。

缺盆二穴：一名天盖，在肩下[3]横骨陷中。治寒热瘰疬，缺盆中肿，外溃则生，胸中热满，腹大水气，缺盆中痛，汗出，喉痹，咳嗽。可灸三壮，针入三分。不宜[4]刺太深，使人逆息也。

人迎二穴：一名五会，在颈大脉动脉应手，挟结喉旁，仰而取之，以候五脏气，足阳明脉气所发。禁不可灸，灸之不幸伤人。治吐逆霍乱，胸满喘呼，不

---

① 扶：原作"拔"，据《铜人图经》卷中改。
② 喉痹咽肿：原作"侯痹因肿"，据光绪影刻本、《铜人图经》卷中改。
③ 下：原作"不"，据光绪影刻本、《铜人图经》卷中改。
④ 宜：原作"直"，据《铜人图经》卷中改。

得息，项气闷肿，食不下。针入四分。

水突二穴：在颈大筋前，直人迎下，气舍上，一名水门，足阳明脉气所发。治咳逆上气，咽喉痛肿，呼吸短气，喘息不得。针入三分，可灸三壮。

气舍二穴：在颈直人迎，挟天突陷中，足阳明脉气所发。治咳逆上气，瘤瘿，喉痹，咽肿，颈项强，不得回顾。针入三分，可灸三壮。

膺腧部中行 凡七穴

天突一穴：在结喉下一寸宛宛中，阴维、任脉之会。针入五分，留三呼，得气即泻。治咳嗽上气，胸中气嗌，喉中状如水鸡声，肺壅咯唾脓血，气咽干，舌下[1]急，喉中生疮，不得下食。灸亦得，即不及针。其下针直横下，不得低手，即五脏之气伤人。慎如药法，及辛酸物等。

璇玑一穴：在天突下一寸陷中，仰头取之，任脉气所发。治胸皮满痛，喉痹咽肿，水浆不下。可灸五壮，针入三分。

华盖一穴：在璇玑下一寸陷中，仰头取之，任脉气所发。治胸胁支满，痛引胸中，咳逆上气，喘不能言。

---

① 下：原作"上"，据光绪影刻本、《铜人图经》卷中改。

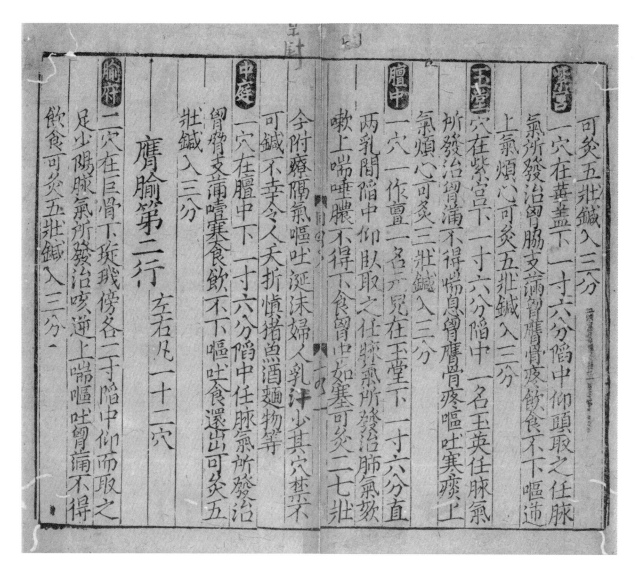

可灸五壮，针入三分。

　　紫宫一穴：在华盖下一寸六分陷中，仰头取之，任脉气所发。治胸胁支满，胸膺骨疼，饮食不下，呕逆上气，烦心。可灸五壮，针入三分。

　　玉堂一穴：在紫宫下一寸六分陷中，一名玉英，任脉气所发。治胸满不得喘息，胸膺骨疼，呕吐寒痰，上气烦心。可灸五壮，针入三分。

　　膻中一穴：一作亶，一名元儿。在玉堂下一寸六分，直两乳间陷中，仰卧取之，任脉气所发。治肺气咳嗽，上喘唾脓，不得下食，胸中如塞。可灸二七壮。今附：疗膈气，呕吐涎沫，妇人乳汁少。其穴禁不可针，不幸令人夭折。慎猪鱼、酒面物等。

　　中庭一穴：在膻中下一寸六分陷中，任脉气所发。治胸胁支满，噎塞，食饮不下，呕吐食还出。可灸五壮，针入三分。

膺腧第二行左右凡一十二穴

　　腧府二穴：在巨骨下，璇玑旁各二寸陷中，仰而取之，足少阳脉气所发。治咳逆上喘，呕吐胸满，不得饮食。可灸五壮，针入三分。

彧中
一穴在腧府下一寸六分陷中，仰而取之，足少陽脉氣所發，治胷脇支滿，欬逆喘不能食飲，鍼入四分，可灸五壯。

神藏
二穴在或中下一寸六分陷中，仰而取之，足少陰脉氣所發，治胷脇支滿，欬逆喘不得息，嘔吐胷滿不著食，鍼入三分，可灸五壯。

靈墟
二穴在神藏下一寸六分陷中，仰而取之，足少陰脉氣所發，治胷脇支滿痛，引胷不得息，欬逆嘔吐，胷滿不著食，鍼入三分，可灸五壯。

神封
二穴在靈墟下一寸六分，仰而取之，足少陰脉氣所發，治胷滿不得息，欬逆，乳癰，洒淅惡寒，可灸五壯，鍼入三分。

步郎
二穴在神封下一寸六分陷中，仰而取之，足少陰脉氣所發，治胷脇支滿，鼻塞不通，呼吸少氣，喘息不得舉臂，鍼入三分，可灸五壯。

膺腧第三行 左右凡一十二穴

氣戶
二穴在巨骨下，腧府兩傍各二寸陷中，仰而取之，足陽明脉氣所發，治胷脇支滿，喘逆上氣，胷背急，不得息，不知食味，鍼入三分，可灸五壯。

彧中二穴：在腧府下一寸六分陷中，仰而取之，足少阳脉气所发。治胸胁支满，咳逆喘，不能食饮。针入四分，可灸五壮。

神藏二穴：在或中下一寸六分陷中，仰而取之，足少阴脉气所发。治胸胁支满，咳逆喘不得息，呕吐胸满，不嗜①食。可灸五壮，针入三分。

灵墟二穴：在神藏下一寸六分陷中，仰而取之，足少阴脉气所发。治胸胁支满痛，引胸不得息，咳逆呕吐，胸满不嗜食。针入三分，可灸五壮。

神封二穴：在灵墟下一寸六分，仰而取之，足少阴脉气所发。治胸满不得息，咳逆，乳痈，洒淅恶寒。可灸五壮，针入三分。

步郎二穴：在神封下一寸六分陷中，仰而取之，足少阴脉气所发。治胸胁支满，鼻塞不通，呼吸少气，喘息，不得举臂。针入三分，可灸五壮。

膺腧第三行 左右凡一十二穴

气户二穴：在巨③骨下，腧府两旁各二寸陷中，仰而取之，足阳明脉气所发。治胸胁支满，喘逆②上气，胸背急，不得息，不知食味。针入三分，可灸五壮。

①嗜：原作"行"，据光绪影刻本、《铜人图经》卷中改。
②逆：原作"屯"，据光绪影刻本、《铜人图经》卷中改。
③巨：原作"白"，据光绪影刻本、《铜人图经》卷中改。

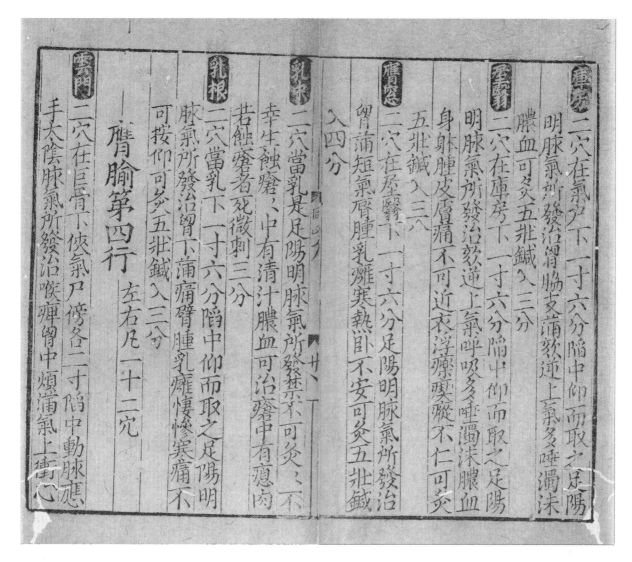

库房二穴：在气户下一寸六分陷中，仰而取之，足阳明脉气所发。治胸胁支满，咳逆上气，多唾浊沫脓血。可灸五壮，针入三分。

屋翳二穴：在库房下一寸六分陷中，仰而取之，足阳明脉气所发。治咳逆上气，呼吸多唾浊沫脓血，身体肿，皮肤痛，不可近衣，淫泺，瘈疭不仁。可灸五壮，针入三分。

膺窗二穴：在屋翳下一寸六分，足阳明脉气所发。治胸满短气，唇肿，乳痛，寒热，卧不安。可灸五壮，针入四分。

乳中二穴：当乳是，足阳明脉气所发。禁不可灸，灸不幸生蚀疮，疮中有清汁脓血可治，疮中有息肉，若蚀疮者死。微刺三分。

乳根二穴：在乳下一寸六分陷中，仰而取之，足阳明脉气所发。治胸下满痛，臂肿乳痛，凄惨寒痛，不可按抑。可灸五壮，针入三分。

膺腧第四行左右凡一十二穴

云门二穴：在巨骨下，挟气户旁各二寸陷中，动脉应手，手[1]太阴脉气所发。治喉痹，胸中烦满，气上冲心，

①手：原无，据《铜人图经》卷中补。

欬喘不得息，留臂脊短氣肩痛不得举臂甲乙經
云可灸五壯鍼入二分刺深使人氣逆故不宜
深刺

中府一穴肘之募一名膺中腧在雲門下一寸乳上
一肋間動脉應手足太陰之會治肺系急胸中
痛懔人膽熱嘔逆上氣欬唾濁涕肩背痛風汗
出腹脹食不下喉痺肩息膚骨痛寒熱鍼入三
分留五呼可灸五壯

周榮二穴在中府下一寸六分陷者中仰而取之足
太陰脉氣所發治胸脇支滿不得俯仰飲食不

胸鄉二穴在周榮下一寸六分陷中仰而取之足太
陰脉氣所發治胸脇支滿引胸背痛臥不得轉

天谿二穴在胸鄉下一寸六分陷中仰而取之足大
陰脉氣所發治胸中滿痛乳腫賁膺欬逆上氣
喉中作聲鍼入四分可灸五壯

食竇二穴在天谿下一寸六分舉臂取之足太陰脉
氣所發治胸脇支滿膈間雷鳴漉陸漉陸當有
小聲鍼入四分可灸五壯

咳喘不得息，胸胁短气，肩痛不得举臂。《甲乙经》云可灸五壮，针入三分。刺深使人气逆，故不宜深刺。

中府二穴：肺[①]之募，一名膺中腧。在云门下一寸，乳上三[②]肋间，动脉应手，手足太阴之会。治肺系急，胸中痛，懔懔胆热，呕逆上气，咳唾浊涕，肩背痛，风汗出，腹胀，食不下，喉痹肩息，肤骨痛，寒热。针入三分，留五呼，可灸五壮。

周荣二穴：在中府下一寸六分陷者中，仰而取之。足太阴脉气所发。治胸胁支满，不得俯[③]仰，饮食不下，咳唾稠脓。针入四分。

胸乡二穴：在周荣下一寸六分陷中，仰而取之。足太阴脉气所发。治胸胁支满，引胸背痛，卧不得转侧。针入四分，可灸五壮。

天溪二穴：在胸乡下一寸六分陷中，仰而取之。足太阴脉气所发。治胸中满痛，乳肿贲膺，咳逆上气，喉中作声。针入四分，可灸五壮。

食窦二穴：在天溪下一寸六分，举臂取之，足太阴脉气所发。治胸胁支满，膈间雷鸣，漉陆漉陆常[④]有小声。针入四分，可灸五壮。

①肺：原作"肘"，据光绪影刻本、《铜人图经》卷中改。
②三：原作"二"，据光绪影刻本、《铜人图经》卷中改。
③俯：原作"阮"，据光绪影刻本、《铜人图经》卷中改。
④常：原作"当"，据光绪影刻本、《铜人图经》卷中改。

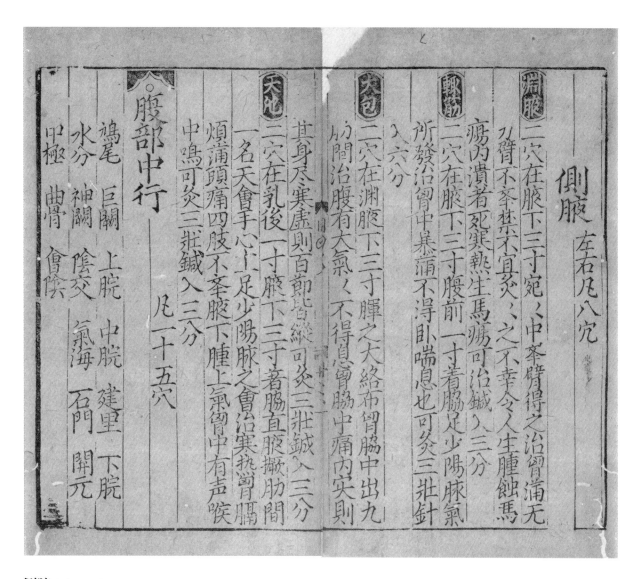

侧腋 左右凡八穴

渊腋二穴：在腋下三寸宛宛中，举臂得之。治胸满无力，臂不举。禁不宜灸，灸之不幸，令人生肿蚀马疡，内溃者死，寒热生马疡可治。针入三分。

辄筋二穴：在腋下三寸腹前一寸，着胁，足少阳脉气所发。治胸中暴满，不得卧，喘息也。可灸三壮，针入六分。

大包二穴：在渊腋下三寸，脾之大络，布胸胁中，出九肋间。治腹有大气，气不得息，胸胁中痛，内实则其身尽寒，虚则百节皆纵。可灸三壮，针入三分。

天池二穴：在乳后一寸，腋下三寸，着胁直腋，撅肋间。一名天会。手心主、足少阳脉之会。治寒热，胸膈烦满，头痛，四肢不举，腋下肿，上气，胸中有声，喉中鸣。可灸三壮，针入三分。

腹部中行，凡一十五穴

鸠尾	巨阙	上脘	中脘	建里	下脘	水分	神阙
阴交	气海	石门	关元	中极	曲骨	会阴	

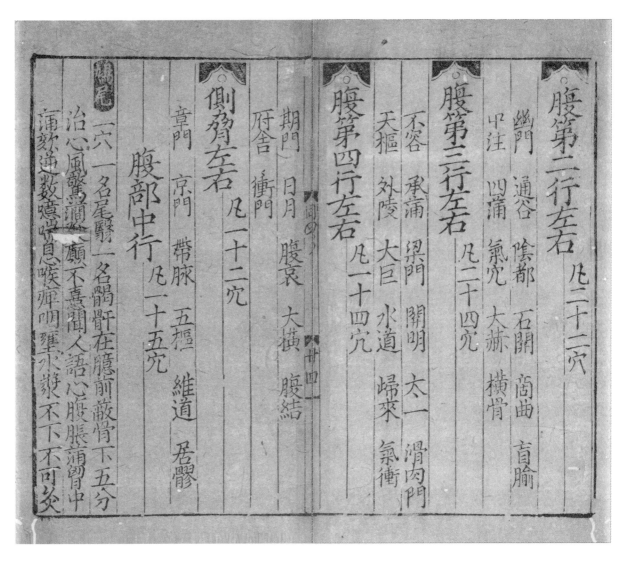

腹第二行，左右凡二十二穴

幽门　　通谷　　阴都　　石关　　商曲　　肓俞　　中注

四满　　气穴　　大赫　　横骨

腹第三行，左右凡二十四穴

不容　　承满　　梁门　　关门①　　太乙　　滑肉门　　天枢

外陵　　大巨　　水道　　归来　　气冲

腹第四行，左右凡一十四穴

期门　　日月　　腹哀　　大横　　腹结　　府舍　　　冲门

侧胁，左右凡一十二穴

章门　　京门　　带脉　　五枢　　维道　　居髎

腹部中行凡一十五穴

鸠尾一穴：一名尾翳，一名𩩲骭。在臆前蔽骨下五分。治心风惊痫，发癫，不喜闻人语，心腹胀，胸中满，咳逆数噫，喘息，喉痹咽壅，水浆不下。不可灸，

———

①关门：原作"关明"，据正文改。

灸即令人畢世少心力。此穴大難針，大好手方可此穴下針，不然取氣多，不幸令人夭。針入三分，留三呼，瀉五吸，肥人可倍之。忌如前法也。

巨闕一穴：心之募也，在鳩尾下一寸，鳩尾短[1]者，少令強一寸[2]。中人有鳩尾拒之。任脈氣所發。治心中煩滿，熱病，胸中痰飲，腹脹暴痛，恍惚不知人，息賁，時唾血，蛔蟲心痛，蠱毒霍亂，發狂不識人，驚悸少氣。針入六分，留七呼，得氣即瀉。灸亦佳，可灸七壯，至七七壯止。忌猪魚、生冷、酒、熱面物等。

上脘一穴：在巨闕下一寸，當一寸五分，去蔽骨三寸，任脈、足陽明、手太陽之會。治心中熱煩，賁豚氣脹，不能食，霍亂吐利，身熱汗不出，三焦多涎，心風驚悸，心痛不可忍，伏梁氣，狀如覆杯。針入八分，先補後瀉之，神驗。如風癇熱病，宜先瀉後補，其疾立愈。灸亦良，日可灸二七壯至一百壯，未愈更倍[3]之。忌如常法。

中脘一穴：一名太倉[4]。胃之募也，在上脘下一寸，手太陽、少陽、足陽明所生，任脈之會，上紀者，中脘也。治心下脹滿，傷飽食不化，霍亂，出泄不自知，心痛，溫瘧，傷寒飲水過多，腹脹氣喘，因讀書得貴

①短：原作"拒"，據《針灸甲乙經》卷三第十九改。
②少令強一寸：《聖濟總錄》卷一九二作"少饒分寸"。
③倍：原作"信"，據《銅人圖經》卷中改。
④太倉：原作"大會"，據光緒影刻本、《銅人圖經》卷中改。

豚氣上攻伏梁心下狀如覆杯寒癖結氣鍼入八分留七呼瀉五吸疾出鍼灸亦良可灸二七壯至一百壯止忌豬魚生冷酒麪等物

建里 一穴在中脘下一寸治心下痛不欲食嘔逆上氣腹脹身腫鍼入五分留十呼可灸五壯止

下脘 一穴在建里下一寸足太陰任脉之會治腹痛六腑之氣寒谷不轉不嗜食小便赤腹堅硬癖塊臍上厥氣動日漸羸瘦鍼入八分留三呼瀉五吸灸亦良可灸二七壯至二百壯乃止

水分 一穴在下脘下一寸臍上一寸任脉氣之所發治腹堅如鼓水腫腸鳴胃虛脹不嗜食繞臍痛衝胸不得息鍼入八分留三呼瀉五吸若水病灸之大良可灸七壯至百壯止禁不可鍼鍼水盡即斃

神闕 一穴一名氣合當臍中是也治泄利不止小兒奶利不絕腹大繞臍痛水腫鼓脹腸中鳴狀如流水聲久冷傷憊可灸百壯禁不可鍼慎如常法

陰交 一穴一名橫戶素問云在臍下一寸任脉氣所發治臍下疠痛寒疝引少腹痛腰膝拘攣腹滿女子月事不絕帶下產後惡露不止繞臍冷痛

豚气上攻，伏梁，心下状如覆杯，寒癖结气。针入八分，留七呼，泻五吸，疾出针。灸亦良，可灸二七壮，至一百壮止。忌猪鱼、生冷、酒面等物。

建里一穴：在中脘下一寸。治心下痛，不欲食，呕吐上气，腹胀身肿。针入五分，留十呼，可灸五壮止。

下脘一穴：在建里下一寸，足太阴、任脉之会。治腹痛，六腑之气寒，谷不转，不嗜食，小便赤，腹坚硬，癖块，脐上厥气动，日渐羸瘦。针入八分，留三呼，泻五吸。灸亦良，可灸二七[1]壮至二百壮乃止。

水分一穴：在下脘下一寸，脐上一寸[2]，任脉气之所发。治腹坚如鼓，水肿肠鸣，胃虚胀，不嗜食，绕脐痛，冲胸不得息。针入八分，留三呼，泻五吸。若水病，灸之大良，可灸七壮至百壮止，禁不可针，针水尽即毙。

神阙一穴：一名气合。当脐中是也。治泄利不止，小儿奶利不绝，腹大，绕脐痛，水肿鼓胀，肠中鸣，状如流水声，久冷伤惫。可灸百壮，禁不可针。慎如常法。

阴交一穴：一名横户。《素问》云：在脐下一寸。任脉气所发。治脐下疗痛，寒疝引少腹痛，腰膝拘挛，腹满，女子月事不绝，带下，产后恶露不止，绕脐冷痛。

①二七：原作"七七"，据《铜人图经》卷中、《圣济总录》卷一九二改。
②脐上一寸：原作"脐三寸"，据光绪影刻本、《铜人图经》卷中改。

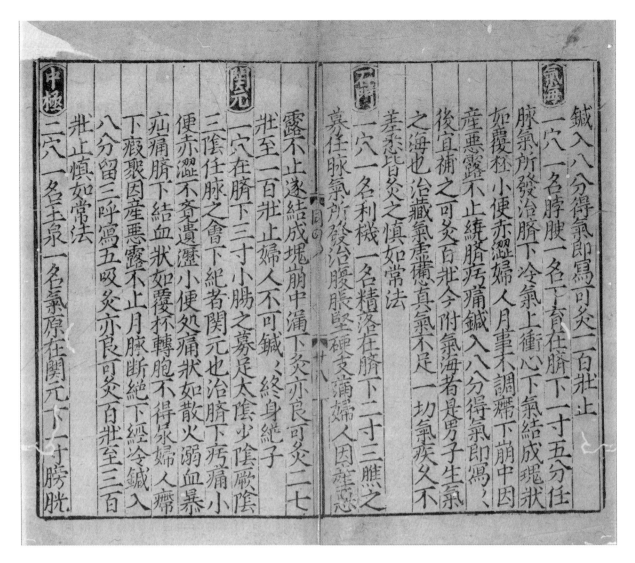

针入八分，得气即泻，可灸一百壮止。

气海一穴：一名脖胦[1]，一名下肓[2]。在脐下一寸五分，任脉气所发。治脐下冷气上冲，心下气结成块，状如覆杯，小便赤涩，妇人月事不调，带下崩中，因产恶露不止，绕脐疗痛。针入八分，得气即泻，泻后宜补之，可灸百壮。今附：气海者，是男子生气之海也。治脏气虚惫，真气不足，一切气疾久不差，悉皆灸之。慎如常法。

石门一穴：一名利机，一名精露[3]。在脐下二寸，三焦之募，任脉气所发。治腹胀坚硬，支满，妇人因产恶露不止，遂结成块，崩中漏下。灸亦良，可灸二七壮，至一百壮止。妇人不可针，针之终身绝子。

关元一穴：在脐下三寸，小肠之募，足太阴、少阴、厥阴三阴，任脉之会。下纪者，关元也。治脐下疗痛，小便赤涩，不觉遗沥，小便处痛，状如散火，溺血，暴疝痛，脐下结血，状如覆杯，转胞不得尿；妇人带下瘕聚，因产恶露不止，月脉断绝，下经冷。针入八分，留三呼，泻五吸。灸亦良，可灸百壮，至三百壮止。慎如常法。

中极一穴：一名玉泉，一名气原。在关元下一寸，膀胱

①胦：原作"胈"，据光绪影刻本、《铜人图经》卷中改。
②肓：原作"育"，据光绪影刻本、《铜人图经》卷中改。
③露：原作"落"，据光绪影刻本、《铜人图经》卷中改。

之募，足三阴、任脉之会。治五淋，小便赤涩，失精，脐下结如覆杯，阳气虚惫，疝瘕水肿，贲豚抢心，甚则不得息，恍惚尸厥。妇人①断绪，四度针，针即有子，故却时任针也。因产恶露不止，月事不调，血结成块。针入八分，留十呼，得气即泻，可灸百壮，至三百壮止。

曲骨一穴：在横骨之上，毛际陷中，动应手，任脉、足厥阴之会。治少腹胀满，小便淋涩不通，㿉疝，少腹痛，妇人赤白带下，恶合②。可灸七壮至七七壮，针入③二寸。

会阴一穴：一名屏翳。在两阴间，任脉别络，挟督脉、冲脉之会。治小便难，窍中热，皮疼痛，谷道搔痒，久痔，相通者死；阴中诸病，前后相引痛，不得大小便，女子经不通，男子阴端寒，冲心很很。可灸三壮。

腹第二行 左右凡二十二穴

幽门二穴：挟巨阙两旁各五分，冲脉、足少阴之会。治胸中引痛，心下烦④闷，逆气里急，支满不嗜食，数咳，健忘，泄利脓血，少腹胀满，呕沫吐涎，喜唾，女子心痛逆气，善吐，食不下。可灸五壮，针入五分。

①妇人：此上原衍"足"字，据光绪影刻本、《铜人图经》卷中删。
②恶合：《圣济总录》卷一九二作"恶露"。
③入：原作"一"，据光绪影刻本、《铜人图经》卷中改。
④烦：原作"怕"，据光绪影刻本、《铜人图经》卷中改。

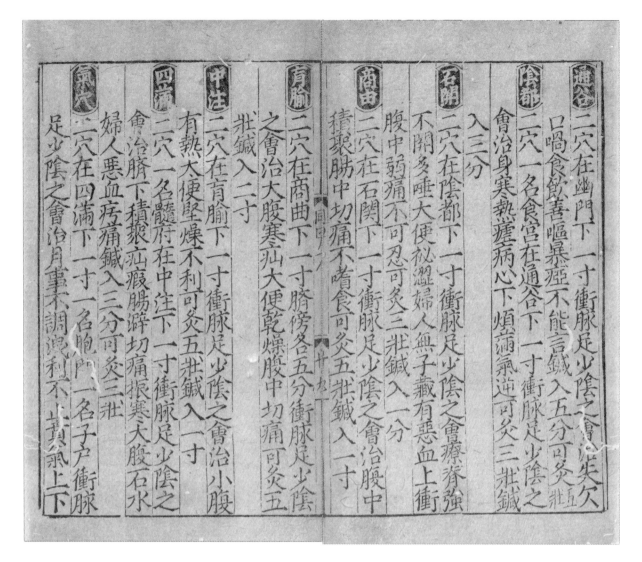

通谷二穴：在幽门下一寸，冲脉、足少阴之会。治失欠口喝，食饮善呕，暴哑不能言。针入五分，可灸五壮。

阴都二穴：一名食宫。在通谷下一寸，冲脉、足少阴之会。治身寒热，疟病，心下烦满气逆。可灸三壮，针入三分。

石关二穴：在阴都下一寸，冲脉、足少阴之会。疗脊强不开①，多唾，大便秘涩，妇人无子，脏有恶血，上冲腹中，疼②痛不可忍。可灸三壮，针入一寸③。

商曲二穴：在石关下一寸，冲脉、足少阴之会。治腹中积聚，肠中切痛，不嗜食。可灸五壮，针入一寸。

肓俞二穴：在商曲下一寸，脐旁各五分，冲脉、足少阴之会。治大腹寒疝，大便干燥，腹中切痛。可灸五壮，针入一④寸。

中注二穴：在肓俞下一寸，冲脉、足少阴之会。治少腹有热，大便坚燥不利。可灸五壮，针入一寸。

四满二穴：一名髓府。在中注下一寸，冲脉、足少阴之会。治脐下积聚，疝瘕，肠澼切痛，振寒，大腹石水，妇人恶血疠痛。针入三分，可灸三壮。

气穴二穴：在四满下一寸，一名胞门，一名子户。冲脉、足少阴之会。治月事不调，泄利不止，奔气上下，

---

① 开：原作"关"，据光绪影刻本、《铜人图经》卷中改。
② 疗：原作"弱"，据光绪影刻本、《铜人图经》卷中改。
③ 寸：原作"分"，据光绪影刻本、《铜人图经》卷中改。
④ 一：原作"二"，据光绪影刻本、《铜人图经》卷中改。

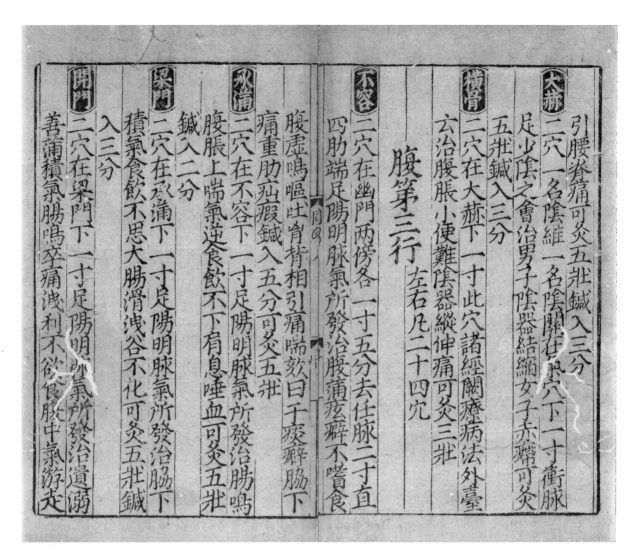

引腰脊痛。可灸五壮，针入三分。

大赫二穴：一名阴维，一名阴关。在气穴下一寸，冲脉、足少阴之会。治男子阴器结缩，女子赤带。可灸五壮，针入三分。

横骨二穴：在大赫下一寸。此穴诸经阙疗病法。《外台》云：治腹胀，小便难，阴器纵伸痛。可灸三壮。

腹第三行 左右凡二十四穴

不容二穴：在幽门两旁各一寸五分，去任脉二寸，直四肋端，足阳明脉气所发。治腹满疚癖，不嗜食，腹虚鸣，呕吐，胸背相引痛，喘咳口[1]干，痰癖，胁下痛重，疝瘕。针入五分，可灸五壮。

承满二穴：在不容下一寸，足阳明脉气所发。治肠鸣腹胀，上喘气逆，食饮不下，肩息唾血。可灸五壮，针入三分。

梁门二穴：在承满下一寸，足阳明脉气所发。治胁下积气，食饮不思，大肠滑泄，谷不化。可灸五壮，针入三分。

关门二穴：在梁门下一寸，足阳明脉气所发。治遗溺善满，积气肠鸣，卒痛泄利，不欲食，腹中气游走，

①口：原作"日"，据光绪影刻本、《铜人图经》卷中改。

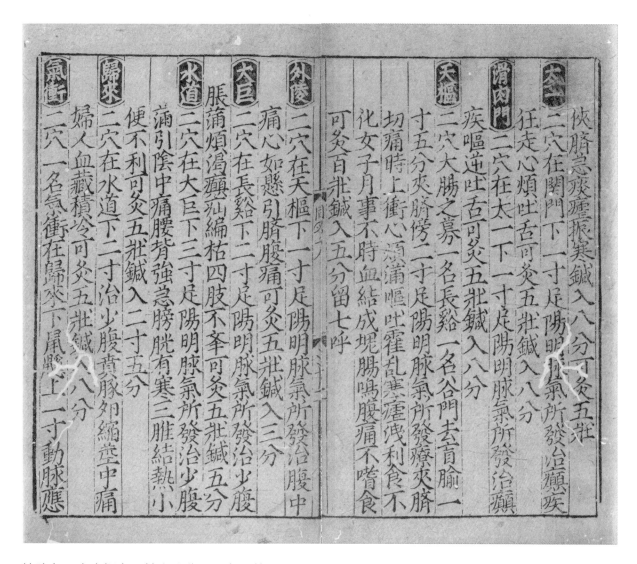

挟脐急，痰疟振寒。针入八分，可灸五壮。

太乙二穴：在关门下一寸，足阳明脉气所发。治癫疾狂走，心烦吐舌。可灸五壮，针入八分。

滑肉门二穴：在太乙下一寸，足阳明脉气所发。治癫疾，呕逆，吐舌。可灸五壮，针入八分。

天枢二穴：大肠之募，一名长溪，一名谷门。去肓腧一寸五分，挟脐旁二寸，足阳明脉气所发。疗夹脐切痛，时上冲心，烦满呕吐，霍乱寒疟，泄利，食不化；女子月事不时，血结成块，肠鸣腹痛，不嗜食。可灸百壮，针入五分，留七呼。

外陵二穴：在天枢下一寸，足阳明脉气所发。治腹中痛，心如悬，引脐腹痛。可灸五壮，针入三分。

大巨二穴：在长溪下二寸，足阳明脉气所发。治少腹胀满，烦渴，癀疝[1]，偏枯，四肢不举。可灸五壮，针五分。

水道二穴：在大巨下三寸，足阳明脉气所发。治少腹满，引阴中痛，腰背强急，膀胱有寒，三焦结热，小便不利。可灸五壮，针入二寸五分。

归来二穴：在水道下二寸，治少腹贲豚，卵缩，茎中痛，妇人血脏积冷。可灸五壮，针入八分。

气冲二穴：一名气街。在归来下，鼠鼷上一寸，动脉应

①癀疝，偏枯：原作"癫疝，编枯"，据光绪影刻本、《铜人图经》卷中改。

手宛宛中，足阳明脉气所发。治肠中大热，不得安卧，腹有逆气，上攻心腹，胀满淫泺，月水不利，身热腹中痛，㿉疝，阴肿，难乳，子上抢心，痛不得息，气冲腰痛，不得俯仰，阴痿，茎中痛，两丸骞[1]痛不可忍。可灸七壮，立愈。炷如大麦。禁不可针。

腹第四行 左右凡一十四穴[2]

期门二穴： 肝之募，在不容旁一寸五分，直两乳第二肋端，足太阴、厥阴、阴[3]维之会。治胸中烦热，贲豚上下，目青而呕，霍乱泄利，腹坚硬，大喘不得安卧，胁下积气，女子产余疾，食饮不下，胸胁支满，心中切痛，善噫。若伤寒过经不解，当针期门，使经不传。针入四分，可灸五壮。

日月二穴： 胆之募，在期门下五分，足太阴、少阳、阳维之会。治太息善[4]悲，小腹热，欲走，多唾，言语不正，四肢不收。可灸五壮，针入七分。

腹哀二穴： 在日月下一寸五分[5]，足太阴、阴维之会。治大便脓血，寒中食不化，腹中疼痛，针入三分。

大横二穴： 在腹哀下三寸五分，直脐旁，足太阴、阴维之会。疗大风逆气，多寒善悲。可灸五壮，针入七分。

①骞：原作"寒"，据《铜人图经》卷中改。
②凡一十四穴：原作"二十四穴"，据本卷目录改。
③阴：原作"腧"，据光绪影刻本、《铜人图经》卷中改。
④善：原作"美"，据光绪影刻本、《铜人图经》卷中改。
⑤五分：原作"三寸"，据光绪影刻本、《铜人图经》卷中改。

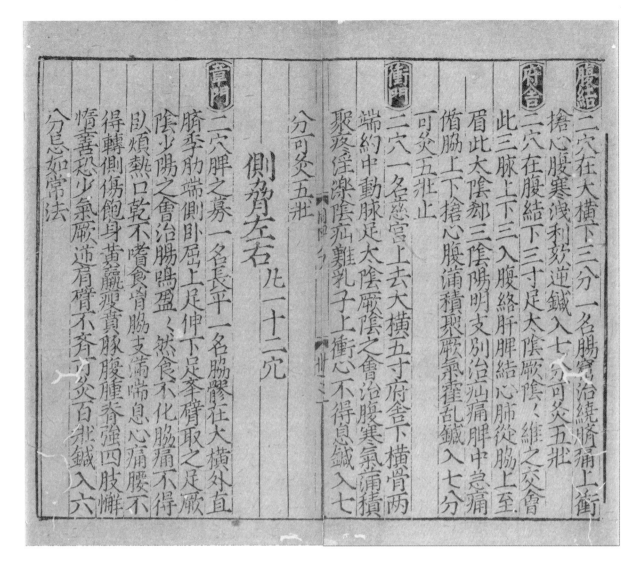

腹结二穴：在大横下三分，一名肠窟。治绕脐痛，上冲抢心，腹寒泄利，咳逆。针入七分，可灸五壮。

府舍二穴：在腹结下三寸，足太阴、厥阴、阴维之交会。此三脉上下三入腹，络肝脾，结心肺，从胁上至肩①。此太阴郄，三阴、阳明支别。治疝痛，脾中急痛，循胁上下抢心，腹满积聚，厥气霍乱。针入七分，可灸五壮止。

冲门二穴：一名慈宫，上去大横五寸，府舍下，横骨两端约中动脉，足太阴、厥阴之会。治腹寒气满积聚疼，淫泺，阴疝，难乳子，上冲心不得息。针入七分，可灸五壮。

侧胁左右凡一十二穴

章门二穴：脾之募，一名长平，一名胁髎。在大横外，直脐季肋端，侧卧，屈上足、伸下足，举臂取之。足厥阴、少阳之会。治肠鸣盈盈然，食不化，胁痛不得卧，烦热口干，不嗜食，胸胁支满，喘息心痛，腰痛不得转侧，伤饱，身黄羸瘦，贲豚，腹肿脊强，四肢懈惰，善恐少气，厥逆，肩臂不举。可灸百壮，针入六分。忌如常法。

①肩：原作"眉"，据光绪影刻本、《铜人图经》卷中改。

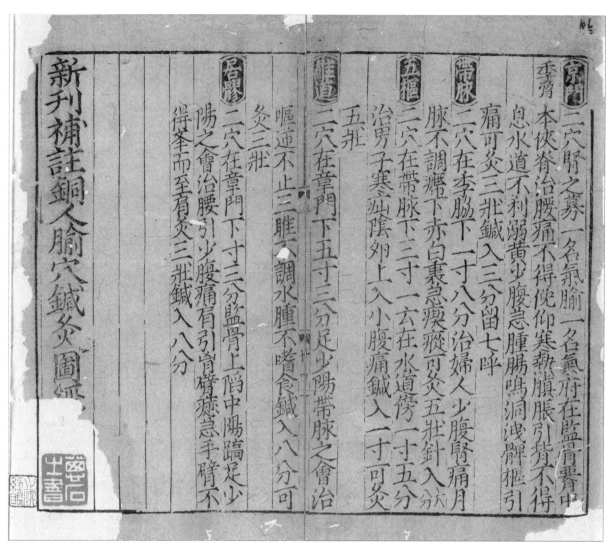

京门二穴：肾之募，一名气腧，一名气府。在监骨腰中季胁本，挟脊。治腰痛不得俯仰，寒热膜胀，引背不得息，水道不利，溺黄，少腹急肿，肠鸣洞泄，髀枢引痛。可灸三壮，针入三分，留七呼。

带脉二穴：在季胁下一寸八分。治妇人少腹坚①痛，月脉不调，带下赤白，里急瘝疚。可灸五壮，针入六分。

五枢二穴：在带脉下三寸，一云在水道旁一寸五分。治男子寒疝，阴卵上入小腹痛。针入一寸，可灸五壮。

维道二穴：在章门下五寸三分，足少阳、带脉之会。治呕逆不止，三焦不调，水肿，不嗜食。针入八②分，可灸三壮。

居髎二穴：在章门下八寸三分，监骨上陷中，阳跷、足少阳之会。治腰引少腹痛，肩引胸臂挛急，手臂不得举而至肩。灸三壮，针入八分。

新刊补注铜人腧穴针灸图经第四

①坚：原作"肾"，据《铜人图经》卷中改。
②八：原无，据光绪影刻本、《铜人图经》卷中补。

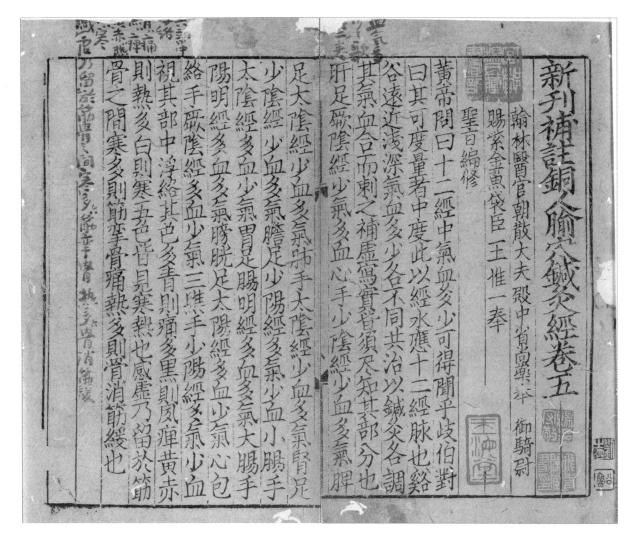

新刊补注铜人腧穴针灸经卷五

翰林医官朝散大夫殿中省尚药奉 御骑都尉 赐紫金鱼袋 臣 王惟一 奉圣旨编修

黄帝问曰：十二经中气血多少，可得闻乎？岐伯对曰：其可度量者，中度也[1]，以经水应十二经脉也。溪谷远近浅深，气血多少各不同。其[2]治以针灸，各调其气血，合而刺之，补虚泻实，皆须尽知其部分也。肝足厥阴经少气多血，心手少阴经少血多气，脾足太阴经少血多气，肺手太阴经少血多气，肾足少阴经少血多气，胆足少阳经多气少血，小肠手太阳[3]经多血少气，胃足阳明经多血多气，大肠手阳明经多血多气，膀胱足太阳经多血少气，心包络手厥阴经多血少气，三焦手少阳经多气少血。视其部中浮络，其色多青则痛，多黑则风痹，黄赤则热多，白则寒，五色皆见，寒热也。感虚乃留于筋骨之间，寒多则筋挛骨痛，热多则骨消筋缓也。

---

①也：原作"此"，据光绪影刻本、《铜人图经》卷中改。
②其：原作"共"，据光绪影刻本、《铜人图经》卷中改。
③阳：原作"阴"，据《铜人图经》卷中补。

旁通十二经络流注孔穴之图

	肺[1]	心[2]	肝	脾	肾	心包络
春刺井 木	少商	少冲	大敦	隐白	涌泉	中冲
夏刺荥 火	鱼际	少府	行间	大都	然谷	劳宫
仲夏刺腧 土	太渊	神门	太冲	太白	太溪	大陵
秋刺经 金	经渠	灵道	中封	商丘	复溜	间使
冬刺合 水	尺泽	少海	曲泉	阴陵泉	阴谷	曲泽
	大肠	小肠	胆	胃	膀胱	三焦
所出为井 金	商阳	少泽	窍阴	厉兑	至阴	关冲
所流[3] 为荥 水	二间	前谷	侠溪	内庭	通谷	液门
所注为腧 木	三间	后溪	临泣	陷谷	束骨	中渚

①肺：此上原有"猪"字，据光绪影刻本、《铜人图经》卷下删。

②心：此上原有"无"字，据光绪影刻本、《铜人图经》卷下删。

③流：此下原有"作留"二字，据光绪影刻本、《铜人图经》卷下删。

所過為原　合谷　腕骨　丘墟　衝陽
京骨　陽池
所行為經火　陽谿
崑崙　陽谷　陽輔　解谿
支溝
所入為合土　曲池　小海　三里　陽陵泉
委中　天井

手太陰肺經左右凡二十八穴

少商　魚際　太淵　經渠　列缺
尺澤　俠白　天府
孔最

少商二穴木也在手大指端内側去爪甲角如韭葉手太陰之脉所出也為井治煩心善噦心下滿汗出而寒咳逆痎瘧振寒腹滿唾沫唇干引飲不下膨膨手攣指痛寒慄鼓頷喉中鳴以三稜鍼刺之微出血泄諸藏熱湊唐刺史成君綽忽腮頷腫大如升喉中閉塞水粒不下三日甄權鍼之立愈不宜灸

魚際二穴火也在手大指本節後内側散脉中手太陰脉之所流也為榮治洒淅惡風寒虚熱舌上黄身熱頭痛咳嗽汗不出痹走胸背痛不得息

所过为原	合谷	腕骨	丘墟	冲阳	京鼓	阳池
所行为经火	阳溪	阳谷	阳辅	解溪	昆仑	支沟
所入为合土	曲池	小海	三里	阳陵泉	委中	天井

手太阴肺经 左右凡一十八穴

少商　　鱼际　　太渊　　经渠　　列缺　　孔最　　尺泽　　侠白　　天府

少商二穴：木也，在手大指端内侧，去爪甲角如韭叶，手太阴之脉所出也，为井。治烦心善哕，心下满，汗出而寒，咳逆、痎疟，振寒腹满，唾沫唇干，引饮不下膨膨，手挛指痛，寒栗鼓颔，喉中鸣，以三棱针刺之，微出血，泄诸脏热凑。唐刺史成君绰，忽腮颔肿大如升，喉中闭塞[1]，水粒不下三日，甄权针之立愈。不宜灸。

鱼际二穴：火也，在手大指本节后内侧散脉中，手太阴脉之所流也，为荥。治洒淅恶风寒，虚热，舌上黄，身热头痛，咳嗽汗不出，痹走胸背，痛不得息，

①如升，喉中闭塞：原作"如外，喉中闭塞"，据光绪影刻本、《铜人图经》卷下改。

目眩煩心少氣腹痛不下食肘攣支滿喉中干燥寒栗鼓頷欬引尻痛溺出嘔血心痹悲恐鍼入二分留三呼

太淵二穴在于掌後陷中手太陰脉之所注也爲俞治胸痹逆氣寒厥善哕嘔飲水欬嗽煩怨不得臥肺脹滿膨膨臂內廉痛目生白翳眼眦赤筋缺盆中引痛掌中熱數欠喘不得息噫氣上逆心痛唾血振寒咽干狂言口僻可灸三壯鍼入二分

經渠二穴金也在寸口陷中手太陰脉之所行也爲經治瘧寒熱胸背拘急胸滿膨膨喉痹掌中熱欬嗽上氣數欠熱病汗不出暴痹喘逆心痛嘔吐鍼入二分留三呼禁不可灸灸即傷人神

列缺二穴去腕側上一寸五分以手交叉頭指末筋骨罅中手太陰絡別走陽明療偏風口喎手腕無力半身不隨欬嗽掌中熱口噤不開寒瘧嘔沫善笑縱唇口健志鍼入二分留三呼寫五吸可灸七壯慎酒面生冷物等

孔最二穴在腕上七寸手太陰郄治熱病汗不出此穴可灸三壯即汗出欬逆臂厥痛鍼入三分灸

目眩烦心，少气，腹痛不下食，肘挛，支满，喉中干燥，寒栗鼓颔，咳引尻痛，溺出，呕血，心痹悲恐。针入二分，留三呼。

太渊二穴：土也，在手掌后陷中，手太阴脉之所注也，为俞。治胸痹逆气，寒厥善哕呕，饮水咳嗽，烦怨不得卧，肺胀满膨膨，臂内廉痛，目生白翳，眼眦赤筋，缺[1]盆中引痛，掌中热，数欠，喘不得息，噫气上逆，心痛唾血，振寒咽干，狂言口僻。可灸三壮，针入二分。

经渠二穴：金也，在寸口陷中，手太阴脉之所行也，为经。治疟寒热，胸背拘急，胸满膨膨，喉痹，掌中热，咳嗽上气，数欠，热病汗不出，暴痹，喘逆[2]心痛，呕吐。针入二分，留三呼，禁不可灸，灸即伤人神。

列缺二穴：去腕侧上一寸五分，以手[3]交叉，头指末筋骨罅中，手太阴络，别走阳明[4]。疗偏风口喎，手腕无力，半身不遂，咳嗽，掌中热，口噤不开，寒疟呕沫，善笑纵唇口，健忘。针入二分，留三呼，泻五吸，可灸七壮。慎酒面、生冷物等。

孔最二穴：在腕上七寸，手太阴郄，治热病汗不出，此穴可灸三壮，即汗出；咳逆臂厥痛，针入三分，灸

---

① 缺：原作"鈌"，据光绪影刻本、《铜人图经》卷下改。
② 逆：原作"是"，据光绪影刻本改，《铜人图经》卷下作"足"。
③ 以手：此二字版蚀，据《铜人图经》卷下补。
④ 明：此字版蚀，据《铜人图经》卷下补。

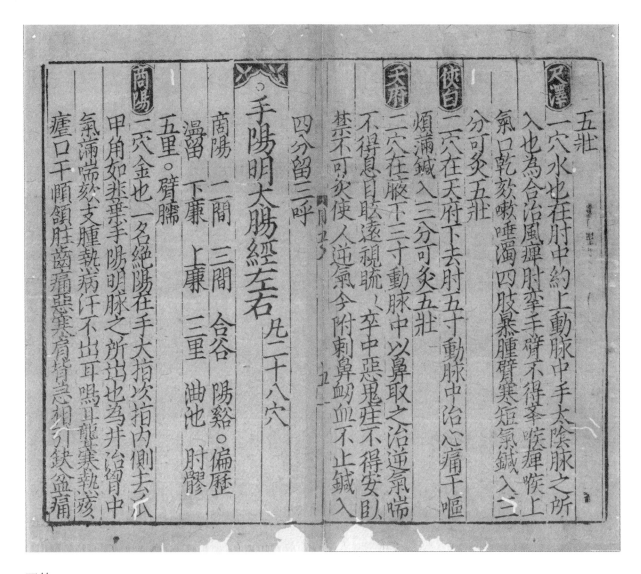

五壮。

尺泽二穴：水也，在肘中约上动脉中，手太阴脉之所入也，为合。治风痹肘挛，手臂不得举，喉痹上①气，口干，咳嗽唾浊，四肢暴肿，臂寒短气。针入三分，可灸五壮。

侠白二穴：在天府下，去肘五寸动脉中。治心痛，干呕烦满。针入三分，可灸五壮。

天府二穴：在腋下三寸动脉中，举臂②取之，治逆气，喘不得息，目眩，远视䀮䀮，卒中恶，鬼疰，不得安卧。禁不可灸，使人逆气。今附：刺鼻衄血不止，针入四分，留三呼。

手阳明大肠经左右凡二十八穴

| 商阳 | 二间 | 三间 | 合谷 | 阳溪 | 偏历 | 温留 |
| 下廉 | 上廉 | 三里 | 曲池 | 肘髎 | 五里 | 臂臑 |

商阳二穴：金也，一名绝阳。在手大指次指内侧，去爪甲角如韭叶，手阳明脉之所出也，为井。治胸中气满，喘咳支肿，热病汗不出，耳鸣耳聋，寒热痎疟，口干，颐颔肿，齿痛，恶寒，肩背急，相引缺盆痛，

---

①上：此上原衍"喉"字，据光绪影刻本、《铜人图经》卷下删。
②举臂：原作"以鼻"，据《铜人图经》卷下改。

新刊补注铜人腧穴针灸图经 二五五
金大定二十六年刻本

目青盲，可灸三壮，右取左，左取右，如食顷①立已；针入一分，留一呼。

二间二穴：水也，一名间谷。在手大指次指本节前内侧陷中，手阳明脉之所流也，为荥。治喉痹颔肿，肩背痛，振寒，鼻鼽衄血，多惊，口㖞。针入三分，可灸三壮。

三间二穴：木也，一名少谷，在手大指次指本节之后内侧陷中，手阳明脉之所注也，为俞。治喉痹，咽中如鲠，齿龋痛，嗜卧，胸满，肠鸣洞泄，寒疟，唇焦口干，气喘，目眦急痛。针入三分，留三呼，可灸三壮。

合谷二穴：一名虎口。在手大指次指歧骨间陷中，手阳明脉之所过也，为原。疗寒热疟，鼻鼽衄，热病汗不出，目视不明，头痛齿龋，喉痹，瘘臂面肿，唇吻不收，瘖不能言，口噤不开。针入三分，留六呼，可灸三壮。今附：若②妇人妊娠不可刺，刺之损胎气。

阳溪二穴：火也，一名中魁。在腕中上侧两筋陷中，手阳明脉之所行也，为经。治狂言喜笑大见鬼，热病烦心，目风赤烂③有翳，厥逆头痛，胸满不得息，寒热疟疾，喉痹耳鸣，齿痛④惊掣，肘臂不举，痂疥。针入三分，留七呼，可灸三壮。慎如前法。

①食顷：原作"须食"，据《铜人图经》卷下改。
②若：原作"右"，据《铜人图经》卷下改。
③烂：原作"野"，据《铜人图经》卷下改。
④痛：原无，据《铜人图经》卷下补。

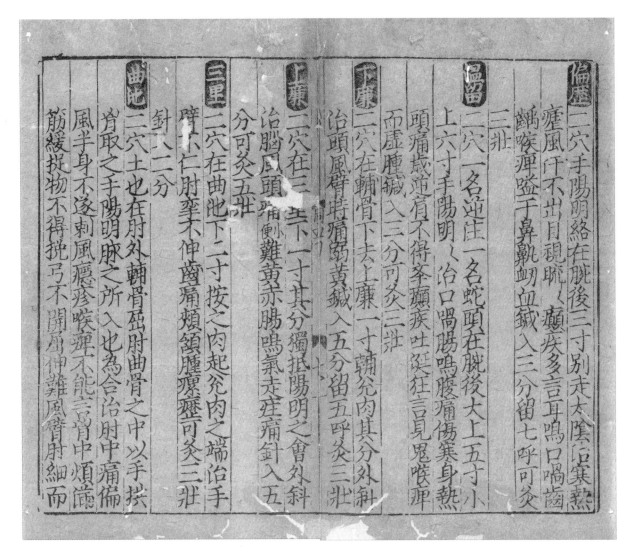

偏历二穴：手阳明络。在腕后三寸，别走太阴。治寒热疟，风汗不出，目视晄晄，癫疾多言，耳鸣，口喝，齿龋，喉痹嗌干，鼻衄衄血。针入三分，留七呼，可灸三壮。

温留二穴：一名逆注，一名蛇头，在腕后，大士①五寸，小士六寸，手阳明郄②。治口喝，肠鸣腹痛，伤寒身热，头痛哕逆，肩不得举，癫疾吐涎，狂言见鬼，喉痹，面③虚肿。针入三分，可灸三壮。

下廉二穴：在辅骨下，去上廉一寸，辅兑肉其分外斜。治头风，臂肘④痛，溺黄。针入五分，留五呼，灸三壮。

上廉二穴：在三里下一寸，其分独抵阳明之会外斜。治脑风头痛，小便难、黄赤，肠鸣，气走注痛。针入五分，可灸五壮。

三里二穴：在曲池下二寸，按之肉起兑肉之端。治手臂不仁，肘挛不伸，齿痛，颊颔肿，瘰疬。可灸三壮，针入二分。

曲池二穴：土也，在肘外辅骨屈肘曲骨之中，以手拱胸取之，手阳明脉之所入也，为合。治肘中痛，偏风，半身不遂，刺风瘾疹，喉痹不能言，胸中烦满，筋缓捉物不得，挽弓不开，屈伸难，风臂肘细而

①士：原作"上"，据《铜人图经》卷下改。下一个"士"字同。
②郄：原作一个叠字符，据《铜人图经》卷下改。
③面：原作"而"，据《铜人图经》卷下改。
④肘：原作"时"，据《铜人图经》卷下改。

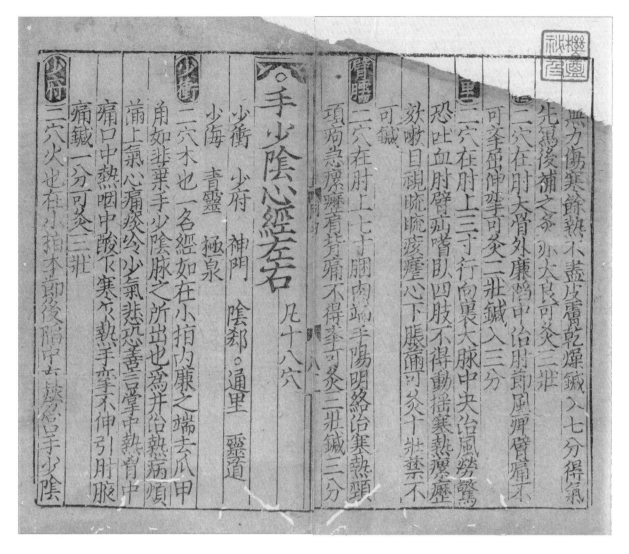

无力，伤寒余热不尽，皮肤干燥。针入七分，得气先泻，后补之；灸亦大良，可灸三壮。

肘髎[1]二穴：在肘大骨外廉陷中。治肘节风痹，臂痛不可举，屈伸挛急[2]。可灸三壮，针入三分。

五[3]里二穴：在肘上三寸行向里大脉中央。治风劳惊恐，吐血，肘臂痛[4]，嗜卧，四肢不得动摇，寒热瘰疬，咳嗽，目视䀮䀮，痎疟，心下胀满。可灸十壮，禁不可针。

臂臑二穴：在肘上七寸䐃肉端，手阳明络。治寒热颈项拘急，瘰疬，肩背痛，不得举。可灸三壮，针入三分。

手少阴心经 左右凡十八穴

少冲　少府　神门　阴郄　通里　灵道　少海　青灵　极泉

少冲二穴：木也，一名经始[5]，在手小指内廉之端，去爪甲角如韭叶，手少阴脉之所出也，为井。治热病烦满，上气心痛，痰冷少气，悲恐善惊[6]，掌中热，胸中痛，口中热，咽中酸，乍寒乍热，手挛不伸，引肘腋痛。针一分，可灸三壮。

少府二穴：火也，在小指本节后陷中，直劳宫，手少阴

---

①肘髎：底本版蚀，据目录补。
②急：原无，据光绪影刻本、《铜人图经》卷下补。
③五：底本版蚀，据目录补。
④痛：原作"疴"，据光绪影刻本、《铜人图经》卷下改。
⑤始：原作"如"，据光绪影刻本、《铜人图经》卷下改。
⑥惊：原作"言"，据光绪影刻本、《铜人图经》卷下改。

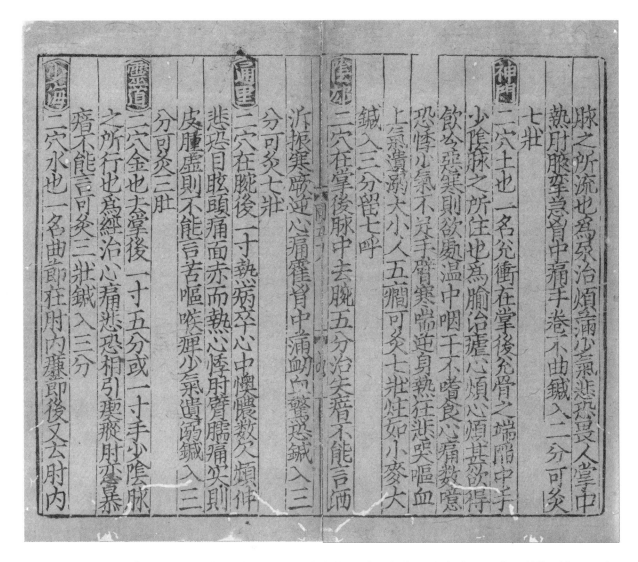

脉之所流也，为荥[1]。治烦满少气，悲恐畏人，掌中热，肘腋挛急，胸中痛，手卷不伸[2]。针入二分，可灸七壮。

神门二穴：土也，一名兑冲。在掌后兑骨之端陷中，手少阴脉之所注也，为俞。治疟，心烦，甚欲得饮冷，恶寒则欲处温中，咽干，不嗜食，心痛，数噫，恐悸，少气不足，手臂寒，喘逆，身热，狂悲哭，呕血，上气，遗溺，大小人五痫。可灸七壮，炷如小麦大；针入三分，留七呼。

阴郄二穴：在掌后脉中，去腕五分。治失音不能言，洒淅振寒，厥逆心痛，霍乱[3]，胸中满，衄血，惊恐。针入三分，可灸七壮。

通里二穴：在腕后一寸。治热病卒心中懊憹，数欠频伸，悲恐目眩，头痛，面赤而热，心悸，肘臂臑痛，实则肢[4]肿，虚则不能言，苦呕，喉痹，少气遗溺。针入三分，可灸三壮。

灵道二穴：金也，去掌后一寸五分或一寸，手少阴脉之所行也，为经。治心痛悲恐，相引瘛疭，肘挛，暴瘖不能言。可灸三壮，针入三分。

少海二穴：水也，一名曲节，在肘内廉节后。又云肘内

---

①荥：原作"尿"，据光绪影刻本、《铜人图经》卷下改。
②伸：原作"曲"，据光绪影刻本、《铜人图经》卷下改。
③乱：原无，据光绪影刻本、《铜人图经》卷下补。
④肢：原作"皮"，据光绪影刻本、《铜人图经》卷下改。

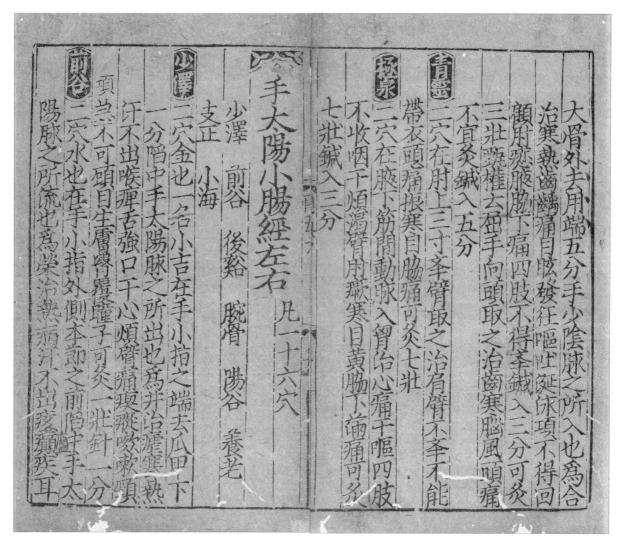

大骨外，去肘①端五分。手少阴脉之所入也，为合。治寒热齿龋痛，目眩发狂，呕吐涎沫，项不得回顾，肘挛，腋胁下痛，四肢不得举。针入三分，可灸三壮。甄权云：屈手向头取之，治齿寒，脑风头痛。不宜灸，针入五分。

青灵二穴：在肘上三寸，举臂取之。治肩臂不举，不能带衣，头痛振寒，目黄②胁痛。可灸七壮。

极泉二穴：在腋下筋间，动脉入胸。治心痛干呕，四肢不收，咽干烦渴，臂肘厥寒，目黄，胁下满痛。可灸七壮，针入三分。

手太阳小肠经 左右凡一十六穴

少泽　前谷　后溪　腕骨　阳谷　养老　支正　小海

少泽二穴：金也，一名小吉。在手小指之端，去爪甲下一分陷中，手太阳脉之所出也，为井。治疟寒热，汗不出，喉痹舌强，口干心烦，臂痛，瘈疭，咳嗽，颈项急不可顾，目生肤翳覆瞳子。可灸一壮，针一分。

前谷二穴：水也，在手小指外侧本节之前陷中，手太阳脉之所流也，为荥。治热病汗不出，痎疟，癫疾，耳

①肘：原作"用"，据光绪影刻本、《铜人图经》卷下改。
②黄：原无，据光绪影刻本、《铜人图经》卷下补。

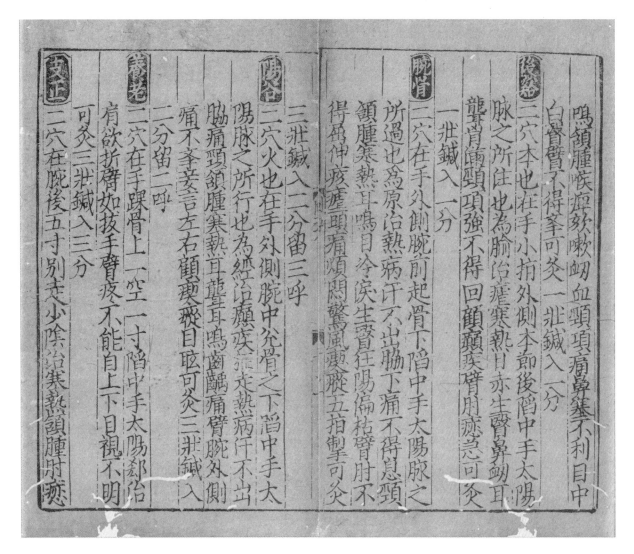

鸣，颔肿喉痹，咳嗽衄血，颈项痛，鼻塞不利，目中白翳，臂不得举。可灸一壮，针入一分。

后溪二穴：木[1]也，在手小指外侧本节后陷中，手太阳脉之所注也，为俞。治疟寒热，目赤生翳，鼻衄耳聋，胸满，颈项强，不得回顾，癫疾，臂肘挛急。可灸一壮，针入一分。

腕骨二穴：在手外侧腕前起骨下陷中，手太阳脉之所过也，为原。治热病汗不出，胁下痛，不得息，颈颔肿，寒热耳鸣，目冷泪生翳，狂惕[2]偏枯，臂肘不得屈伸，痎疟，头痛烦闷，惊风瘛疭，五指掣。可灸三壮，针入二分，留三呼。

阳谷二穴：火也，在手外侧腕中兑骨之下陷中，手太阳脉之所行也，为经。治癫疾狂走，热病汗不出，胁痛颈颔肿，寒热，耳聋耳鸣，齿龋痛，臂腕外侧痛不举，妄[3]言，左右顾，瘛疭，目眩。可灸三壮，针入二分，留二呼。

养老二穴：在手踝骨上一空，一寸陷中，手太阳郄。治肩欲折，臂如拔，手臂疼，不能自上下，目视不明。可灸三壮，针入三分。

支正二穴：在腕后五寸，别走少阴。治寒热颔肿肘挛，

---

①木：原作"本"，据光绪影刻本、《铜人图经》卷下改。

②惕：原作"阳"，据光绪影刻本、《铜人图经》卷下改。

③妄：原作"妾"，据光绪影刻本、《铜人图经》卷下改。

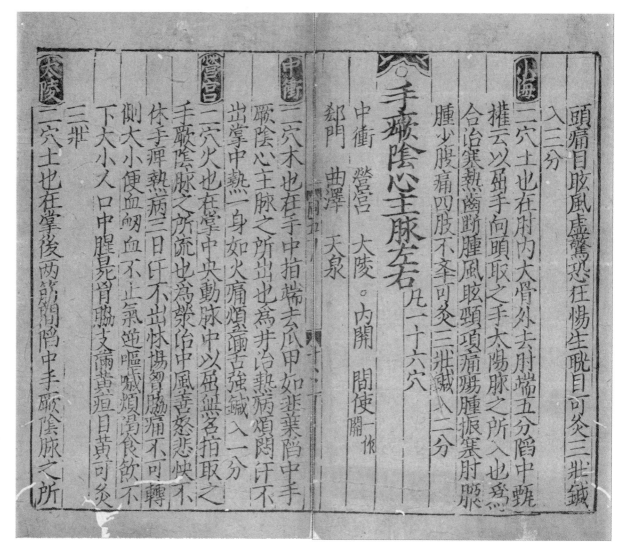

头痛目眩，风虚惊恐，狂惕，生疣[1]目。可灸三壮，针入三分。

　　小海二穴：土也，在肘内大骨外，去肘端五分陷中。甄权云：以屈手向头取之。手太阳脉之所入也，为合。治寒热齿龈肿，风眩，颈项痛，疡肿振寒，肘腋肿，少腹痛，四肢不举。可灸三壮，针入二分。

手厥阴心主脉 左右凡一十六穴

　　中冲　劳宫　大陵　内关　间使一作关　郄门　曲泽　天泉

　　中冲二穴：木也，在手中指端，去爪甲如韭叶陷中，手厥阴心主脉之所出也，为井。治热病烦闷汗不出，掌中热，身[2]如火，心[3]痛烦满，舌强。针入一分。

　　劳宫二穴：火也，在掌中央动脉中，以屈无名指取之，手厥阴脉之所流也，为荥。治中风善怒，悲笑[4]不休，手痹，热病三日汗不出，怵惕，胸胁痛不可转侧，大小便血，衄血不止，气逆呕哕，烦渴，食饮不下，大小人口中腥臭，胸胁支满，黄疸目黄。可灸三壮。

　　太陵二穴：土也，在掌后两筋间陷中，手厥阴脉之所

———

①疣：原作"耽"，据光绪影刻本、《铜人图经》卷下改。
②身：此上原衍"一"字，据光绪影刻本、《铜人图经》卷下删。
③心：原无，据光绪影刻本、《铜人图经》卷下补。
④笑：原作"快"，据光绪影刻本、《铜人图经》卷下改。

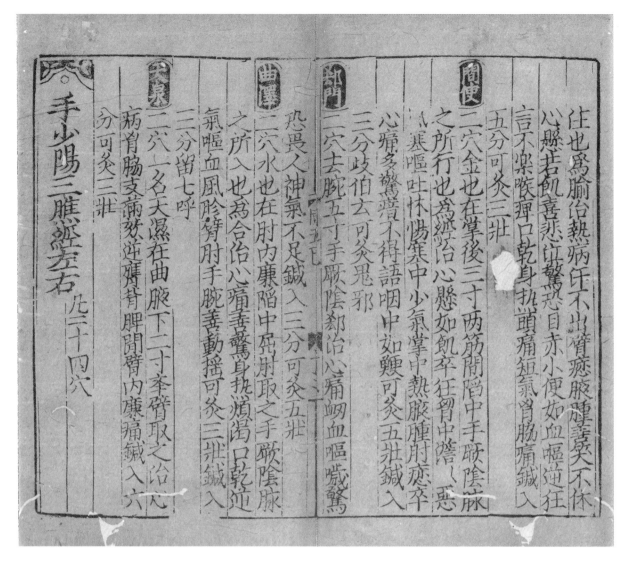

注也，为俞。治热病汗不出，臂挛腋肿，善笑不休，心悬若饥，喜悲泣惊恐，目赤，小便如血，呕逆，狂言不乐，喉痹口干，身热头痛，短气，胸胁痛。针入五分，可灸三壮。

内关二穴[1]：在掌后去腕二寸，别走少阳。治目赤支满，中风肘挛，实则心暴痛，虚则心烦惕惕。针入五分，可灸三壮。

间使二穴：金也，在掌后三寸两筋间陷中，手厥阴脉之所行也，为经。治心悬如饥，卒狂，胸中澹澹，恶风寒，呕吐，怵惕，寒中少气，掌中热，腋肿肘挛，卒心痛，多惊，痦不得语，咽中如鲠。可灸五壮，针入三分。岐伯云：可灸鬼邪。

郄门二穴：去腕五寸，手厥阴郄。治心痛，衄血，呕哕，惊恐畏人，神气不足。针入三分，可灸五壮。

曲泽二穴：水也，在肘内廉陷中，屈肘取之，手厥阴脉之所入也，为合。治心痛善惊，身热烦渴，口干，逆气，呕血，风疹，臂肘手腕善动摇。可灸三壮，针入三分，留七呼。

天泉二穴：一名天湿。在曲腋下二寸，举臂取之。治心病，胸胁支满，咳逆，膺背胛间臂内廉痛。针入六分，可灸三壮。

手少阳三焦经左右凡二十四穴

①内关二穴：底本无此条，据光绪影刻本、《铜人图经》卷下补出。

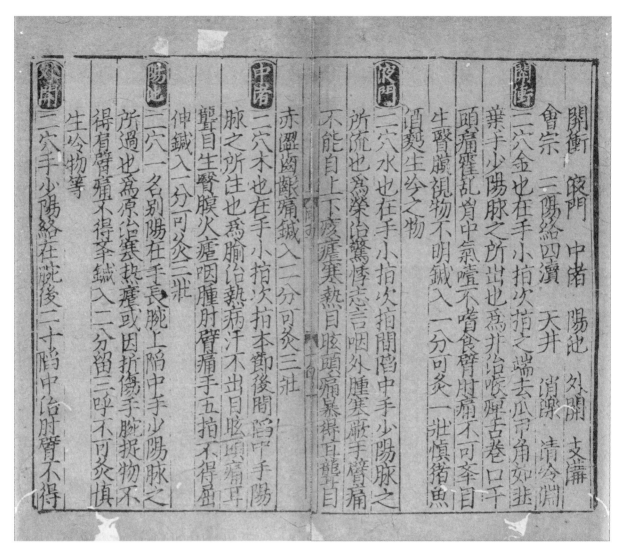

关冲　液门　中渚　阳池　外关　支沟　会宗　三阳络　四渎　天井

消泺　清泠渊

关冲二穴：金也，在手小指次指之端，去爪甲角如韭叶，手少阳脉之所出也，为井。治喉痹，舌卷口干，头痛霍乱，胸中气噎，不嗜食，臂肘痛不可举，目生翳膜，视物不明。针入一分，可灸一壮。慎猪鱼、酒面、生冷之物。

液门二穴：水也，在手小指次指间陷中，手少阳脉之所流也，为荥。治惊悸妄[1]言，咽外肿，寒厥，手臂痛，不能自上下，痎疟寒热，目眩头痛，暴得耳聋，目赤涩，齿龋痛。针入二分，可灸三壮。

中渚二穴：木也，在手小指次指本节后间陷中，手少阳脉之所注也，为俞。治热病汗不出，目眩，头痛耳聋，目生翳膜，久[2]疟，咽肿，肘臂痛，手五指不得屈伸。针入二分，可灸三壮。

阳池二穴：一名别阳。在手表腕上陷中，手少阳脉之所过也，为原。治寒热疟，或因折伤手腕，捉物不得，肩臂痛不得举。针入二分，留三呼，不可灸。慎生冷物等。

外关二穴：手少阳络，在腕后二寸陷中。治肘臂不得

①妄：原作"志"，据光绪影刻本、《铜人图经》卷下改。
②久：原作"火"，据光绪影刻本、《铜人图经》卷下改。

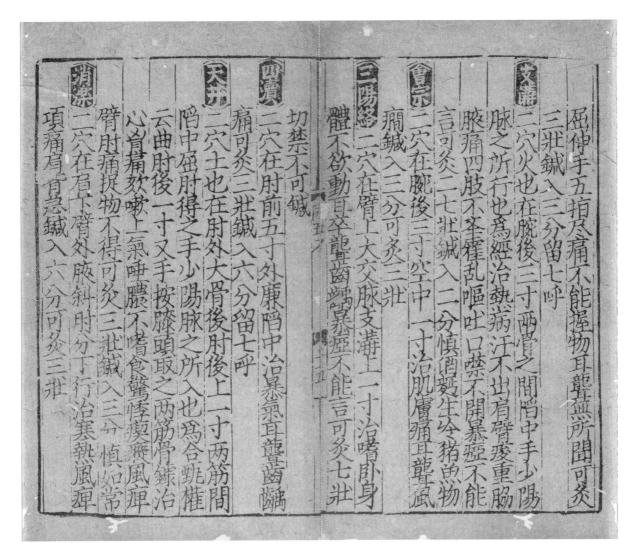

屈伸，手五指尽痛，不能握物，耳聋无所闻。可灸三壮，针入三分，留七呼。

支沟二穴：火也，在腕后三寸两骨之间陷中，手少阳脉之所行也，为经。治热病汗不出，肩臂酸重，胁腋痛，四肢不举，霍乱呕吐，口噤不开，暴哑不能言。可灸二七壮，针入二分。慎酒面、生冷、猪鱼物。

会宗二穴：在腕后三寸空中一寸。治肌肤痛，耳聋，风痫。针入三分，可灸三壮。

三阳络二穴：在臂上大交脉，支沟上一寸。治嗜卧，身体不欲动，耳卒聋，齿龋，暴哑不能言。可灸七壮，切禁不可针。

四渎二穴：在肘前五寸外廉陷中。治暴气耳聋，齿龋痛。可灸三壮，针入六分，留七呼。

天井二穴：土也，在肘外大骨后，肘后上一寸两筋间陷中，屈肘得之，手少阳脉之所入也，为合。甄权云：曲肘后一寸，又手按膝头取之，两筋骨罅。治心胸痛，咳嗽上气，唾脓，不嗜食，惊悸瘛疭，风痹，臂肘痛，捉物不得。可灸三壮，针入三分。慎如常法[1]。

清冷渊二穴[2]：在肘上二寸，伸肘举臂取之。治臑从肩臂不举，不得带衣。可灸三壮，针入三分。

消泺二穴，在肩下臂外，腋斜肘分下行。治寒热风痹，项痛，肩背急。针入六分，可灸三壮。

----

①法：原脱，据光绪影刻本、《铜人图经》卷下补。
②清冷渊二穴：底本无此条，据光绪影刻本、《铜人图经》卷下补出。

足厥阴肝经左右凡二十二穴

大敦　行间　太冲　中封　蠡沟　中都　膝关　曲泉　阴包　五里　阴廉

大敦二穴：木也，在足大指端，去爪甲如韭叶，及三毛中，足厥阴脉之所出也，为井[1]。治卒疝，小便数遗溺，阴头中痛，心痛汗出，阴上入腹，阴偏大，腹脐中痛，悒悒不乐，病左取右，右取左。腹胀肿满，少腹痛，中热喜[2]寐，尸厥状如死，妇人血崩不止。可灸三壮，针入三分，留六呼。

行间二穴：火也，在足大指间动脉应手陷中，足厥阴脉之所流也，为荥。治溺难，又白浊，寒疝，少腹肿，咳逆呕血，腰痛不能俯仰，腹中胀，心痛，色苍苍如死状，终日不得息，口㖞，四肢逆冷，嗌干烦渴，瞑不欲视，目中泪出，太息，癫疾短气。可灸三壮，针入六分，留十呼。

太冲二穴：土也，在足大指本节后二寸，或一寸半陷中。今附：凡诊太冲脉，可决男子病死生。足厥阴脉之所注也，为俞。治腰引少腹痛，小便不利状如淋，癀疝少腹肿，溏泄遗溺，阴痛，面目苍色，胸

①井：原作"斗"，据光绪影刻本、《铜人图经》卷下改。
②喜：原作"不"，据光绪影刻本、《铜人图经》卷下改。

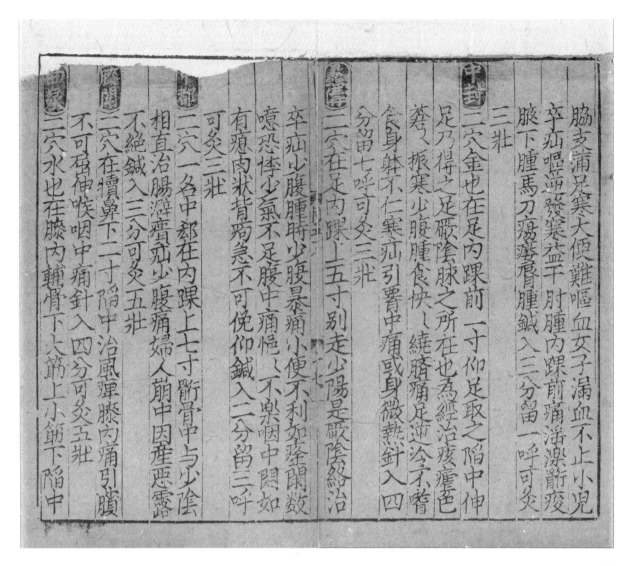

胁支满，足寒，大便难，呕血，女子漏血不止，小儿卒疝，呕逆发寒，嗌干，胕肿，内踝前痛，淫泺
胻酸，腋下肿，马刀疡瘘，唇肿。针入三分，留十呼，可灸三壮。

中封二穴：金也，在足内踝前一寸，仰足取之陷中，伸足乃得之，足厥阴脉之所行[1]也，为经。
治疭疟，色苍苍，振寒，少腹肿，食快快，绕脐痛，足逆冷，不嗜食，身体不仁，寒疝引腰中痛，或
身微热。针入四分，留七呼，可灸三壮。

蠡沟二穴：在足内踝上五寸，别走少阳，足[2]厥阴络。治卒疝，少腹肿，时少腹暴痛，小便不利，
如癃闭，数噫恐悸，少气不足，腹中痛，悒悒不乐，咽中闷，如有息肉状，背拘急，不可俯仰。针入
二分，留三呼，可灸三壮。

中都二穴：一名中郄。在内踝上七寸胻骨中，与少阴相直。治肠澼，㿗疝，少腹痛，妇人崩中，
因产恶露不绝。针入三分，可灸五壮。

膝关二穴：在犊鼻下二寸陷中。治风痹，膝内痛引膑，不可屈伸，喉咽中痛。针入四分，可灸五壮。

曲泉二穴：水也，在膝内辅骨下，大筋上、小筋下陷中，

---

① 行：原作"在"，据光绪影刻本、《铜人图经》卷下改。
② 足：原作"是"，据光绪影刻本、《铜人图经》卷下改。

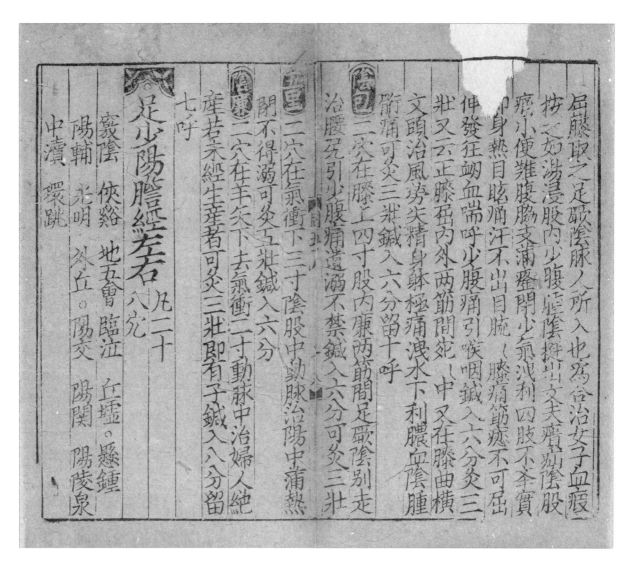

屈膝取之，足厥阴脉之所入也，为合。治女子血瘕，按之如汤沃①股内，少腹肿，阴挺出，丈夫癀疝，阴股痛，小便难，腹胁支满，癃闭，少气泄利，四肢不举，实即身热，目眩痛，汗不出，目眅眅，膝痛筋挛，不可屈伸，发狂，衄血，喘呼，少腹痛引喉咽。针入六分，灸三壮。又云：正膝屈内外两筋间宛宛中，又在膝曲横纹头。治风劳失精，身体极痛，泄水下利脓血，阴肿衝痛。可灸三壮，针入六分，留十呼。

阴包二穴：在膝上四寸，股内廉两筋间，足厥阴别走。治腰尻引少腹痛，遗溺不禁。针入六分，可灸三壮。

五里二穴：在气冲下三寸，阴股中动脉。治肠中满，热闭不得溺。可灸五壮，针入六分。

阴廉二穴：在羊矢下，去气冲二寸动脉中。治妇人绝产，若未经生产者，可灸三壮，即有子。针入八分，留七呼。

足少阳胆经左右凡二十八穴

| 窍阴 | 侠溪 | 地五会 | 临泣 | 丘墟 | 悬钟 | 阳辅 |
| 光明 | 外丘 | 阴交 | 阳关 | 阳陵泉 | 中渎 | 环跳 |

①沃：原作"浸"，据光绪影刻本、《铜人图经》卷下改。

窍阴二穴：金也，在足小指次指之端，去爪甲如韭叶，足少阳脉之所出也，为井。治胁痛，咳逆不得息，手足烦热，汗不出，转筋，痈疽，头痛心烦，喉痹，舌强口干，肘不可举，卒聋不闻人语。可灸三壮，针入一分。

侠溪二穴：水也，在足小指次指歧骨间，本节前陷中，足少阳脉之所流也，为荥。治胸胁支满，寒热汗不出，目外眦赤，目眩，颊颔肿，耳聋，胸中痛，不可转侧，痛无常处。可灸三壮，针入三分。

地五会二穴：在足小指次指本节后陷中，去侠溪一寸。治内伤唾血，足外皮肤不泽，乳肿。针入二分，不可灸，灸则使羸瘦，不出三年卒。

临泣二穴：木也，在足小指次指本节后间陷中，去侠溪一寸五分，足少阳脉之所注也，为俞[2]。治胸中满，缺盆中及腋下肿，马刀疡瘘，善啮[3]颊，天牖中肿，淫泺胻酸，目眩，枕骨合颅痛，洒淅振寒；妇人月事不利，季胁支满，乳痈心痛，周痹，痛无常处，厥逆，气喘不能行，痎疟日发。可灸三壮，针入二分。

丘墟二穴：在足外踝下如前陷中，去临泣三寸，足少

---

①次指：原作"二"，据光绪影刻本、《铜人图经》卷下改。

②俞：原作"喻"，据光绪影刻本、《铜人图经》卷下改。

③啮：原作"切齿"，据光绪影刻本、《铜人图经》卷下改。

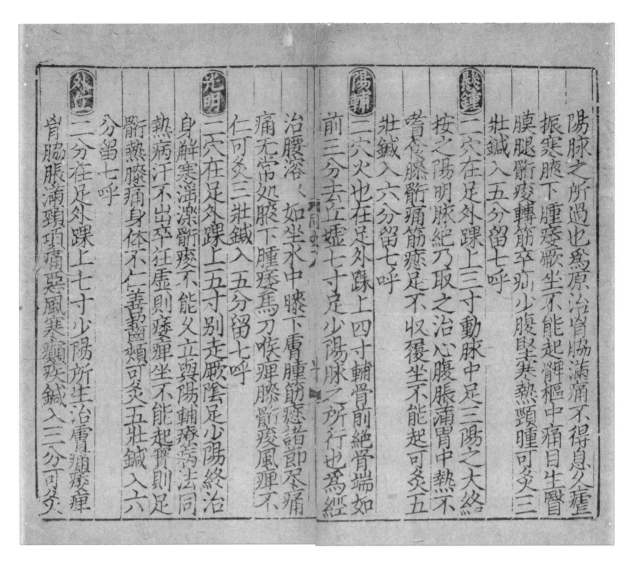

阳脉之所过也，为原。治胸胁满痛，不得息，久疟振寒，腋下肿，痿厥，坐不能起，髀枢中痛，目生翳膜，腿胻酸，转筋，卒疝，少腹坚，寒热颈肿。可灸三壮，针入五分，留七呼。

悬钟二穴：在足外踝上三寸动脉中，足三阳之大络，按之阳明脉绝乃取之。治心腹胀满，胃中热，不嗜食，膝胻痛，筋挛，足不收履，坐不能起。可灸五壮，针入六分，留七呼。

阳辅二穴：火也，在足外踝上四寸，辅骨前、绝骨端，如前三分，去丘墟七寸，足少阳脉之所行也，为经。治腰溶溶如坐水中，膝下肤肿，筋挛，诸节尽痛，痛无常处，腋下肿痿，马刀喉痹，膝胻酸，风痹不仁。可灸三壮，针入五分，留七呼。

光明二穴：在足外踝上五寸，别走厥阴，足少阳络^①。治身解寒，淫泺胻酸，不能久立，与阳辅疗病法同。热病汗不出，卒狂，虚则痿躄，坐不能起；实则足胻热，膝痛，身体不仁，善啮颊。可灸五壮，针入六分，留七呼。

外丘二穴：在足外踝上七寸，少阳所生。治肤痛痿痹，胸胁胀满，颈项痛，恶风寒，癫疾。针入三分，可灸

---

①络：原作"终"，据《铜人图经》卷下改。

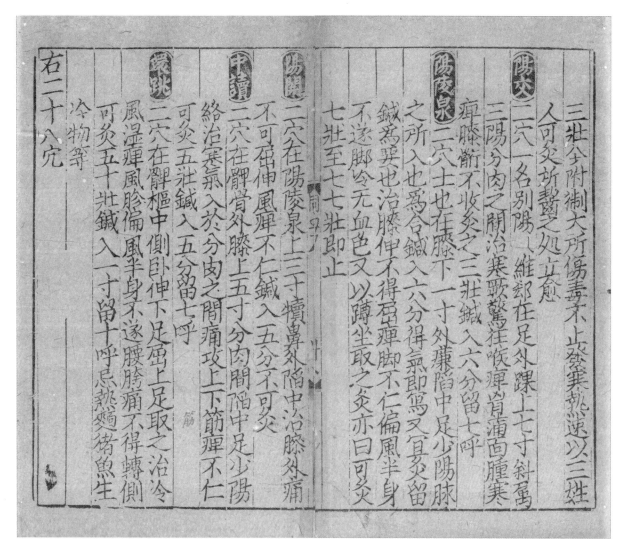

三壮。今附：猘犬所伤，毒不出[1]，发寒热，速以三姓人可灸所啮之处，立愈。

阳交二穴：一名别阳。阳维郄，在足外踝上七寸斜，属三阳分肉之间。治寒厥惊狂，喉痹，胸满面肿，寒痹，膝𬡖不收。灸之三壮，针入六分，留七呼。

阳陵泉二穴：土也，在膝下一寸，外廉陷中，足少阳脉之所入也，为合。针入六分，得气即泻。又宜久[2]留针为要也。治膝伸不得屈，冷[3]痹脚不仁，偏风，半身不遂，脚冷无血色。又以蹲坐取之。灸亦良，日可灸[4]七壮，至七七壮即止。

阳关二穴：在阳陵泉上三寸，犊鼻外陷中。治膝外痛，不可屈伸，风痹不仁。针入五分，不可灸。

中渎[5]二穴：在髀骨外膝上五寸，分肉间陷中，足少阳络。治寒气入于分肉之间，痛攻上下，筋痹不仁。可灸五壮，针入五分，留七呼。

环跳二穴：在髀枢中，侧卧，伸下足、屈上足取之。治冷风湿痹，风疹，偏风，半身不遂，腰胯痛，不得转侧。可灸五十壮，针入一寸，留十呼。忌热面、猪鱼、生冷物等。

上二十八穴。

①出：原作"止"，据光绪影刻本、《铜人图经》卷下改。
②久：原作"灸"，据光绪影刻本、《铜人图经》卷下改。
③冷：原无，据光绪影刻本、《铜人图经》卷下补。
④灸亦良，日可灸：原作"灸亦日可灸"，据光绪影刻本、《铜人图经》卷下改。
⑤渎：原作"读"，据光绪影刻本、《铜人图经》卷下改。

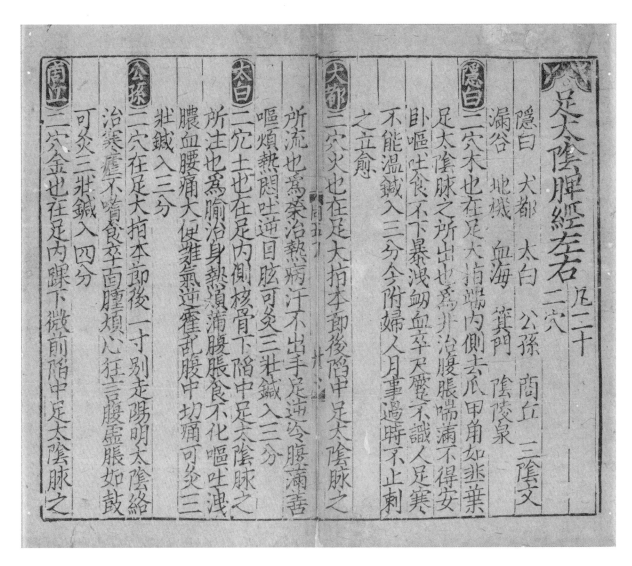

足太阴脾经 左右凡二十二穴

隐白　大都　太白　公孙　商丘　三阴交　漏谷　地机　血海　箕门　阴陵泉

隐白二穴：木也，在足大指端内侧，去爪甲角如韭叶，足太阴脉之所出也，为井。治腹胀喘满，不得安卧，呕吐食不下，暴泄，衄血，卒尸厥不识人，足寒不能温。针入三分。今附：妇人月事过时不止，刺之立愈。

大都二穴：火也，在足大指本节后陷中，足太阴脉之所流也，为荥。治热病汗不出，手足逆冷，腹满善呕，烦热闷乱[1]，吐逆，目眩。可灸三壮，针入三分。

太白二穴：土也，在足内侧核骨下陷中，足太阴脉之所注也，为俞。治身热烦满，腹胀，食不化，呕吐，泄脓血，腰痛，大便难，气逆，霍乱，腹中切痛。可灸三壮，针入三分。

公孙二穴：在足大指本节后一寸，别走阳明，太阴络。治寒疟，不嗜食，卒面肿，烦心狂言，腹虚胀如鼓。可灸三壮，针入四分。

商丘二穴：金也，在足内踝下微前陷中，足太阴脉之

---

①乱：原无，据光绪影刻本、《铜人图经》卷下补。

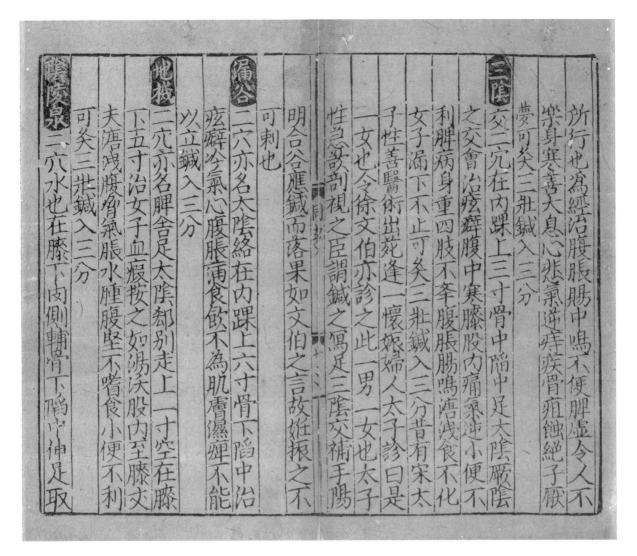

所行也，为经。治腹胀，肠①中鸣，不便，脾虚，令人不乐，身寒，善太息，心悲气逆，痔疾，骨疽蚀，绝子，厌梦。可灸三壮，针入三分。

三阴交二穴：在内踝上三寸骨下②陷中，足太阴、厥阴、少阴③之交会。治疝癖，腹中寒，膝股内痛，气逆，小便不利，脾病身重，四肢不举，腹胀肠鸣，溏泄，食不化，女子漏下不止。可灸三壮。针入三分。昔有宋太子，性善医术，出苑逢一怀娠妇人，太子诊曰：是一女也。令徐文伯亦诊之：此一男一女也。太子性急，欲剖视之。臣谓：针之，泻足三阴交，补手阳明合谷。应针而落，果如文伯之言。故妊娠之不可刺也。

漏谷二穴：亦名太阴络，在内踝上六寸骨下陷中。治疝癖冷气，心腹胀满，食饮不为肌肤，湿痹不能久④立。针入三分。

地机二穴：亦名脾舍，足太阴郄，别走上一寸空，在膝下五寸。治女子血瘕，按之如汤沃股内至膝；丈夫溏泄，腹胁气胀，水肿腹坚，不嗜食，小便不利。可灸三壮，针入三分。

阴陵泉二穴：水也，在膝下内侧辅骨下陷中，伸足取

①肠：原作"赐"，据光绪影刻本、《铜人图经》卷下改。
②下：原作"中"，据光绪影刻本、《铜人图经》卷下改。
③少阴：原无，据光绪影刻本、《铜人图经》卷下补。
④久：原作"以"，据光绪影刻本、《铜人图经》卷下改。

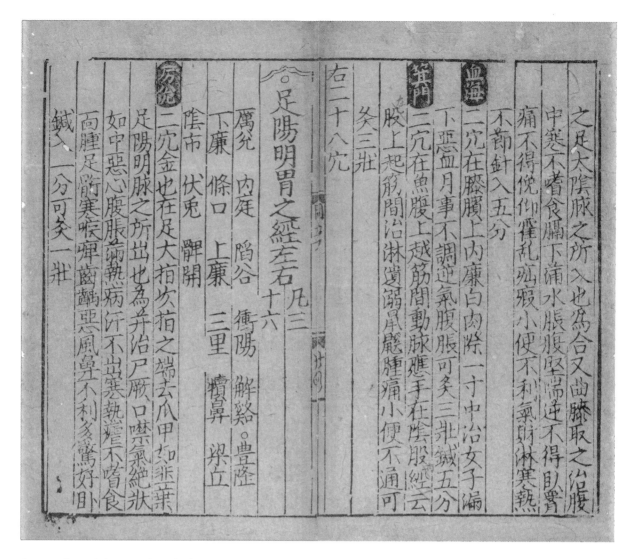

之，足太阴脉之所入也，为合。又，曲膝取之。治腹中寒，不嗜食，膈下满，水胀腹坚，喘逆不得卧，腰痛不得俯仰，霍乱，疝瘕，小便不利，气淋[1]，寒热不节。针入五分。

血海二穴：在膝膑上内廉白肉际二[2]寸中。治女子漏下恶血，月事不调，逆气腹胀。可灸三壮，针五分。

箕门二穴：在鱼腹上越筋间，动脉应手，在阴股内[3]。经云：股上起筋间。治淋，遗溺，鼠鼷肿痛，小便不通。可灸三壮。

上二十八穴。

足阳明胃之经左右凡三十穴

厉兑　内庭　陷谷　冲阳　解溪　丰隆　下廉　条口
上廉　三里　犊鼻　梁丘　阴市　伏兔　髀关

厉兑二穴：金也，在足大指次指之端，去爪甲如韭叶，足阳明脉之所出也，为井。治尸厥，口噤气绝，状如中恶，心腹胀满，热病汗不出，寒热疟，不嗜食，面肿，足胻寒，喉痹齿龋，恶风，鼻不利，多惊好卧。针入一分，可灸一壮。

①淋：此上原衍"财"字，据光绪影刻本、《铜人图经》卷下删。
②二：原作"一"，据光绪影刻本、《铜人图经》卷下改。
③内：原无，据光绪影刻本、《铜人图经》卷下补。

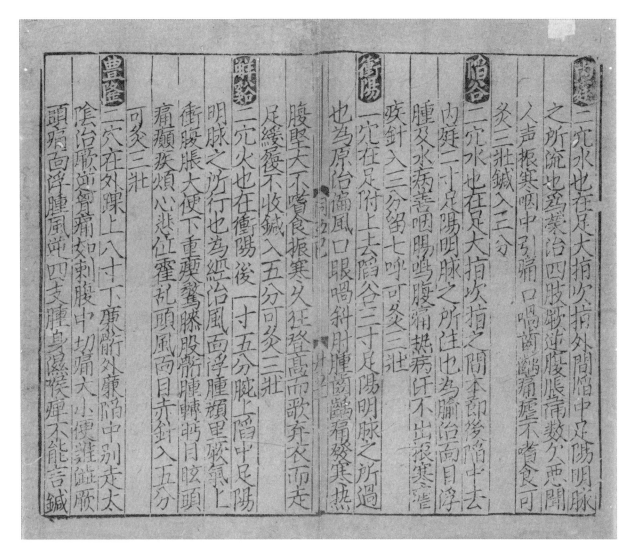

内庭二穴：水也，在足大指次指外间陷中，足阳明脉之所流也，为荥。治四肢厥逆，腹胀满，数欠，恶闻人声，振寒，咽中引痛，口㖞，齿龋痛，疟，不嗜食。可灸三壮，针入三分。

陷谷二穴：木也，在足大指次指之间，本节后陷中，去内庭二寸，足阳明脉之所注也，为俞。治面目浮肿及水病，善噫①，肠鸣腹痛，热病汗不出，振寒，疟疾。针入三分，留七呼，可灸三壮。

冲阳二穴：在足跗上，去陷谷三寸，足阳明脉之所过也，为原。治偏风，口眼㖞斜，肘肿，齿龋痛，发寒热，腹坚大，不嗜食，振寒，久狂，登高而歌，弃衣而走，足缓履不收。针入五分，可灸三壮。

解溪二穴：火也，在冲阳后一寸五分，腕上陷中，足阳明脉之所行也，为经。治风，面浮肿，颜黑②，厥气上冲，腹胀，大便下重，瘈惊，膝股胻肿，转筋③，目眩头痛，癫疾，烦心悲泣，霍乱，头风面目赤。针入五分，可灸三壮。

丰隆二穴：在外踝上八寸下廉，胻外廉陷中，别走太阴。治厥逆，胸痛如刺，腹中切痛，大小便难涩，厥头痛，面浮肿，风逆，四肢肿，身湿，喉痹不能言。针

①噫：原作"咽"，据《铜人图经》卷下改。
②黑：原作"里"，据光绪影刻本、《铜人图经》卷下改。
③筋：原作"眒"，据光绪影刻本、《铜人图经》卷下改。

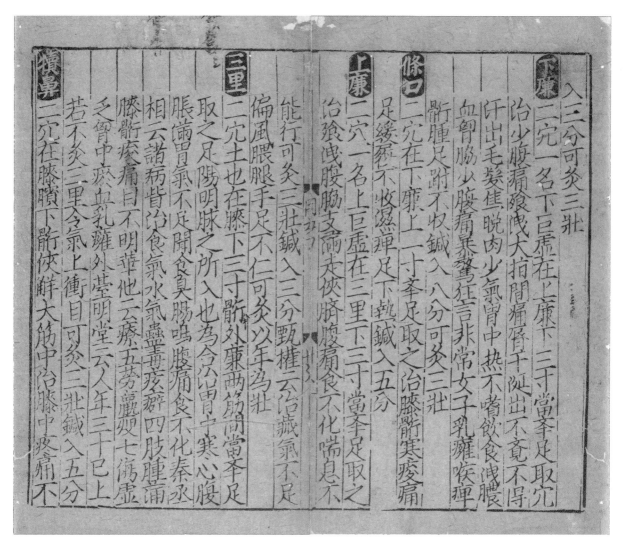

入三分，可灸三壮。

下廉二穴：一名下巨虚。在上廉下三寸，当举足取穴。治少腹痛，飧泄，次[1]指间痛，唇干，涎出不觉，不得汗出，毛发焦，脱肉少气，胃中热，不嗜食，泄脓血，胸胁少腹痛，暴惊狂言非常，女子乳痈，喉痹，箭肿，足跗不收。针入八分，灸三壮。

条口二穴：在下廉上一寸，举足取之。治膝箭寒酸痛，足缓履不收，湿痹，足下热。针入五分。

上廉二穴：一名上巨虚。在三里下三寸，当举足取之。治飧泄，腹胁支满，狂[2]走，挟脐腹痛，食不化，喘息不能行。可灸三壮，针入三分。甄权云：治脏气不足，偏风腿腿，手足不仁，可灸，以年为壮。

三里二穴：土也，在膝下三寸，箭外廉两筋间，当举足取之，足阴明脉之所入也，为合。治胃中寒，心腹胀满，胃气不足，闻食臭肠鸣腹痛，食不化。秦承祖[3]云：诸病皆治。食气水气，蛊毒疰癖，四肢肿满，膝箭酸痛，目不明。华佗云：疗五劳羸瘦，七伤虚乏，胸中瘀血，乳痈。《外台》《明堂》云：人年三十以上，若不灸三里，令气上冲目。可灸三壮，针入五分。

犊鼻二穴：在膝膑下箭挟解大筋中。治膝中疼痛不

———————————

①次：原作“大”，据光绪影刻本、《铜人图经》卷下改。
②狂：原无，据光绪影刻本、《铜人图经》卷下补。
③承祖：原作“丞相”，据光绪影刻本改。《铜人图经》卷下作“丞祖”。

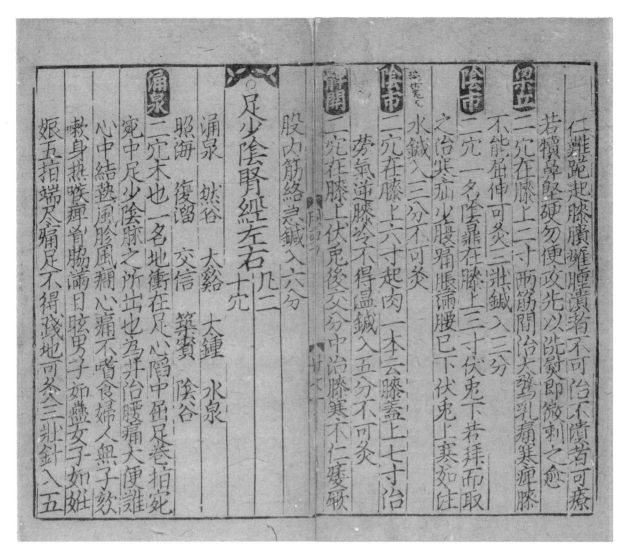

仁，难跪起，膝膑痛肿，溃者不可治，不溃者可疗。若犊鼻坚硬，勿便攻，先以洗熨，即微刺之愈。

梁丘二穴：在膝上二寸两筋间。治大惊，乳痛，寒痹，膝不能屈伸。可灸三壮，针入三分。

阴市二穴：一名阴鼎，在膝上三寸，伏兔下，若拜而取之。治寒疝少腹痛，胀满，腰以下、伏兔上寒如注[1]水。针入三分，不可灸。

伏兔[2]二穴：在膝上六寸起肉，一本云：膝盖上七寸。治风劳气逆，膝冷不得温。针入五分，不可灸。

髀关二穴：在膝上伏兔后交分中。治膝寒不仁，痿厥，股内筋络急。针入六分。

足少阴肾经左右凡二十穴

涌泉 然谷 太溪 大钟 水泉 照海 复溜 交信 筑宾 阴谷

涌泉二穴：木也，一名地冲。在足心陷中，屈足卷指宛宛中，足少阴脉之所出也，为井。治腰痛，大便难，心中结热，风疹、风痫，心痛不嗜食。妇人无子，咳嗽，身热喉痹，胸胁满，目眩；男子如蛊，女子如妊娠，五指端尽痛，足不得践地。可灸三壮，针入五

---

① 注：《针灸资生经》卷三引《铜人》作"冷"。
② 伏兔：原作"阴市"，据光绪影刻本、《铜人图经》卷下改。

然谷

分無令出血淳于意云漢北齊王阿母患足下
热喘滿謂曰热厥也當刺之足心立愈
然谷二穴火也一名龍淵在足內踝前起大骨下陷
中足少陰脈之所流也為荥治咽內腫心恐懼
如人將捕涎出喘呼少氣足跗腫不得履地寒
疝少腹脹上搶胸脅咳唾血喉痹淋瀝女子不
孕男子精溢髀酸不能久立足一寒一热舌縱
煩滿消渴初生小兒臍風口噤痿厥洞泄可灸
三壯鍼入三分不宜

太谿

太谿二穴土也在內踝後跟骨上動脈陷中足少陰
脈之所注也為俞治久瘧咳逆心痛如錐刺其
心手足寒至節喘息者死嘔吐口中如膠善噫
寒疝热病汗不出默默嗜卧溺黄消瘅大便難
咽腫唾血今附疝癖寒热咳嗽不嗜食腹脅痛
瘦瘠手足厥冷可灸三壯鍼入三分

大鍾

大鍾二穴在足跟後衝中別走太陽足少陰絡治實則
小便淋閉洒洒腰脊強痛大便秘澀嗜卧口中
热虛則嘔逆多寒欲閉户而處少氣不足胸脹
喘息舌乾咽中食噎不得下善驚恐不樂喉中
鳴咳唾血可灸三壯鍼入二分留七呼

分，无令出血。淳于意云：汉北齐王阿母患足下热，喘满，谓曰：热厥也，当刺之足心立愈。

然谷二穴：火也，一名龙渊。在足内踝前起大骨下陷中，足少阴脉之所流也，为荥。治咽内肿，心恐惧，如人将捕，涎出，喘呼少气，足跗肿，不得履地，寒疝，少腹胀，上抢胸胁，咳唾血，喉痹，淋沥，女子不孕，男子精溢，髀酸不能久立，足一寒一热，舌纵，烦满消渴。初生小儿脐风口噤，痿厥，洞泄。可灸三壮，针入三分，不宜见血①。

太溪二穴：土也，在内踝后跟骨上，动脉陷中，足少阴脉之所注也，为俞。治久疟，咳逆，心痛如锥刺其心，手足寒至节，喘息者死，呕吐，口中如胶，善噫，寒疝，热病汗不出，默默嗜卧，溺黄，消瘅，大便难，咽肿唾血。今附：疝癖，寒热咳嗽，不嗜食，腹胁痛，瘦瘠，手足厥冷。可灸三壮，针入三分。

大钟二穴：在足跟后冲中，别②走太阳，足少阴络。治实则小便淋闭洒洒③，腰脊强痛，大便秘涩，嗜卧，口中热；虚则呕逆多寒，欲闭户而处，少气不足，胸胀喘息，舌干，咽中食噎不得下，善惊恐不乐，喉中鸣，咳唾血。可灸三壮，针入二分，留七呼。

---

①见血：此二字原无，据光绪影刻本、《铜人图经》卷下补。
②别：原无，据《针灸甲乙经》卷三第三十二补。
③淋闭洒洒：原作"痳闭洒"，据光绪影刻本、《铜人图经》卷下改。

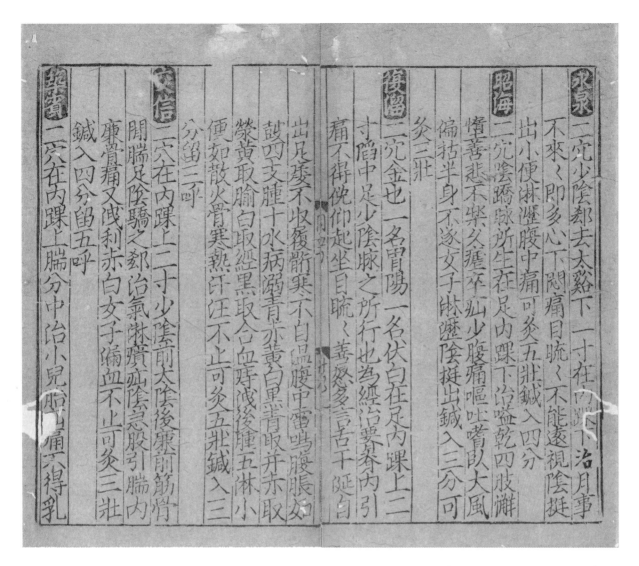

水泉二穴：少阴郄，去太溪下一寸，在内踝下。治月事不来，来即多，心下闷痛，目䀮䀮不能远视，阴挺出，小便淋沥，腹中痛。可灸五壮，针入四分。

照海二穴：阴跷脉所生，在足内踝下。治嗌干，四肢懈惰，善悲不乐，久疟，卒疝，少腹痛，呕吐，嗜卧，大风偏枯，半身不遂，女子淋沥，阴挺出。针入三分，可灸三壮。

复溜二穴：金也，一名昌[1]阳，一名伏白。在足内踝上二寸陷中，足少阴脉之所行也，为经。治腰脊内引痛，不得俯仰起坐，目䀮䀮，善怒多言，舌干，涎自出，足痿不收履，胻寒不自温，腹中雷鸣，腹胀如鼓，四肢肿，十水病，溺青赤黄白黑，青取井，赤取荥，黄取俞，白取经，黑取合，血痔泄后肿，五淋小便如散火，骨寒热，汗注不止。可灸五壮，针入三分，留三呼。

交信二穴：在内踝上二寸，少阴前，太阴后，廉前筋骨间踹足，阴跷[2]之郄。治气淋㿉疝，阴急股引腨内廉骨痛，又泄利赤白，女子漏血不止。可灸三壮，针入四分，留五呼。

筑宾二穴：在内踝上腨分中。治小儿胎疝痛，不得乳，

①昌：原作"胃"，据光绪影刻本、《铜人图经》卷下改。
②跷：原作"骄"，据光绪影刻本、《铜人图经》卷下改。

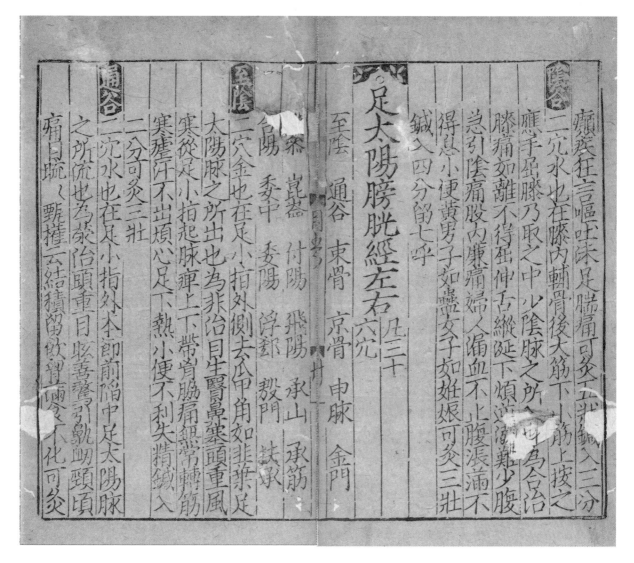

癫疾狂言，呕吐沫，足腨痛。可灸五壮，针入三分。

阴谷二穴：水也，在膝内辅骨后，大筋下，小筋上，按之应手，屈膝乃取之，足[1]少阴脉之所入也，为合。治膝痛如离，不得屈伸，舌纵涎下，烦逆溺难，少腹急引阴痛，股内廉痛，妇人漏血不止，腹胀满不得息，小便黄，男子如蛊，女子如妊娠。可灸三壮，针入四分，留七呼。

足太阳膀胱经 左右凡三十六穴

至阴　通谷　束骨　京骨　申脉　金门　仆参　昆仑　付阳
飞扬　承山　承筋　合阳　委中　委阳　浮郄　殷门　扶承

至阴二穴：金也，在足小指外侧，去爪甲角如韭叶，足太阳脉之所出也，为井[2]。治目生翳，鼻塞头重，风寒从足小指起，脉痹，上下带胸胁痛无常，转筋，寒疟汗不出，烦心，足下热，小便不利，失精。针入二分，可灸三壮。

通谷二穴：水也，在足小指外本节前陷中，足太阳脉之所流也，为荥。治头重目眩，善惊引，衄衄，颈项痛，目眵眵，甄权云：结积留饮，胸满，食不化。可灸

---

①足：原作"中"，据光绪影刻本、《铜人图经》卷下改。
②井：原作"非"，据光绪影刻本、《铜人图经》卷下改。

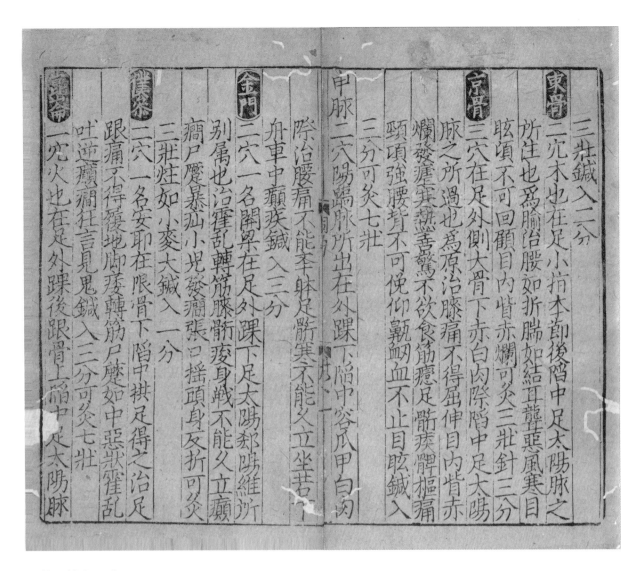

三壮，针入二分。

束骨二穴：木也，在足小指本节后陷中，足太阳脉所注也，为俞。治腰如折，腘如结，耳聋，恶风寒，目眩，项不可回顾，目内眦赤烂。可灸三壮，针三分。

京骨二穴：在足外侧大骨下，赤白肉际陷中，足太阳脉之所过也，为原。治膝痛不得屈伸，目内眦赤烂，发疟寒热，善惊，不欲食，筋挛，足髀酸①，髀枢痛，颈项强，腰背不可俯仰，鼽衄血不止，目眩。针入三分，可灸七壮。

申脉二穴：阳跷脉所出，在外踝下陷中，容爪甲白肉际。治腰痛，不能举体，足髀寒，不能久立，坐若下舟车中，癫疾。针入三分。

金门二穴：一名关梁。在足外踝下，足太阳郄，阳维所别属也。治霍乱转筋，膝髀酸，身战不能久立，癫痫，尸厥，暴疝，小儿发痫，张口摇头，身反折。可灸三壮，炷如小麦大，针入一分。

仆参二穴：一名安邪。在跟骨下陷中，拱足得之。治足跟痛，不得履地，脚痿转筋，尸厥如中恶状，霍乱吐逆，癫痫，狂言见鬼。针入三分，可灸七壮。

昆仑二穴：火也，在足外踝后跟骨上陷中，足太阳脉

①酸：原作"疾"，据光绪影刻本、《铜人图经》卷下改。

之所行也，爲經。治腰尻痛，足端腫不得履地，瘈疭，脚如結，踝如裂，頭痛，肩背拘急，咳喘暴滿，陰腫痛，小兒發癇，瘈疭。炷如小麥大，可灸三壯，鍼入三分。

付陽：二穴在足外踝上三寸，陽蹻郄，太陽前，少陽後，筋骨間，陽蹻之郄。治痿厥風痹，頭重頤痛，髀樞股胻痛，瘈疭，風痹不仁，時有寒慄，四肢不舉。可灸三壯，鍼入五分，留七呼。

飛陽：二穴一名厥陰。足太陽絡，別走少陰，在外踝上七寸。治野雞痔，歷節風，足指不得屈伸，頭目眩，逆氣，瘈疭，癲疾，寒瘧。可灸三壯，鍼入三分。

承山：二穴一名魚腹，一名肉柱。在兑腨腸下分肉之間陷中。治腰背痛，脚腨重，戰慄不能立，脚氣，膝下腫，霍亂轉筋，大便難，久痔腫痛。可灸五壯，鍼入七分。

承筋：二穴一名腨腸，一名直腸。在腨腸中央陷中。治寒痹轉筋，肢腫，大便難，脚腨酸重，引少腹痛，鼻衄，腰背拘急，霍亂。可灸三壯，禁鍼。

合陽：二穴在膝約中央下二寸。治腰脊強，引腹痛，陰股熱，膝胻酸重，履步難，寒疝，陰偏痛，女子崩中。

之所行也，为经。治腰尻痛，足腨肿不得履地，瘈疭，脚如结，踝如裂，头痛，肩背拘急，咳喘暴满，阴肿痛，小儿发痫，瘈疭。炷如小麦大，可灸三壮，针入三分。

付阳二穴：在足外踝上三寸，阳跷郄，太阳前，少阳后，筋骨间，阳跷之郄。治痿厥风痹，头重颐[1]痛，髀枢股胻痛，瘈疭，风痹不仁，时有寒栗，四肢不举。可灸三壮，针入五分，留七呼。

飞阳二穴：一名厥阴。足太阳络，别走少阴，在外踝上七寸。治野鸡痔[2]，历节风，足指不得屈伸，头目眩，逆气，瘈疭，癫疾，寒疟。可灸三壮，针入三分。

承山二穴：一名鱼腹，一名肉柱。在兑腨肠下分肉之间陷中。治腰背痛，脚腨重[3]，战栗不能立，脚气，膝下肿，霍乱转筋，大便难，久痔肿痛。可灸五壮，针入七分。

承筋二穴：一名腨肠，一名直肠。在腨肠中央陷中。治寒痹转筋，肢肿，大便难，脚腨酸重，引少腹痛，鼻衄，腰背拘急，霍乱。可灸三壮，禁针。

合阳二穴：在膝约中央下二寸。治腰脊强，引腹痛，阴股热，膝胻酸重[4]，履步难，寒疝，阴偏痛，女子崩中。

①颐：原作"颐"，据《铜人图经》卷下、《圣济总录》卷一九一、《针灸资生经》卷四改。
②野鸡：原作"野鸡睛"，据光绪影刻本、《针灸资生经》卷三引《明堂》《普济方》卷四一五引《明堂》改。《铜人图经》卷下作"野痔"；《圣济总录》卷一九一作"血痔"。
③腰背痛，脚腨重：原作"腰背肩腕腨重"，据光绪影刻本、《铜人图经》卷下改。
④阴股热，膝胻酸重：原作"阴腹功痛筋疾重"，据光绪影刻本、《铜人图经》卷下改。

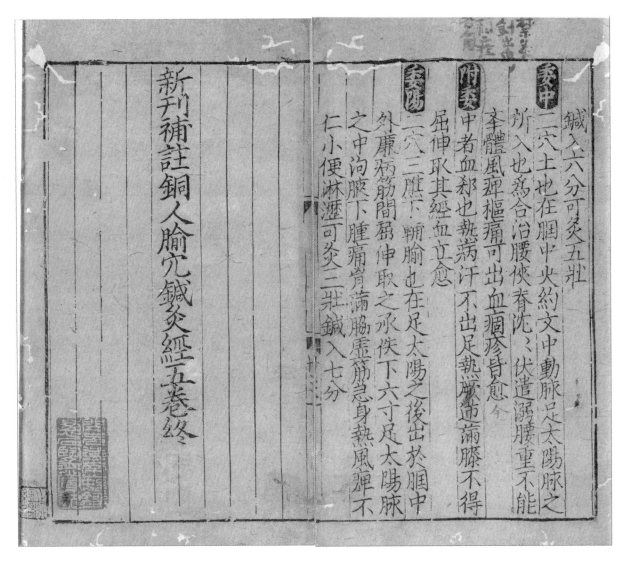

针入六分，可灸五壮。

委中二穴：土也，在腘中央约纹中动脉，足太阳脉之所入也，为合。治腰挟脊沉沉然，遗溺[1]，腰重不能举体，风痹，髀[2]枢痛。可出血，痼疹皆愈。今附：委中者，血郄也，热病汗不出，足热厥逆满，膝不得屈伸，取其经血立愈。

委阳二穴：三焦下辅腧也，在足太阳之后，出于腘中外廉两[3]筋间，屈伸取之；承扶[4]下六寸，足太阳脉之中。治[5]腋下肿痛，胸满膨膨[6]，筋急身热，飞尸遁注，痿厥不仁[7]，小便淋沥。可灸三壮，针入七分。

浮郄二穴[8]：在委阳上一寸，展膝得之。治小肠热，大肠结，股外经筋急，髀枢不仁。可灸三壮，针入五分。

殷门二穴：在肉郄下六寸。治腰脊不可俯仰，举重恶血注之，股外肿。针入七分。

承扶二穴：一名肉郄，一名阴关，一名皮部。在尻臀下股阴冲上纹中。治腰脊相引如解，久痔，尻雕肿，大便难，阴胞有寒，小便不利。针入七分。

新刊补注铜人腧穴针灸经五卷终

---

①沉沉然，遗溺：原作"沉沉伏遗溺"，据光绪影刻本、《铜人图经》卷下改。

②髀：原无，据光绪影刻本、《铜人图经》卷下补。

③两：原作"病"，据《铜人图经》卷下改。

④扶：原作"侠"，据光绪影刻本、《铜人图经》卷下改。

⑤治：原作"沟"，据光绪影刻本、《铜人图经》卷下改。

⑥膨膨：原作"肋虚"，据光绪影刻本、《铜人图经》卷下改。

⑦飞尸遁注，痿厥不仁：原作"风痹不仁"，据光绪影刻本、《铜人图经》卷下改。

⑧浮郄二穴：此下至卷末底本阙文，据光绪影刻本、《铜人图经》卷下补。

上金大定本《新刊补注铜人腧穴针灸图经》五卷，宋翰林医官朝散大夫殿中省尚药奉御骑都尉赐紫金鱼袋臣王惟一奉圣旨编修，首有天圣四年夏竦序，卷三之首，王惟一自序，又有针灸避忌太一之图序，序后有时大定丙午岁上元日平水闲邪瞍叟述，书轩陈氏刊行，是宋时宫书，金时刻本。考《宋史·艺文志》卷六，王惟一新铸《铜人腧穴针灸图经》三卷，即此书止三卷，与《崇文总目》《读书后志》合。明正统石本亦三卷，是宋代原书止三卷。至金大定丙午，加補注拓之，為五卷耳。《讀書後志》無"經"字，作王惟德；《通志略》作王惟一。惟德，《宋史》有傳，惟一無之，或者其為兄弟行耶。補注亦不知成于何人，且又非三卷之舊矣。《經籍訪古志》云：贖叟序中稱，仆誠非沽名者，以年齒衰朽，恐身歿之後，聖人之法湮沒于世，因編此圖，發明欽旨，命工鐫石，傳其不朽。知是贖叟刻此圖于石，而陳氏取坿是書，並以板行也。平陽經籍所刻書最鮮傳本，金刊世尤難覯，《天祿琳琅》載金本僅有二種，寶貴更

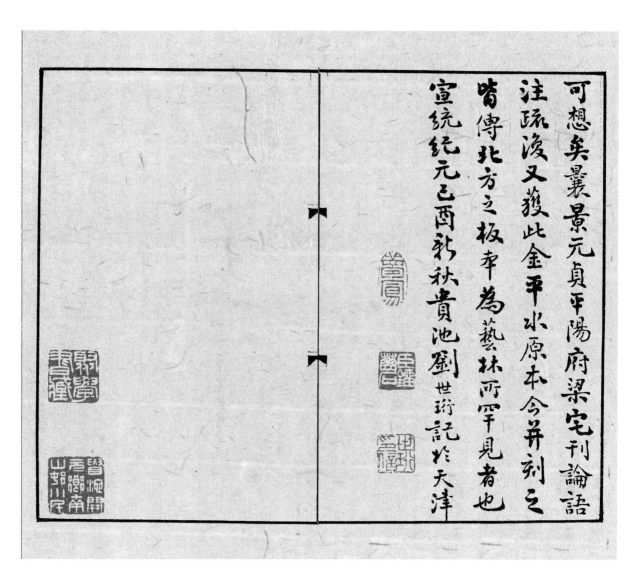

可想矣。曩景元贞平阳府梁宅刊《论语注疏》，复又获此金平水原本，今并刻之，皆传北方之板本，为艺林所罕见者也。

宣统纪元己酉新秋，贵池刘世珩记于天津

图书在版编目（ＣＩＰ）数据

中国针灸大成. 经典卷. 铜人针灸经；子午流注针经；子午经；新刊补注铜人腧穴针灸图经 / 石学敏总主编；王旭东，陈丽云，尚力执行主编. — 长沙：湖南科学技术出版社，2022.11
　　ISBN 978-7-5710-1677-7

　　Ⅰ.①中… Ⅱ.①石… ②王… ③陈… ④尚… Ⅲ.①《针灸大成》②针灸学－中国－古代　Ⅳ.①R245

　　中国版本图书馆 CIP 数据核字(2022)第 143298 号

中国针灸大成 经典卷

TONGREN ZHENJIU JING ZIWU LIUZHU ZHENJING ZIWU JING XINKAN BUZHU TONGREN SHUXUE ZHENJIU TUJING

铜人针灸经 子午流注针经 子午经 新刊补注铜人腧穴针灸图经

总 主 编：石学敏
执行主编：王旭东　陈丽云　尚 力
出 版 人：潘晓山
责任编辑：李 忠 姜 岚
出版发行：湖南科学技术出版社
社　　　址：长沙市芙蓉中路一段 416 号泊富国际金融中心
网　　　址：http://www.hnstp.com
湖南科学技术出版社天猫旗舰店网址：
　　　　　http://hnkjcbs.tmall.com
邮购联系：0731-84375808
印　　刷：湖南天闻新华印务有限公司
　　　　（印装质量问题请直接与本厂联系）
厂　　　址：长沙市望城区星城镇星城大道湖南出版科技园
邮　　编：410219
版　　次：2022 年 11 月第 1 版
印　　次：2022 年 11 月第 1 次印刷
开　　本：889mm×1194mm　1/16
印　　张：19.25
字　　数：353 千字
书　　号：ISBN 978-7-5710-1677-7
定　　价：390.00 元